JN036942

Excellence of
care for critically
ill patients

ICU

ナースポケットブック 改訂第2版

編集

卯野木 健
札幌市立大学 看護学部 看護学科
成人看護学（急性期）

森安 恵実
北里大学病院 集中治療センター
RST/RRT室

Gakken

はじめに

　本書の改訂版を発行することができ，大変うれしく思います．思い返せば，本書の最初の着想は，各施設で異なる手技やルールを書き込めるフリーなスペースを入れること，でした．加圧バッグに入れるヘパリンの量など，各施設で異なることは数多くあり，また，医師の好みもあったりで，既存のポケットブックでは，端の小さいスペースに書いたりしていたものでした．

　これらを克服することを目的とし，ポケットブックの初版を作成しました．結果として，非常に多くの ICU や HCU の看護師に活用していただきましたが，類似のフリースペースを設けたポケットブック的なものも出版されるようになり，真似したな，と思う反面，数多くの選択肢があることは ICU や HCU の看護師にとってはよいことかなと思っています．

　さて，初版出版後，読者の方のいろいろな活用法を拝見する機会がありました．このような "ポケット" ブックは，（当然ですが）実際にポケットに入れるわけではないから，記録台に置いたりすること，そうすると消毒が必要になり，自作で透明なブックカバーを作成している北海道の北の端の救命センターの看護師さんからもいろいろ有益なご意見を頂きました．制作面等から叶わなかったところがあるのは申し訳ありませんが，是非，今後の課題とさせていただきたいところです．

　また，ポケットブックを意外と管制塔的に使っていることもわかりました．つまり勉強は他の本で行い，それをポケットブックに書き込む，という方法です．そうするとベッドサイドで見やすい，という意見です．現在，高齢化も進み，多様な合併症をもつ患者が増えていますから，必要な知識は，いわゆる集中治療のみならず多岐にわたっています．よって，本書では慢性疾患に関する項目も増やしました．結局，かなり分厚くなりましたが，ポケットに入れないので大丈夫（笑）と思っております．

　このように，皆様のご意見をもとに，久しぶりに up-date したポケットブックを是非，ベッドサイドで使用していただき，感想を教えてもらえれば幸いです．本書が皆様の仕事のやりやすさ，また，患者への看護の質の向上につながれば本望です．

2022 年 4 月

卯野木 健

森安 恵実

監修・編集者・執筆者一覧

〈編集〉

卯野木　健　札幌市立大学看護学部看護学科成人看護学（急性期）教授
森安　恵実　北里大学病院集中治療センター RST／RRT 室／クリティカルケア認定看護師

〈医学監修〉

瀬尾龍太郎　神戸市立医療センター中央市民病院救命救急センター EICU 室長

〈執筆〉

劔持　雄二　青梅市立総合病院集中治療室／集中ケア認定看護師
稲葉　亜希　筑波大学附属病院集中治療室
卯野木　健　前掲
大島　朋子　慶應義塾大学病院看護部
上村　由似　北里大学病院
宮本　毅治　純真学園大学保健医療学部看護学科成人看護学（急性期）
中島　久雄　筑波大学附属病院 HCU／クリティカルケア認定看護師
四本　竜一　東邦大学医療センター大森病院循環器病棟・HCU
木戸　蓉子　前・東邦大学医療センター大森病院救命救急センター
　　　　　　　／急性・重症患者看護専門看護師
座間　順一　東邦大学医療センター大森病院特定集中治療室／クリティカルケア認定看護師
平塚　未来　国立成育医療研究センター看護部／集中ケア認定看護師
清水　孝宏　一般社団法人 Critical Care Research Institute（CCRI）
　　　　　　　／クリティカルケア認定看護師
南條　裕子　東京大学医学部附属病院看護部／集中ケア認定看護師
佐藤　雅子　筑波大学附属病院集中治療室
辻本　雄太　奈良県立医科大学附属病院看護部／急性・重症患者看護専門看護師
久松　正樹　社会医療法人医仁会中村記念南病院看護部
　　　　　　　／脳卒中リハビリテーション看護認定看護師
猪狩　遼子　北里大学病院
関　　一馬　北里大学病院
三井　智好　北里大学病院
平澤　香織　山形県立中央病院 NICU
門馬　康介　山形県立中央病院 ICU／急性・重症患者看護専門看護師
小松　由佳　杏林大学医学部付属病院看護部／集中ケア認定看護師
内藤　亜樹　北里大学病院／クリティカルケア認定看護師
橋本　直弥　札幌医科大学附属病院看護部
山本　　憲　北里大学病院
中川　　遥　帝京大学大学院公衆衛生学研究科公衆衛生学専攻専門職学位課程
梅原　訓子　京都民医連中央病院看護部／集中ケア認定看護師
松石雄二朗　聖路加国際大学ニューロサイエンス看護学
山田　　亨　東邦大学医療センター大森病院看護管理室／急性・重症患者看護専門看護師
戸田美和子　公益財団法人大原記念倉敷中央医療機構倉敷中央病院 ICU
　　　　　　　／急性・重症患者看護専門看護師
佐土根　岳　医療法人渓仁会手稲渓仁会病院看護部 ICU／急性・重症患者看護専門看護師
中村　麻美　筑波大学附属病院集中治療室

鈴木　　壮　北里大学病院

高橋　七夏　北里大学病院

中西　佑介　北里大学病院

島津かおり　聖路加国際病院救命救急センター/急性・重症患者看護専門看護師

古市　則光　北里大学病院

小山　明里　北里大学病院

松田　秀一　北里大学病院

今中　良太　杏林大学医学部付属病院看護部

松田　勇輔　杏林大学医学部付属病院看護部外科系集中治療室/集中ケア認定看護師

青木知恵美　筑波大学附属病院集中治療室/集中ケア認定看護師

太田　美佳　地方独立行政法人三重県立総合医療センター手術室/集中ケア認定看護師

辰野　　綾　日本大学病院看護部/集中ケア認定看護師

吉野　彩加　聖路加国際病院放射線科

菊池　鏡平　東京大学医学部附属病院救命救急センター

大関　　武　筑波大学附属病院集中治療室

生駒　周作　公立陶生病院看護部/集中ケア認定看護師

洲桃（菅原）直子　杏林大学医学部付属病院放射線科/集中ケア認定看護師

鎌田　佳伸　医療法人鴻仁会深瀬医院/集中ケア認定看護師

菊谷麻璃菜　北海道大学病院ICU/クリティカルケア認定看護師

佐藤　智夫　京都大学医学部附属病院看護部

小波本直也　聖マリアンナ医科大学病院看護部/診療看護師

鎌田　未来　公益社団法人地域医療振興協会 東京ベイ・浦安市川医療センター看護部
　　　　　　/急性・重症患者看護専門看護師

高橋　啓太　北海道医療大学看護福祉学部看護学科

半崎　隼人　社会福祉法人恩賜財団済生会支部大阪府済生会大阪府済生会中津病院看護部
　　　　　　/集中ケア認定看護師

相川　　玄　筑波大学附属病院集中治療室

角丸　佳世　高知県・高知市病院企業団立高知医療センター看護局/集中ケア認定看護師

桐本千恵美　北里大学病院/救急看護認定看護師

長野友紀子　北里大学メディカルセンター/救急看護認定看護師

川上　大輔　北里大学病院/小児救急看護認定看護師

谷　　幸一　北里大学病院/救急看護認定看護師

久保　沙織　東北医科薬科大学病院ICU

小山内　佑　公益財団法人仙台市医療センター 仙台オープン病院看護部
　　　　　　/集中ケア認定看護師

河原　良美　徳島大学病院看護部/クリティカルケア認定看護師

石田恵充佳　東京医科歯科大学病院看護部/集中ケア認定看護師，感染症看護専門看護師

水流　洋平　昭和大学病院C5 ICU/CCU/集中ケア認定看護師

政岡　祐輝　国立循環器病研究センター医療情報部/教育推進部/集中ケア認定看護師

齊藤　耕平　北里大学病院/クリティカルケア認定看護師

堀江千恵子　北里大学病院/集中ケア認定看護師

諸見里　勝　医療法人徳洲会中部徳洲会病院集中治療室/集中ケア認定看護師

佐々木顕子　北里大学病院/感染管理認定看護師

土屋　志保　北里大学病院
里井　陽介　地方独立行政法人那覇市立病院看護部/集中ケア認定看護師
小林　雅矢　自治医科大学附属さいたま医療センター救命集中治療室
鈴木　帆奈　浜松医科大学医学部附属病院看護部/急性・重症患者看護専門看護師
柴　　優子　筑波大学附属病院集中治療室/集中ケア認定看護師
白坂　雅子　福岡赤十字病院ICU/クリティカルケア認定看護師
門田　耕一　岡山大学病院総合診療棟東4階ICU・CCU/急性・重症患者看護専門看護師
三浦　和宏　杏林大学医学部付属病院看護部
野口あすか　社会福祉法人恩賜財団済生会福岡県済生会福岡総合病院
　　　　　　/呼吸器疾患看護認定看護師
林　亜希子　北里大学病院/慢性心不全看護認定看護師
駒村　里香　前・東邦大学医療センター大森病院特定集中治療室
片山　雪子　公益財団法人榊原記念財団附属榊原記念病院/集中ケア認定看護師
富阪　幸子　川崎医科大学総合医療センター集中治療部/クリティカルケア認定看護師
菅　　広信　秋田大学医学部附属病院看護部キャリア支援室/集中ケア認定看護師

[執筆順]

本書の特徴と活用法

● 本ポケットブックは、「看護ケア」「疾患」「併存疾患」「薬剤」の 4 部構成になっています.

●「看護ケア」では、施設ごとで個別性の高い準備物品や手技などの項目は、自施設の方法を書き込めるように空欄にしています.

● その他、先輩から学んだポイントやコツ、気をつけなければならないことなど、必要な情報をどんどん書き込んで、あなただけの 1 冊に育ててください.

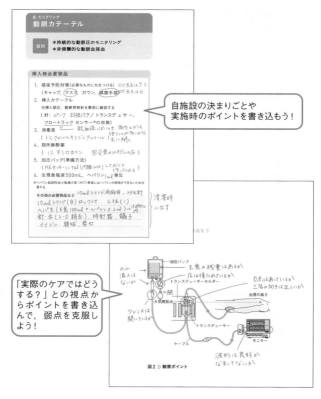

自施設の決まりごとや
実施時のポイントを書き込もう!

「実際のケアではどうする?」との視点からポイントを書き込んで、弱点を克服しよう!

Contents

第1章　クリティカルケア領域の看護ケア

1. おさえておくべき基本ケア

2. 脳神経

3. 循環管理

A. 基礎知識

B. モニタリング

C. 心肺補助療法 / 腎代替療法

4. 呼吸管理

A. 基礎知識

B. モニタリング

第2章　クリティカルケア領域のおもな疾患

第3章　クリティカルケア領域における併存疾患

第4章　クリティカルケア領域のおもな薬剤

付録　ICUでのケアに必須の知識

Column

クリティカルケア領域
の看護ケア

1

始業時点検

目的	*担当患者情報の把握 *患者・家族への看護としての方略を立てる 　密度の高い看護の提供

実際

ワークシート

- 感染症罹患歴，検査歴
- アレルギー情報
- 診療録，経過表，指示表(薬剤投与録など)，
  検査結果，医師指示・看護指示の見直し
- シフトごとに活用できる看護計画と治療計画
- バイタルサイン
- 呼吸療法の指示
  (酸素療法，人工呼吸器の設定など)
- 薬物療法が正しいか否か
- 安静度，活動レベル
- 心理・社会的なニーズ
- 家族のニーズ
- ドクターコールの条件
- 治療方針：ACPの有無
- 前勤務者からの個別な申し送り

患者情報・評価

....

- 患者特徴とネームバンドの有無，ベッドネームを確認する．
- フィジカルアセスメントを行いながら，機器類の設定や点滴類を確認する．
- 中枢神経→呼吸→循環→四肢→ライン・ドレーン類と確認し，全身状態を評価する．

フィジカルアセスメント

....

[意識状態の確認]

- 挨拶とともに意識レベル（GCS，JCS など）を確認する．
- 見当識，記憶，言語，感情，全体的な印象を観察する．
- 神経系に問題がある場合は，瞳孔所見や麻痺の確認も行う．

・瞳孔所見（サイズ，対光反射，眼球運動）
・鎮静中は鎮静スケールで深度の評価
・聴力，視力
・四肢の筋力，関節可動域，歩行力
・疼痛（性状，場所，程度）
・鎮痛（CPOT，BPS，NRS），鎮静（RASS，SAS），せん妄（CAM-ICU，ICDSC）

Memo

[気道の評価]

● 気管挿管されていない場合

・気道の閉塞・狭窄はないか

（話せるか，分泌物が貯留していないか）．

　➡意識レベルの低下や筋力の低下があると，

　　気道が閉塞しやすい．

・気道確保ができない（舌根沈下など），呼吸不全

　などの理由で気管挿管の必要はないか評価する．

● 気管挿管されている場合

・気管チューブが安全で安定した状態にあることを

　確認し，挿入長を記録する．

・気管チューブのカフリークの有無，閉塞の有無，

　固定の強度を確認する．

・吸引が必要かどうかを判断する．

・CPOT，NRS 等で疼痛の程度を評価する．

[呼吸状態の確認]

● 人工呼吸器と同調しているか，呼吸は快適そうか．

● SpO_2 値，$EtCO_2$ 値，最新の動脈血ガス分析から，

　酸素化，換気状態を評価する．

● 聴診にて呼吸音の左右差，副雑音の有無を聴取す

　る．**副雑音がある場合**は，吸気もしくは呼気のどち

　らで聴取されるか，連続性か断続性か，高調性か

　低調性かを確認する．背側の呼吸音も確認する．

・呼吸の速さ，呼吸数（＜25 回／分を正常上限
と考える），胸郭の動き（左右差はないか），胸
骨上窩や肋間の陥没の有無，補助呼吸筋（胸鎖
乳突筋など）の使用の有無（努力呼吸の有無），
異常呼吸様式の有無

● 人工呼吸器が装着されている場合

・人工呼吸器の回路の位置，ウォータートラップに

水が溜まっていないかを確認する.

・回路内に水滴があるか，加温加湿器の電源が入っ
ているかを確認する.

[循環状態の確認]

● 以下について観察する.

・心拍数
・心音
・リズム／不整脈の既往の有無
・心電図の評価（P 波の存在／高さ・幅，PR 間隔，QRS 幅，T 波の存在／高さ・幅，QT 間隔，その他 u 波などの存在，不整脈の有無，心電図がカルテに自動取り込みされない場合は，モニター波形を印刷しておく）
・浮腫
・毛細血管再充満時間（CRT），ばち状指
・末梢の温度（温かいか，冷たいか），皮膚の色調
・血圧（入室時は両方の腕で測定する）
・血管内容量（水分出納，CVP の推移，血圧，尿量，動脈圧波形の呼吸性変動）
・血管抵抗（末梢冷感，冷汗，SVRI）
・CVP，PAP，PCWP，心拍出量
・昇圧薬〈カテコラミンは μg/kg/min（γ という）で計算しなおし，投与量を把握する〉

Memo

[ライン・ドレーン類の確認]

● 以下について観察する.

● 患者からポンプ・点滴バッグをたどって確認する.

> ・刺入部の感染徴候, 腫脹の有無
> ・投与量, 投与速度（指示どおりか）
> ・点滴導入針刺入状態, ドリップチャンバー, クランプ, コネクター接続状態, ライン交換頻度, 固定, ラベル
> ・点滴薬, 投与経路, 投与量
> 　（必要時はダブルチェックを行う）
> ・点滴バッグ内の残液量
> ・中心静脈カテーテルの位置
> 　（緊急時に静注投与できる静脈ラインのカテーテルを決めておき, ラベルをつける）
> ・留置期間, ライン交換やドレッシング交換の必要の有無
> ・不要なラインはないか
> ・排液の性状
> ・胸腔ドレーンは開存していて固定されているか. 排液, エアリークの有無, フルクテーション（呼吸性変動）の確認
> ・ドレナージは機能しているか
> 　（自然落下, 陰圧されているか, など）

Memo

[その他の確認]

● 身体抑制は，意識や鎮静深度に合わせて適切であるか．不必要な抑制はないか．

● 口腔評価，乾燥の程度，義歯の有無の確認を行う．

● 褥瘡や個別的な特徴は，前勤務者に確認する．

● 安静度と実際の活動状態の程度を確認する．

● 私物（義歯・眼鏡・補聴器など）の有無を確認する．

機器類の設定，緊急時への備え

● 以下について確認する．

・人工呼吸器の情報，点滴速度，痛みや不穏・せん妄などの情報の記録

・トランスデューサーの確認

・持続点滴類の確認

・心肺補助療法を行っている場合は，機器の作動状況の確認

・機器類のアラームの確認

・アラーム設定は現在の患者の状態を反映しているか

・不整脈に対するアラームはオンになっていて，設定は適切か

・アラームの音量は適切か

　➡「ドクターコールの条件＝アラーム設定」ではない．**患者がどのような状態になったら気づきたいかを考えてアラームは設定する**．

Memo

[非常時対応のための確認]

● **非常時に備え，以下について確認する．**

・バッグバルブマスクやジャクソンリース回路がすぐに使える状態にあるか
・吸引はすぐに行えるか
・救急薬剤がすぐに使用できるか
・緊急時に使用する資材・機材はどこにあるのか
・ライン類やケーブルは整理されているか（不要なものは片付ける）
・生命維持装置（人工呼吸器など）は非常用電源（無停電電源など）を使用しているか

シフト内に行うケアの計画

● 医療提供側の時間に限らず，患者の休憩時間も考慮する．それを多職種やチーム内で共有する．
● 更衣，清拭，口腔ケア，体位調整，背部のケア，ライン類の交換，リハビリテーション，検査出棟，抜管の計画を立てる．
● 家族の訪問予定時間を把握する．

Memo

ケア・計画の評価

・・

● 現在の問題点と，起こりうる可能性のある問題点を以下の情報から判断する．

・鎮痛・鎮静，血行動態の変化，可動の可否，皮膚の状態（テープ貼付部，身体抑制施行部など），ボリュームの不足・過剰，栄養，睡眠障害

・褥瘡の評価（ハイリスク因子の有無）

・転倒転落リスク因子のチェック

・せん妄リスク因子のチェック，それに応じたせん妄予防ケアリストの実践

・電解質（異常時は原因，臨床症状，治療を確認する）

● 医師や多職種間の回診（褥瘡や栄養，呼吸など）に向けた準備を行う．

● 必要時は，専門的な知識を有する専門看護師や認定看護師に，ケアや計画について相談する．

● 療養前と比べて，身体的・精神的・認知力の低下はないか．また，支える家族・キーパーソンの精神状態の変化の程度．

Memo

せん妄の評価とケア

目的
＊せん妄に陥っている患者のスクリーニング
＊せん妄患者へのケア

観察ポイント

- **せん妄とは，急性の脳機能不全であり，以下のような特徴がある.**
- ・軽度から中等度の意識混濁と意識変容，認知の変化を呈する症候群である.
- ・中心的な症状は，「注意を集中し，維持し，転導する能力」の低下である. そのため，医療者からの説明を理解，記憶，保持することが難しくなる.
- ・症状は1日の中で変動することが多い.
- せん妄は暴れている状態を示すのではなく，注意力の障害を中心的な症状とする意識・認知機能が障害された状態である.
  そのため，**不穏＝せん妄ではない**.
- せん妄は看護師や医師の勘では正しく評価されないため，妥当性のある**スクリーニングツールを使用することが推奨されている**.

せん妄スクリーニングツール

[ICDSC（表1）]
- "今ある"せん妄を判定するのではなく，**8時間あるいは24時間の状態に基づいて判定するもの**である.

● 患者の協力を必要とせず，客観的な患者の状態や行動から評価する．評価者が実際にみた事象に加え，記録にある情報からも判断できる．

[CAM-ICU (表2)]
● **評価したい時点での，せん妄の有無を評価できる．**
● 評価に際しては，患者に協力してもらう必要がある．

せん妄の分類

● ICUにおけるせん妄は，**3種類**に分類される．
・**低活動型**：うつ状態，無関心，傾眠傾向を呈する．ぼんやりとしていて，話しかけても反応が乏しい．鎮静薬によって引き起こされていることが多い．
・**過活動型**：不穏，焦燥，興奮などの精神症状や行動異常を呈する．安静を保つことができずそわそわしたり，大声をあげたり，ライン類を引き抜こうとする．
・**混合型**：低活動型と過活動型の両方の症状が混合しているもの．昼間はうとうとと傾眠傾向だが，夜間になり興奮状態となるなどの症状を呈する．
※症状がわかりやすいために過活動型のせん妄のほうが目につくように思えるが，実際には低活動型のせん妄のほうが多いことに注意する必要がある．

Memo

せん妄発症のリスクが高い患者

・**高齢者**（とくに 70 歳以上）
・**強い侵襲を受けている**
　（敗血症や大動脈解離など）
・**生理学的異常**
　（低酸素血症，循環不全，電解質異常など）
・**鎮静薬や睡眠薬の使用**
　（とくにベンゾジアゼピン系）
・**身体拘束を受けている**

ケアの実際

● 適切なスクリーニングツールの使用により，
　早期にせん妄を発見する．
● せん妄発症のリスク因子を特定し，それを取り除
　くというアプローチが重要である．
● 以下の**「鎮静管理」「身体抑制」「早期離床」「環境調
　整」**はせん妄発症とも深くかかわっている．

鎮静管理

● 鎮痛を優先に行い，鎮静薬は必要最低限のみの
　投与とし，浅い鎮静を目標とする．
● 可能な限りベンゾジアゼピン系の鎮静薬は避け
　る．
● 不穏に対して安易に鎮静薬や睡眠薬を投与する
　と，それが原因でせん妄を遷延させることになる．

身体拘束

● 身体拘束は，患者の安全を守れるかもしれないが，興奮を助長させることも多い．

● 患者がなぜ安全を脅かす行動をとっているのかを評価し，できるだけ身体拘束を回避するという姿勢が重要である．

早期離床

● 早期離床は，せん妄の発現頻度や期間を短縮させると考えられている．

● 人工呼吸管理中でも，全身状態の安定が得られたら，すみやかに早期リハビリおよび，運動療法を開始する．

環境調整

● ICUは，患者にとって普段の生活の場とはかけ離れた環境・状態である．時間や場所に関する情報の提供，ラジオやテレビ鑑賞などによる刺激によって見当識の維持に努める．

● 夜間は照明や音に配慮し，患者が十分な睡眠を確保できるように努める．

Memo

表1 》 ICDSC

このスケールはそれぞれ8時間のシフトすべて，あるいは24時間以内の情報に基づき完成される．

明らかな徴候がある＝1ポイント；アセスメント不能，あるいは徴候がない＝0で評価する．

1. 意識レベルの変化 (A) 反応がないか，(B) なんらかの反応を得るために強い刺激を必要とする場合は評価を妨げる重篤な意識障害を示す．もしほとんどの時間(A)昏睡あるいは(B)昏迷状態である場合，ダッシュ（—）を入力し，それ以上評価を行わない． (C) 傾眠あるいは，反応までに軽度ないし中等度の刺激が必要な場合は意識レベルの変化を示し，1点である． (D) 覚醒，あるいは容易に覚醒する睡眠状態は正常を意味し，0点である． (E) 過覚醒は意識レベルの異常と捉え，1点である．	＿＿＿点
2. 注意力欠如；会話の理解や指示に従うことが困難．外からの刺激で容易に注意がそらされる．話題を変えることが困難．これらのうちいずれかがあれば1点．	＿＿＿点
3. 失見当識；時間，場所，人物の明らかな誤認．これらのうちいずれかがあれば1点．	＿＿＿点
4. 幻覚，妄想，精神異常；臨床症状として，幻覚あるいは幻覚から引き起こされていると思われる行動（例えば，空を掴むような動作）が明らかにある．現実検討力の総合的な悪化．これらのうちいずれかがあれば1点．	＿＿＿点
5. 精神運動的な興奮あるいは遅滞；患者自身あるいはスタッフへの危険を予防するために追加の鎮静業あるいは身体抑制が必要となるような過活動（例えば，静脈ラインを抜く，スタッフをたたく），活動の低下，あるいは臨床上明らかな精神運動遅滞（遅くなる）．これらのうちいずれかがあれば1点．	＿＿＿点
6. 不適切な会話あるいは情緒；不適切な，整理されていない，あるいは一貫性のない会話．出来事や状況にそぐわない感情の表出．これらのうちいずれかがあれば1点．	＿＿＿点
7. 睡眠/覚醒サイクルの障害；4時間以下の睡眠，あるいは頻回な夜間覚醒（医療スタッフや大きな音で起きた場合の覚醒を含まない）．ほとんど1日中眠っている．これらのうちいずれかがあれば1点．	＿＿＿点
8. 症状の変動；上記の徴候あるいは症状が24時間のなかで変化する（例えば，その勤務帯から別の勤務帯で異なる）場合は1点．	＿＿＿点

合計点＿＿＿＿＿＿＿

Bergeron, N., Dubois, M., Dial, S., & Skrobik, Y. (2001). Intensive Care Delirium Screening Checklist：evaluation of a new screening tool. Intensive Care Medicine, 27 (5), 859-864.
著者の許可を得て作成．

作成者：筑波大学附属病院　卯野木健，櫻本秀明，
筑波大学医学医療系　水谷太郎

表2 》 CAM-ICU

所見1. 急性発症または変動性の経過	ある	なし

A. 基準線からの精神状態の急性変化の根拠があるか？
あるいは
B. （異常な）行動が過去24時間の間に変動したか？　すなわち，移り変わる傾向があるか，あるいは，鎮静スケール（たとえばRASS），グラスゴー・コーマ・スケール（GCS）または以前のせん妄評価の変動によって証明されるように，重症度が増減するか？

所見2. 注意力欠如	ある	なし

注意力スクリーニングテスト Attention Screening Examination（ASE）の聴覚か視覚のパートでスコア8点未満により示されるように，患者は注意力を集中させるのが困難だったか？

所見3. 無秩序な思考	ある	なし

4つの質問のうちの2つ以上の誤った答えおよび/または指示に従うことができないことによって証明されるように無秩序あるいは首尾一貫しない思考の証拠があるか？

質問（交互のセットAとセットB）：

セットA
1. 石は水に浮くか？
2. 魚は海にいるか？
3. 1グラムは，2グラムより重いか？
4. 釘を打つのにハンマーを使用してもよいか？

セットB
1. 葉っぱは水に浮くか？
2. ゾウは海にいるか？
3. 2グラムは，1グラムより重いか？
4. 木を切るのにハンマーを使用してもよいか？

指示
1. 評価者は，患者の前で評価者自身の2本の指を上げてみせ，同じことをするよう指示する．
2. 今度は評価者自身の2本の指を下げた後，患者にもう片方の手で同じこと（2本の指を上げること）をするよう指示する．

所見4. 意識レベルの変化	ある	なし

患者の意識レベルは清明以外の何か，たとえば，用心深い，嗜眠性の，または昏迷であるか？（たとえば評価時にRASSの0以外である）

意識明瞭　　　　　　　　自発的に十分に周囲を認識する
用心深い/緊張状態　　　過度の警戒
嗜眠性の　　　　　　　　傾眠傾向であるが，容易に目覚めることができる，周囲のある要素には気づかない．または，軽く刺激すると十分に認識する．
昏迷　　　　　　　　　　強く刺激したときに不完全に目覚める．または，力強く，繰り返し刺激したときのみ目覚め，刺激が中断するや否や昏迷患者は無反応の状態に戻る．

CAM-ICUの全体評価（所見1と所見2かつ所見3か所見4のいずれか）：	はい	いいえ

文献1)より引用

15

せん妄と不穏の違い

　「せん妄」と聞くと，そわそわと落ち着きがなく興奮している，いわゆる不穏と呼ばれる言動がある患者を思い浮かべるかもしれない．しかし，せん妄と不穏は別の概念である．

　せん妄は，注意力の障害を中心とした症候群である．せん妄の診断基準には，不穏は含まれていない．対して，不穏は単に落ち着きがない，暴れているといった状況を示しており，注意力の障害があるかどうか，などは問われない．つまり，暴れている患者で，注意力の障害などのせん妄症状があれば，せん妄（過活動型）と判定でき，暴れていても，せん妄症状がなければ，せん妄ではない．

引用文献

1) 日本呼吸療法医学会　人工呼吸中の鎮静ガイドライン作成委員会：人工呼吸中の鎮静のためのガイドライン．人工呼吸　24（2）：146-167，2007

Memo

鎮痛と鎮静

目的	*患者の痛みや不安, 不快な感覚などをできる限り軽減し, 患者の安楽を確保する.

ケアの実際

観察

- 疼痛と不安や恐怖は密接に絡み合っていることを念頭に置き, 以下の点を観察する.
- ・痛みを感じたり, 不安や恐怖を感じたりしている様子があるか
- ・不穏状態や認知機能
  (p.10「せん妄の評価とケア」を参照)

[疼痛がある場合]
- ・**部位, 程度, 種類**, 原因

[人工呼吸管理中]
- ・不安や疼痛などによる非同調
- ・頻呼吸の有無

鎮痛の評価

- 適切な評価スケールを用いて, 経時的・**客観的に疼痛の評価**を行い, 疼痛の原因検索や薬剤の効果を確認する.

[患者が質問に答えられる場合]

・主観的評価スケールとして，VAS，NRS，FRS が用いられる（**表1**）．

[患者が質問に答えられない場合（人工呼吸管理下・鎮静下など）]

・客観的評価スケールとして，BPS（**表2**）や CPOT（**表3**）がある．

表1 》》**主観的スケールの特徴**

スケールの種類	指標	特徴
視覚的評価スケール（VAS）	長さ10cmの直線（左端「症状なし」，右端「最悪の痛み」）上で，現在の疼痛のレベルを指し示してもらう VAS┠────────┨ 痛みなし　　　　　最悪の痛み	・短時間で評価可能 ・視覚障害や指の動きに障害がある患者には使用できない
数値評価スケール（NRS）	0「痛みなし」〜10「最悪の痛み」の11段階で，現在の疼痛のレベルを数字で答えてもらう NRS┠┼┼┼┼┼┼┼┼┼┨ 　　0 1 2 3 4 5 6 7 8 9 10 痛みなし　　　　　最悪の痛み	・短時間で評価可能 ・口頭で評価でき，特別な道具が必要ない ・VASよりも理解が容易である
表情（フェイス）評価スケール（FRS）	0〜5の表情のなかで，現在の疼痛のレベルに当てはまるものを答えてもらう 😊 🙂 😐 😟 😣 😖 0　1　2　3　4　5	・おもに高齢者や小児において有用である

Memo

_____

_____

_____

_____

表2 》 Behavioral Pain Scale (BPS)

項　目	説　明	スコア
表　情	穏やかな	1
	一部硬い（たとえば，まゆが下がっている）	2
	まったく硬い（たとえば，まぶたを閉じている）	3
	しかめ面	4
上　肢	まったく動かない	1
	一部曲げている	2
	指を曲げて完全に曲げている	3
	ずっと引っ込めている	4
呼吸器との同調性	同調している	1
	時に咳嗽，大部分は呼吸器に同調している	2
	呼吸器とファイティング	3
	呼吸器の調整がきかない	4

文献1）より引用

表3 》 Critical-Care Pain Observation Tool (CPOT)

指標	状態	説明	点
表情	筋の緊張がまったくない	リラックスした状態	0
	しかめ面・眉が下がる・眼球の固定，まぶたや口角の筋肉が萎縮する	緊張状態	1
	上記の顔の動きと眼をぎゅっとするに加え固く閉じる	顔を歪めている状態	2
身体運動	まったく動かない（必ずしも無痛を意味していない）	動きの欠如	0
	緩慢かつ慎重な運動・疼痛部位を触ったりさすったりする動作・体動時注意を払う	保護	1
	チューブを引っ張る・起き上がろうとする・手足を動かす／ばたつく・指示に従わない・医療スタッフを叩く・ベッドから出ようとする	落ち着かない状態	2
筋緊張（上肢の他動的屈曲と伸展による評価）	他動運動に対する抵抗がない	リラックスした	0
	他動運動に対する抵抗がある	緊張状態・硬直状態	1
	他動運動に対する強い抵抗があり，最後まで行うことができない	極度の緊張状態あるいは硬直状態	2
人工呼吸器の順応性（挿管患者）	アラームの作動がなく，人工呼吸器と同調した状態	人工呼吸器または運動に許容している	0
	アラームが自然に止まる	咳き込むが許容している	1
	非同調性：人工呼吸の妨げ，頻繁にアラームが作動する	人工呼吸器に抵抗している	2
または発声（抜管された患者）	普通の調子で話すか，無音	普通の声で話すか，無音	0
	ため息・うめき声	ため息・うめき声	1
	泣き叫ぶ・すすり泣く	泣き叫ぶ・すすり泣く	2

文献1）より引用

鎮静の評価

● 医療者間で**同一のスケールを使用**し，鎮静レベル
の目標の決定，評価をすることが重要である．

● いくつかの鎮静スケールがあるが，**RASS**（**表4**）が
広く用いられている．鎮静薬を投与していなくても，
鎮静状態だけでなく，意識レベルや不安，不穏の
程度を評価できる．

表4 》Richmond Agitation Sedation Scale（RASS）

+4	闘争的	明らかに闘争的であり，暴力的；スタッフへの危険が差し迫っている
+3	高度な不穏	チューブ，カテーテルを引っ張ったりする．または，スタッフに対して攻撃的な行動がみられる
+2	不穏	頻繁に目的のない動きがみられる．または，人工呼吸器との同調が困難
+1	落ち着きがない	不安やおそれが存在するが，動きは攻撃的であったり活発であったりはしない
0	清明/穏やか	
-1	傾眠	完全に清明ではないが，10秒を超えて覚醒し，声に対し目を合わせることができる
-2	浅い鎮静	短時間（10秒に満たない）覚醒し，声に対し目を合わせることができる
-3	中程度鎮静	声に対してなんらかの動きがある（しかし，目を合わせることができない）
-4	深い鎮静	声に対し動きはみられないが，身体刺激で動きがみられる
-5	覚醒せず	声，身体刺激で反応はみられない

1. 患者を観察する．患者は覚醒し静穏か？（Score 0）
   患者は落ち着きがない，あるいは不穏とされるような行動がみられるか
   （Score +1〜+4，上記のクライテリアの記述を参照）．
2. もし患者が覚醒していない場合，大きな声で患者の名前を呼び，開眼するように指示し，こちらをみるかを確認する．必要であれば再度行う．こちらを持続的にみるかを確認する．開眼し，アイコンタクトがとれ，10秒以上継続するのなら，Score-1．開眼し，アイコンタクトがとれるが，10秒以上継続しないのなら，Score-2．開眼するがアイコンタクトがとれないのなら Score-3．
3. 患者が呼びかけに反応しないのなら，肩をゆする．それに反応しないのならば胸骨を圧迫する．患者がこれらに反応するのならば，Score-4．反応しないのならば，Score-5．

鎮痛・鎮静に用いられるおもな薬剤

● 鎮痛および鎮静に使用される薬剤の特徴や注意点について**表5**, **6**に示す.

● 鎮痛を行わずに鎮静を行うことは避ける.

表5 》 **鎮痛に用いられるおもな薬剤とその特徴**

※（　　　　）内に自施設で使用している薬剤名を記入.

	薬剤	特徴	注意点
麻薬性鎮痛薬	フェンタニルクエン酸塩 （　　　）	・強力な鎮痛効果を有する ・ほかの麻薬よりも即効性にすぐれ（作用発現時間1〜2分）, 作用持続時間は短い ・投与を中止した際の覚醒が早く, 血管拡張作用も少ないため, モルヒネ塩酸塩よりも使用が容易である 間欠的静注投与量: 0.5〜1時間ごと0.35〜0.5μg/kg 持続静注投与量: 0.7〜10μg/kg/時	・モルヒネと比べ血管拡張作用による血圧降下作用は少ないが, 血圧が低い患者では血圧低下に注意する ・副作用として呼吸抑制や腸蠕動がある
	モルヒネ塩酸塩 （　　　）	・作用発現まで2〜5分と早く, 作用時間が長い ・持続静脈内投与より間欠的投与のほうが適している 間欠的静注投与量: 1〜2時間ごと0.2〜0.6mg	・代謝産物の体内への蓄積により, 覚醒遷延を起こすことがあるため長期間投与は推奨されない. ・血管拡張作用, ヒスタミン遊離作用により低血圧が起こりやすい ・副作用として呼吸抑制や腸蠕動がある ・腎機能障害により遷延する.
麻薬拮抗性鎮痛薬	ブプレノルフィン塩酸塩 （　　　）	・鎮痛効果は強く（モルヒネ塩酸塩の25〜40倍）, 作用時間が長い ・モルヒネ様の依存性は小さい	・重大な副作用として, 呼吸抑制, 呼吸困難, 舌根沈下, ショック, せん妄, 妄想, 依存性, 急性肺水腫がある
	ペンタゾシン （　　　）	・強力な鎮痛効果があり, 静注で2〜3分と作用発現は早い ・モルヒネ様の依存性は小さい	・重大な副作用としてショック, アナフィラキシー様症状, 呼吸抑制, 無顆粒球症がある
非ステロイド性抗炎症薬(NSAIDs)	ロキソプロフェンナトリウム （　　　）	・シクロオキシゲナーゼを非選択的に阻害することにより, 抗炎症・鎮痛作用を示す ・軽〜中度の疼痛, とくに体動痛や創部痛に対して使用される ・併用で麻薬などほかの鎮痛薬の投与量を減少できる	・血小板凝集抑制作用があり, 外傷患者には適さないことがある ・喘息患者では, 喘息発作が誘発されることがある ・重大な副作用として低血圧, 腎障害, 消化管出血などがある
アセトアミノフェン	アセトアミノフェン （　　　）	・NSAIDsと同じくシクロオキシゲナーゼを阻害するが, 明確な作用機序は不明 ・比較的安全性が高いが, 作用は弱い ・オピオイドなどとの併用で作用が強まる	・過量投与により重篤な肝障害を発現することがある ・とくに肝疾患のある患者では注意が必要である

表6 》》鎮静に用いられるおもな薬剤とその特徴

※（　　）内に自施設で使用している薬剤名を記入．

薬剤	特徴	注意点
プロポフォール （　　　）	・作用発現まで1～2分と早い ・投与中止後，15～60分以内に覚醒する ・ミダゾラムよりも覚醒までの時間が短いため，使用されることが多い ・鎮痛作用はない 開始量：0.3mg/kg/時 維持量：0.3～3mg/kg/時	・用量依存的に呼吸抑制や低血圧を引き起こす ・急速投与を行う場合は血圧に注意して投与する ・溶媒に乳化剤が用いられているため，卵や大豆アレルギーがある患者はアレルギー反応を起こす危険性がある ・長期間および高用量（4mg/時）の使用では，心不全，不整脈，横紋筋融解や代謝性アシドーシスなど重大な副作用が稀に出現することがある（プロポフォールインフュージョン症候群〔PRIS〕）
ミダゾラム （　　　）	・作用発現が2～5分と早く，持続時間は短い ・プロポフォールと比べてバイタルサインに影響を与えない ・鎮痛作用はない 開始量：0.03～0.06mg/kg/時 維持量：0.03～0.18mg/kg/時	・48～72時間以上の持続投与では，覚醒遷延を引き起こすことがある ・せん妄発症のリスクになるため，安易な使用は避ける ・健忘作用が強いため，注意すべきことを忘れてしまい自己抜管につながることがある ・呼吸抑制や低血圧を誘発するリスクがある．呼吸抑制は麻薬性鎮痛薬との併用投与で誘発されやすい ・腎機能障害により遷延する．
デクスメデトミジン塩酸塩 （　　　）	・作用発現は5～10分で，作用持続時間は2時間 ・自然睡眠に近く，鎮静中であっても刺激により容易に覚醒する ・せん妄発症はプロポフォールやミダゾラムと比較して少ないとされる ・抗不安作用や鎮痛作用を有する ・抜管後にも使用される ・通常は持続静注 ・急速飽和を行う場合は，6μg/kg/時を10分間持続注入 維持量：0.2～0.7μg/kg/時	・呼吸抑制は少ないが，一過性の血圧上昇または低血圧，徐脈が起こることがある

Memo

● 鎮静の目標（自施設の目標を記載）

条件		RASS	備考
	日中		
	夜間		
	日中		
	夜間		
	日中		
	夜間		
	日中		
	夜間		

ケアのポイント

疼痛管理

....

● 疼痛は患者にとって苦痛であり，睡眠を妨げ，せん妄を引き起こす原因にもなる．また，交感神経の反応が過剰になり，**心筋の酸素消費量の増加や異化亢進**を引き起こすなどストレス反応を強める．

● できる限り痛みがなくなるように努め，鎮痛薬の予測指示をもらうなど，タイムリーに疼痛管理を行う．

鎮静管理

....

● 鎮静には以下の弊害があることを念頭に置き，鎮静の必要性の有無を常に考え，最小限の鎮静，もしくは鎮静の中止を検討する．

・人工呼吸器との非同調

・血圧低下

・**神経学的合併症の見落とし**や発見の遅れ

・自発呼吸減弱による呼吸器合併症

・長期臥床による**廃用症候群・深部静脈血栓症**

(DVT)

- 人工呼吸期間の増加による**人工呼吸器関連肺炎 (VAP) のリスク**
- **せん妄**
- 適切な鎮静レベルは，患者の個別性が大きいため，**個々の患者に合わせて考える.**
- 適切な鎮静スケールにて患者の鎮静状態を把握し，不必要な深鎮静を避ける.

精神的ケア

- 人工呼吸管理中の患者は，以下のようなストレスにより不安が増強されやすい．不安が強まると疼痛の増強にもつながる.
- 挿管に伴う痛みや不安
- コミュニケーションがとりにくい
- 口喝
- 動きの制限
- 作動音やアラーム音などの機械音
- 少しでも不安を軽減できるよう，現状をていねいに説明し，必要に応じて筆談でのコミュニケーションを行う.
- 家族との面会の機会を増やすなど，安心感を得られるようにする.

引用文献

1) 日本集中治療医学会 J-PAD ガイドライン作成委員会：日本版・集中治療室における成人重症患者に対する痛み・不隠・せん妄管理のための臨床ガイドライン．日本集中治療医学会雑誌 21 (5)：539-579，2014

体位変換

目的	*安楽を確保する. *分泌物のドレナージ, 荷重側肺障害の予防, また機能的残気量 (FRC) の低下防止, 換 気血流比の是正を行う. *筋力低下や関節拘縮を予防し, 早期離床 につながる. *褥瘡を予防する.

体位変換のポイント

● 安静度 (体位制限) の指示を確認する.

● 体位変換が可能かアセスメントし, 体位変換に
よって起こりうる問題 (表 1), 身体に及ぼす影
響を予測して, 可能な限り事前に対応しておく.

● 体型, 重症度, 安静度を考慮し, 安全・安楽に
実施できる人員を確保する. 直接介助者とは別
に, ライン管理やモニター監視者を置くことが
望ましい場合もある.

● 必要時は医師に協力を依頼する.

● 患者の同意・協力を得る.

● 丁寧な言葉で説明しながら実施する. 持続鎮静中
の患者や意識のない患者の場合も, 声をかけて実
施する.

● 体位変換中・後の安楽に配慮する. 疼痛がある場
合は, 事前に鎮痛薬の使用を考慮するなど, とく
に配慮が必要である. また, クッションを使用す
る際, できるだけ広い接触面積で姿勢を保持する

表1 》 体位変換によって起こりうる問題

循環	循環血流の変動，反射の出現，意識状態（覚醒状況）の変化などに伴う血圧の変動，不整脈の出現
呼吸	気管チューブの屈曲・閉塞・固定位置のずれ・抜去，気管チューブのカフ圧低下によるエアリーク，意識状態（覚醒状況）の変化に伴う換気量・パターン・リズムの変化，分泌物の移動による換気障害，換気血流比の変化に伴う酸素化の増悪
ルート類	抜去，閉塞，屈曲，切断，連結のずれ，固定部のはがれ
その他	意識状態（覚醒状況）の変動，疼痛・苦痛の出現と増悪，皮膚トラブルの形成，皮膚状態（色調や浮腫など）の変化，安静制限の逸脱

（身体との隙間を埋める）ことで体位が安定し，安楽へつながる．

● ラインやチューブ，ドレーン類などは十分な長さを確保し，テンションがかからないようにする．また，体位変換後はそれらが身体の下敷きになっていないことを確認する．

● 体位変換施行前・中・後を通して，体位変換によって起こりうる問題（**表1**）に注意し，観察する．

● 全体位において良肢位の保持は基本である．

Memo

体位の種類

仰臥位（図1）

● 心負荷や酸素消費量を減少させることができる．
● 腹腔内臓器の横隔膜への圧迫により，FRCの減少や無気肺の形成につながり，換気血流比不均衡に陥りやすい．

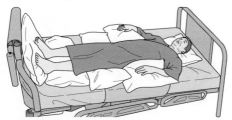

図1 》仰臥位

[ポイント]

・極度の円背がある場合は，クッションなどで空間を補い，安定させる．
・肩関節の内転予防，胸郭可動性の補助のため，肘関節後面にクッションなどを置く．
・腓骨神経麻痺予防，膝関節の屈曲拘縮予防のため，大腿裏から膝関節後面の全面にクッションなどが接触するように置く．
・頭部が傾いていないこと，踵部に圧迫がないこと，尖足になっていないことを確認する．

Memo
_____

_____

_____

ファウラー位（図2）

....

● 頭部挙上は VAP 予防につながる.
● 腹腔内臓器の横隔膜圧迫軽減により，FRC の増加につながる.
● 循環動態の変動をきたしやすいことや，60°以上の頭部挙上は仙骨部に圧がかかるために褥瘡を発症しやすいことに注意が必要である.

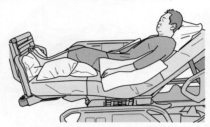

図2 》 ファウラー位

[ポイント]

・身体がずり落ちないよう，膝関節部後面にクッションを入れるか下肢挙上をしてから，頭部を挙上させる.必要時には頸部，腋窩から肘関節部後面，膝関節部後面にクッションを入れ，体位を安定させる.

・ヘッドアップ，ヘッドダウンした際には，身体とマットレスの間に圧迫とずれが生じる.皮膚へ無理な外力が加わるだけでなく，患者にとって不快なため，背抜き（腰抜き・足抜き）を行う.

・ベッドの屈曲点と腰椎の位置がずれていないかを確認する.

側臥位・完全側臥位（図3）

● 上側の無気肺の解除や気道分泌物のドレナージな
ど，ガス交換障害の是正・予防となる．

● 下側は無気肺となりやすい．呼吸器合併症の視点
では60°以上の傾斜角が有効とされるが，褥瘡予
防の視点では30°が推奨されている．

● 胸水や肺塞栓症がある場合，酸素化へ影響を与え
やすい．

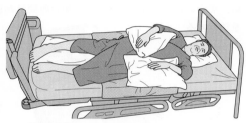

図3 》 側臥位

[ポイント]

・下側にくる上肢は身体の下敷きにならないように
前方に引き，上側にくる上肢はクッションを置い
て肩関節の内旋・外旋を予防する．

・下肢は膝関節が圧迫し合わないように間にクッ
ションを挟む．

・完全側臥位の場合は，身体が後方へ倒れないよう
に腰を後方に引き，重心を安定させる．

Memo

腹臥位・前傾側臥位（図4）

● 背側換気の改善，気道分泌物のドレナージ，換気血流比の改善などが期待できる．

● 患者にとっては苦痛が強く，また循環動態に変動をきたしやすい．

● ルート類やME機器の使用によっては施行が困難で，多くのマンパワーを要する．

● 重症度や腹臥位による効果の程度，循環動態の反応，患者の協力度などを参考に，施行時間や頻度を決定する．

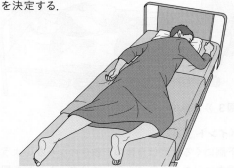

図4 》前傾側臥位

[ポイント]

・下側となる腰部を後方へ引き，体位を安定させる．上側になる下肢は屈曲させて前方へ出す．

・下側の上肢は圧迫されないよう後方へ引き出し，上側の上肢は掌を下向きにする．

・気管挿管中は，気管チューブが閉塞しないよう前胸部と前頸部にクッションを入れるか，顔を横向きにする．唾液で固定部のテープなどが濡れると粘着力が弱くなり，チューブが抜ける危険がある

ため，注意する．

・身体の下敷きになりうるライン類が，閉塞や屈曲していないことを確認し，ガーゼで覆うなどして皮膚トラブルを予防する．

・心電図モニターパッチは背面に装着する．

坐位（図5）

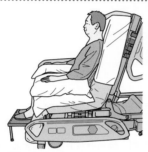

図5 》坐位

● 廃用症候群の予防，改善につながる．
● 臥位とくらべて循環変動をきたしやすい．

[ポイント]

・身体が左右に傾かないように，腋窩にクッションを入れる．

・足底を地面に密着させることで上半身が安定する．患者の体格に合わせて，座面の高さを調整したり，足台を使用したりする．また，オーバーテーブルを身体の前に置き，上肢を乗せて寄りかかる姿勢をとると，安定して背面を開放することができる．

・端坐位保持テーブルなどを活用する．

輸血の取り扱い

目的	*血液中の赤血球などの細胞成分や凝固因子などの蛋白質成分の補給による臨床症状の改善

実際(実施手順)

1. 血液型の照合ができる準備をする.

その他の必要物品など

....

....

....

2. 輸血用製剤, 輸血セットを準備する. 輸血用製剤は外観(色調, 不溶物, バッグ破損)を確認する. **異常を認めた場合は使用しない.**

3. 投与前に, 以下について**複数人で確認する.**

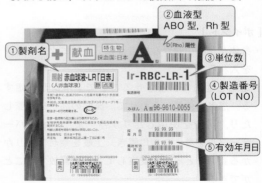

図1 》輸血用製剤に記載されている情報

患者：①氏名，②血液型，③交差適合試験

輸血用製剤（図1）：①製剤名，②血液型，③単位数，④製造番号，⑤有効年月日

4. 輸血用製剤**投与開始後5分間は患者のそばを離れずに急性反応の有無を観察し，記録する**．投与開始から15分後にバイタルサインを測定し，状態を観察する．

5. **投与終了後は，副作用の有無を確認する**．

主な副作用：発熱，アナフィラキシー反応，輸血後GVHD，高カリウム血症，輸血後鉄過剰症，輸血関連急性肺傷害（TRALI），輸血関連循環過負荷（TACO），溶血性輸血副作用（HTR），感染症

アナフィラキシー反応

● **症状**：息切れ，血圧低下，頭痛，発熱，悪寒，咳，吐き気，チアノーゼ，局所紅斑など

● すぐに**投与を中止し，ドクターコール**をする．

アナフィラキシー反応発生時の対応を記載

緊急時の輸血

● 患者のABO血液型を判定する余裕のない場合に限り，例外的に交差適合試験未実施O型赤血球濃厚液を使用する（全血は不可）．

● 緊急時でも放射線照射されたものが原則である．

● 血液型確定後には ABO 同型血の使用が原則である.

● 各輸血用製剤の使用目的, 適応, 特徴, 輸血後の観察ポイントを**表1**にまとめる.

☆血液型・交差適合試験用採血のミス
☆輸血オーダーミス
☆保管温度による破損
☆赤血球製剤の冷凍庫保管
☆製剤落下による破損
☆同意書の取り忘れ・不備

表1 》》輸血用製剤の種類

種類	使用目的	適応	特徴	輸血後の観察ポイント
照射赤血球液 規格:Ir-RBC-LR 1単位:200由来 140 mL 2単位:400由来 280 mL	末梢循環系への十分な酸素供給と循環血液量の維持	・慢性貧血:Hb値を一律に決めるのは困難, 疾患により異なる ・急性出血:Hb6g/dL以下ではほぼ必須. 上部消化器出血における急性貧血では, トリガー値Hb値 7g/dLとする(強く推奨)	・冷蔵庫(2~6℃)に入れて保管 ・輸血部より出庫後(保存条件外持ち出し後)60分以内に使用しない場合は, すみやかに適正保管する	・鉄の過剰負荷 ・移植片対宿主病(GVHD) ・溶血性輸血副作用(HTR) ・高カリウム血症
新鮮凍結血漿 規格:FFP-LR FFP-LR 120=120 mL FFP-LR 240=240 mL FFP-LR 480=480 mL	凝固因子の補充による治療的投与が主目的	・凝固因子の補充(PT / APTTの延長) ・凝固阻害因子や線溶因子の補充 ・血漿因子の補充	・冷凍庫(−20℃以下)で保管 ・30~37℃の恒温槽で解凍後, 直ちに使用する. 直ちに使用できない場合は, 2~6℃で保存し, 融解後24時間以内に使用する.	・クエン酸中毒(低カルシウム血症) ・ナトリウムの負荷

| 照射濃厚血小板

規格：Ir-PC-LR-10.15.20
10 単位＝200 mL
15 単位＝250 mL
20 単位＝250 mL | 血小板成分を補充し，出血予防または，止血目的 | ・活動性の出血（血小板数を5万／μL 以上に維持）
・人工心肺使用手術時
・大量輸血に反応のない止血困難時
・播種性血管内凝固症候群（DIC）
・血液疾患 | ・20～24℃で穏やかに**振盪する**
<注意すべき疾患>
・ヘパリン起因性血小板減少症（HIT）：明らかな出血症状がない場合には，予防的血小板輸血は避けることが推奨される
・血栓性血小板減少性紫斑病（TTP）：予防的血小板輸血は推奨されない．活動性の出血や手術，外科的処置時は禁忌ではないが，慎重かつ最小限に行うことが望ましい
・特発性血小板減少性紫斑病（ITP）：予防的血小板輸血は推奨されない．ステロイド剤あるいは静注用免疫グロブリン製剤の事前投与の効果が不十分であり，大量の出血が予測される場合には，血小板輸血の適応となる |

血液製剤の薬価

血液製剤は以下に示すように**高価**である．そのため，取り扱いは慎重に行う（輸血は輸血料にて加算）．詳しくは，日本赤十字社血液事業本部学術情報課（http://www.jrc.or.jp/mr/）を参照のこと．

製剤名	薬価 （2022年4月現在）
照射赤血球液 -LR	
照射赤血球液：Ir-RBC-LR-1	9,067 円
照射赤血球液：Ir-RBC-LR-2	18,132 円
新鮮凍結血漿 -LR：FFP-LR120	9,160 円
新鮮凍結血漿 -LR：FFP-LR240	18,322 円
照射濃厚血小板 -LR	
照射濃厚血小板：Ir-PC-LR-10	81,262 円
照射濃厚血小板：Ir-PC-LR-15	121,881 円
照射濃厚血小板：Ir-PC-LR-20	162,510 円

参考文献

1）　厚生労働省医薬・生活衛生局：血液製剤の使用指針．平成31年3月25日

検査結果の見方

目的　＊血液検査の結果から，病態の重症度や変化を推測する．

観察ポイント

検査結果確認時の注意点

● 血液検査の結果は，各臓器の機能を示す検査結果（腎臓，肝臓・胆道系，心臓，肺），炎症・感染，凝固・線溶系，などカテゴリー化してデータを統合し，病態と関連づけながら確認する．

● 数値の正常・異常だけではなく，数値がどのように変化しているのか（経時的変化）に注目し，病態の改善や悪化を推測する．

● 検査結果のデータは，その他の検査所見（生理機能検査，画像所見など），症状や身体所見と関連させながら確認する．

● 入院前の検査結果にも注目して，現状の検査値との差や変化を確認する．

Memo

COLUMN

溶血が検査結果に与える影響

細い血管からの採血，採血時の強い陰圧，細い注射針など，採血時に受けるさまざまな影響により血球成分が壊れ，溶血を起こすことがある[1]．

溶血が起こると，赤血球内に含まれる酵素や電解質などが検体中に広がるため，カリウム（K），鉄（Fe），アスパラギン酸トランスフェラーゼ（AST），乳酸脱水素酵素（LDH）などが高値となる．異常な血液検査データには，採血条件の影響があるかもしれないことを認識しておく必要がある．

- 血液検査の基準値（または目標値）は，患者の病態や既往歴によって異なる可能性がある．
  受け持ち患者にとっての基準値を確認しておく．
- 前回の結果と比較し数値に大きな変化がある場合は，病態の悪化や新たな病態の発生を考えるとともに，検体の採取条件や採取タイミングなどの影響も考慮する必要がある．

血液検査によって得られる結果

主要臓器の機能を示す代表的な検査項目（表1）

［腎臓］

- 腎臓によって調節される電解質（**Na**，**K**，**Ca**）や，尿中に排泄される代謝産物（**BUN**，**Cr**）の血中量（濃度）により，腎機能の異常を判断する．
- クレアチニンの数値などを用いて老廃物を尿へ排泄する能力を表す推算糸球体濾過量（**eGFR**）も腎機能を表す重要なデータである．

[肝臓・胆道系]

- 肝細胞内に含まれる酵素（**AST, ALT**）や，肝臓で処理される物質（**アンモニア，血清ビリルビン**）の血中量（濃度）により，肝機能を判断する．
- 肝機能は蛋白合成や血液凝固にも影響を及ぼすため，これらの数値も含めて確認する．
- 血清ビリルビン値のうち，**直接ビリルビン**（肝臓内で処理されたビリルビン）の数値により，肝臓内や胆管における胆汁の排泄障害など胆道系の機能障害（胆石症，胆嚢炎など）を判断できる．

[心臓]

- 心筋細胞に含まれる酵素（**心筋マーカー**）の血中量（濃度）により，虚血性心疾患の病態の変化を判断する．
- 心臓から分泌されるホルモン〈ヒト脳性ナトリウム利尿ペプチド（**BNP, NT-proBNP**）〉推移により，心不全の病態の変化を推測できる．

[肺]

- 血液ガス分析の結果から，酸素化・換気などのガス交換能を判断する．
- 検査結果は，人工呼吸器の設定や酸素療法の影響を含めて判断する．

Memo

表1 》 主要臓器の機能を示す代表的な検査項目

	検査項目		基準値
腎臓	代謝産物	血清尿素窒素（BUN）	8.0〜20.0 mg/dL
		血清クレアチニン（Cr）	0.60〜1.10 mg/dL
	電解質	血清ナトリウム（Na）	136〜145 mEq/L
		血清カリウム（K）	3.6〜4.8 mEq/L
		血清カルシウム（Ca）	8.7〜10.3 mg/dL
	その他	推算糸球体濾過量（eGFR）	≧90 mL/min/1.73 m^2
肝臓・胆道系	酵素	AST（GOT）	10〜40 IU／L
		ALT（GPT）	5〜42 IU/L
		γ-GTP	男性 10〜80 IU/L
			女性 10〜40 IU/L
		乳酸脱水素酵素（LDH）	120〜240 IU/L
	血清ビリルビン	総ビリルビン	0.60〜1.10 mg/dL
		直接ビリルビン	≦0.50 mg/dL
		間接ビリルビン	≦0.60 mg/dL
	アンモニア	アンモニア	12〜66 μg/dL
心臓	心筋マーカー（超急性期）	心筋型脂肪酸結合蛋白（H-FABP）	≦6.2 ng/mL
		ミオグロビン（Mgb）	≦60 ng／mL
	心筋マーカー（急性期）	トロポニンT（TnT）	≦0.014 ng／mL
		トロポニンI（TnI）	≦0.040 ng／L
		クレアチニンキナーゼMB（CK-MB）	≦5.0 ng／mL
	心筋マーカー（慢性期）	乳酸脱水素酵素（LD／LDH）	120〜240 IU／L
	心不全マーカー	脳性ナトリウム利尿ペプチド（BNP）	≦18.4 pg／mL
肺	酸素化	動脈血酸素分圧（PaO₂）	80〜100 mmHg
		動脈血酸素飽和度（SaO₂）	95％以上
	換気	動脈血二酸化炭素分圧（PaCO₂）	35〜45 mmHg

文献 2）をもとに作成

感染・炎症系（表 2）

- さまざまな炎症マーカーのなかでも，白血球数や C 反応性蛋白（**CRP**）が最もよく使用される．

- その他に，細菌感染症によって上昇するプロカルシトニン（**PCT**）や真菌感染の際に血中濃度が増加する**β -D- グルカン**などを指標とすることもある．

- 急性の感染症を判断するうえで，炎症性サイトカインの 1 つである**インターロイキン-6（IL-6）**を測定することがある．

- 炎症マーカーの数値とともに，微生物検査の結果から**原因菌の把握や検出部位**（血液・尿・痰・便・創部など）を確認しておくことも重要である．

表 2 》 炎症・感染系で確認するおもな検査項目

	検査項目	基準値
炎症/感染マーカー	白血球数（WBC）	4,000〜9,000/μL
	C 反応性蛋白（CRP）	≦0.3 mg/dL
	プロカルシトニン（PCT）	<0.05 ng/mL
	β−D−グルカン	≦20 pg/mL（発色合成基質法にて）
	インターロイキン-6（IL-6）	≦4.0 pg/mL

文献 2)をもとに作成

Memo

凝固・線溶系 (表3)

● 血液の凝固には，**血小板凝集**と**血液凝固因子の活性化**が必要である．

● **血小板数**は血液凝固の基盤となる材料であり，減少すると血液凝固能が低下する（出血傾向）．

● **血液凝固因子**としては，出血時に血管外で機能する外因系凝固因子と血管内で機能する内因系凝固因子の2つの因子にかかわるデータに注目する．

　・**外因系凝固因子**：プロトロンビン時間（**PT**），プロトロンビン時間国際標準比（**INR**または**PT-INR**）

　・**内因系凝固因子**：活性化部分トロンボプラスチン時間（**APTT**）

● 血管内では血液が凝固しない（血栓ができない）ようなはたらき（線溶）がなされており，線溶系のデータの反応をみることで，血管内で起こっている異常な凝固反応や血栓の存在を推測できる．

表3 》凝固・線溶系で確認するおもな検査項目

	検査項目	基準値
血小板凝集	血小板数（PLT）	13万〜40万/μL
外因系凝固因子	プロトロンビン時間（PT）	10〜12秒
	プロトロンビン時間国際基準比（PT-INR）	0.9〜1.1
内因系凝固因子	活性化部分トロンボプラスチン時間（APTT）	30〜40秒
線溶系因子	フィブリン・フィブリノゲン分解産物（FDP）	<5μg/mL
	Dダイマー	≦1μg/mL

文献2)をもとに作成

41

- 凝固反応の亢進や血栓〈深部静脈血栓症（DVT）など〉が生じた場合などは，それを溶かそうとして線溶系のデータが上昇する．
- ・**線溶系**：フィブリン・フィブリノゲン分解産物（**FDP**），**Dダイマー**

パニック値の連絡を受けたら

- パニック値とは，「生命が危ぶまれるほど危険な状態にあることを示唆する異常値で，ただちに治療を開始すれば救命しうるが，その診断は臨床的な診察だけでは困難で，検査によってのみ可能である」とされ，緊急異常値や緊急報告値とも呼ばれる．パニック値は，臨床医と協議のうえで施設ごとに検討され，施設によって検査項目や基準値が異なることがある．
- 施設ごとに，検査結果から危機的状況を早期に発見し，迅速な患者対応につなげる緊急検査報告システムがあり，検査室でパニック値と判断されたら，基本的には検査依頼をした医師に緊急で報告される．
- **パニック値の報告があった場合，その後どのように対応すべきか**について医療チーム内で共有しておくことが重要である．→ Memo に記載
- パニック値と区別するものとして極端値がある．極端値とは，基準値から大きく外れ，まれにしかみられない検査値のことをいい，必ずしも危機的状態にあるとは限らない．

● パニック値（自施設のパニック値を記載）

項目	値	施設のパニック値

自施設のパニック値の決まりごと

COLUMN

播種性血管内凝固症候群（DIC）

播種性血管内凝固症候群（disseminated intravascular coagulation：DIC）とは，本来凝固するはずのない血管内のさまざまな場所で微小血栓が形成され，その血栓が血液の循環を滞らせ，その結果臓器不全をまねく重篤な病態のことをいう．

微小血栓が大量に形成されてしまうので，血栓をつくる元となる血小板や凝固因子も大量に消費されることとなり，易出血傾向となる．血管内でできた微小血栓を溶かすために線溶系の亢進も進み，易出血傾向に拍車をかける結果をまねく．

引用文献

1) 日本臨床検査医学会ガイドライン作成委員会：臨床検査のガイドライン JSLM 2018・血液検査のサンプリング．日本臨床検査．日本臨床検査医学会．http://www.jslm.info/GL2018/pdf/GL2018.pdfより2022年4月10日検索

2) 下正宗編：エビデンスに基づく 検査データ活用マニュアル 第2版．学研メディカル秀潤社，2013

3) 七崎之利ほか：パニック値とは〜現代版パニック値の考察〜．日本臨床救急医学会雑誌 20（3），489-498，2017

検体の取り扱い

目的 ＊正確な検査結果・診断を得る.

検体採取前の注意点

● 検体オーダーを確認する.
・ **患者誤認**や**検体の取り違え・取り忘れを防ぐため**に, 検体採取前に必ず「患者氏名」「検査日時」「検査項目」「検体容器の種類と採取量」を確認し, 検体のラベルや検査指示書と照合する.
● 検体採取前には, 患者に検査の必要性・目的・方法について説明する.

検体採取時の注意点

検体採取のタイミング

●●●

● 結果の正確性を担保するために, 指定された採取時間や条件を確認しておく.
　例：食前（経腸栄養前）, 治療後○時間後, 早朝
● **薬剤の血中濃度を調べる検査**では, トラフ値は投与前 30 分以内, ピーク値は点滴終了後 1～2 時間を目安に採血する.
● **微生物検査検体の採取**は, 原則的に**抗菌薬が投与される前に行う**. 入院中など抗菌薬が投与されている患者では, いったん抗菌薬の投与を中止して検体を採取することを検討する.

● 微生物検査検体を採取する前に抗菌薬が投与されると，病原菌が減少し菌の特定が困難となる可能性があり，検査結果・診断に影響を与える危険性がある（**表 1**）.

表1 》細菌検査時の検体採取のポイント

・血液培養は，好気・嫌気ボトルの 2 セット以上を採取する.
・血液培養以外は，推定感染部位，もしくは除外したい部位から採取する.
・抗菌薬投与前に採取する.
・良質な検体を採取する
　（膿性分泌物がみられる場合は，膿性部分を採取する）.
・十分量の検体を採取する（スワブなどは極力避ける）.
・検体採取後は速やかに検査室に提出する.
・どうしても速やかな提出が不可能な場合には，適切に保存する.（冷蔵し保存すべき検体が多いが，血液や髄液，淋菌など低温に弱い菌やアメーバ症などを疑う時には冷蔵してはならない）.
・特殊染色・培養が必要な病原体が推定される場合は，必ず検査室に伝える.
・検体採取・保存・搬送について不明な点があれば，事前に検査室に確認する.

● 静脈血採血を行う際には，点滴投与側から採血しないように注意する.

● 微生物検体だけでなく，病理・生化学検体，血液ガス分析検体においても経時変化を受けやすく，保存環境により検査結果が大きく変動することがある.

● 検体は採取直後に提出することが原則である．すみやかに提出できない場合や病棟で保存できない検体の場合は，検体の種類や検査目的に応じた環境で保存できるように検体採取容器と保存方法，検体提出先を確認しておく必要がある（**表2**）.

Memo

表2 》微生物検体採取容器と採取量

検査材料	採取容器	採取量
血液	血液培養 ボトル	ボトル中の液体培地の 1/5～1/10程度
髄液	滅菌試験管	1～10 mL
穿刺液	滅菌試験管	1～10 mL
喀痰	採痰管	1～5 mL
咽頭・鼻咽腔	滅菌綿棒	採取可能量
尿	滅菌カップ 滅菌試験管	5～10 mL
膿・分泌物	滅菌綿棒	採取可能量
胆汁	滅菌試験管	1～10 mL
糞便	採便カップ	母指頭大以上 (3～5 g)
カテーテル類	滅菌試験管	5～6 cm
生検材料	滅菌試験管	採取可能量

文献1)をもとに作成

感染予防策の遵守

- 伝染性の病原微生物を取り扱う可能性があるため，針刺しや飛散など血液・体液の曝露に十分な注意が必要である．
- 各施設の感染予防対策マニュアルに沿って対応する．
- 各検体採取の前後に必ず手指衛生を行い，必要に応じてガウン・エプロン・ゴーグルなどの適切な個人防護具（PPE）を着用する．検体採取時に常在菌が混入（コンタミネーション）し，検査の診断価値を下げないためにも重要である．

Memo

各種検体の取り扱い方法

[一般的な血液検体]

● **溶血**は，**カリウム値の上昇**（偽上昇）など**検査値に影響を及ぼすため，下記に注意して採血を実施する**.

・駆血は5分を超えないようにし，クレンチング（掌のグーパーのくり返し動作）は基本的に行わない.

・皮膚の消毒薬が十分に乾いてから採血する.

・23Gより細い針で採血しない.

・採血用シリンジの内筒を強く引きすぎない.

・規定量（推奨量の±10%程度）の血液を検体容器に採取する.

・検体を混和（転倒混和）する際は，激しく振らない（泡立てない）.

● 血液検体別の注意事項を**表3**[2]に示す.

[血液ガス分析検体]

● 採取には，血液凝固を防ぐためにヘパリンが含有されたサンプラーを用いる.

● シリンジ内の気泡は取り除く.

● 動脈カテーテルからの採血時は，死腔（ライン・三方活栓の内腔の量）中のヘパリン生食液は十分に（死腔量の3〜6倍）除去する[3].

● 検体内での血液代謝や温度の変化などにより，結果は経時的に変化する．検体採取後は原則的に保存せず，迅速に測定・分析を行う必要がある.

Memo

表3 》 血液検体における注意事項

※下記の表の内容は参考として扱い, 自施設のマニュアルに従って実施する.

検査項目 (検体別)	サンプリング時の注意事項	検査値への影響
血清検査	・適量採血する ・すみやかに検査を実施する 　(可能ならば1時間以内)	検査値の信頼性低下, 異常 細胞の見落とし 血小板偽低値　など
凝固検査	・規定量を採取する 　(正確に線まで入れる) ・室温ですみやかに提出する	凝固時間・PT・APTTな どの検査値変動
凝固因子	・規定量を採取する 　(正確に線まで入れる) ・ただちに冷却し, すみやかに提 出する	偽低値
赤沈	・規定量を採取する 　(正確に線まで入れる)	信頼性偽低下 (偽低値・偽 高値)
保温検体	・ただちに37℃で保温し, すみ やかに提出する	偽低値 ほかの検査値への干渉 (血 算:検体凝固, 生化:血清 分離困難)
冷却検体	・ただちに冷却し, すみやかに提出 する	偽高値

文献2)をもとに作成

[血液培養検体]

● 採血液培養検査のための採血は, 症状を疑った時
点ですみやかに実施する.

● 検出率を向上させるために, 2~3か所の異なる
部位からそれぞれ採取することが望ましい.

● 一般的には, 成人の場合は嫌気性菌を正確に検出
するために, **嫌気性**ボトル (**オレンジ色**の蓋),
好気性ボトル (**灰色**の蓋) の順番に 3~10 mL ず
つ分注する (**図1**). ボトル内には空気が入らない
ように注意する.

● 血液培養ボトルではわずかな細菌の混入でも増菌
され, 偽陽性になるため, 注意を要する (採取時
は, 滅菌手袋を装着し, 無菌操作で実施する施設
もある).

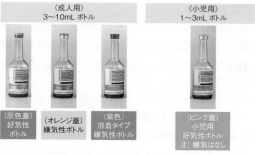

〈成人用〉
3～10mL ボトル

〈小児用〉
1～3mL ボトル

（灰色蓋）
好気性
ボトル

（オレンジ蓋）
嫌気性ボトル

（紫色）
溶血タイプ
嫌気性ボトル

（ピンク蓋）
小児用
好気性ボトル
注）嫌気はなし

図1 》血液培養ボトル　（写真提供：日本ベクトン・ディッキンソン）

- 消毒には**ポビドンヨード**か**クロルヘキシジングルコン酸塩含有アルコール**，**消毒用アルコール**を使用し，皮膚の常在菌の侵入を防ぐ．また，**培養ボトルの穿刺部**も同様の消毒薬を使用して必ず消毒する．
- 検体採取後はただちに検査室へ提出する．ただちに提出できない場合は専用の場所（孵卵器など）で保存し，24 時間以内に検査室へ提出する．

［髄液検体］

- 培養検体では，淋菌や髄膜炎菌など低温で死滅する菌もあるため，冷蔵保存はしない．
- 原則として，**検体採取後はただちに**（15 分以内）**検査室へ提出する**．
- 検体採取目的が糖・蛋白などの生化学検査では，冷蔵保存が可能である．

Memo

[喀痰培養検体]

● 喀痰培養検体の採取のタイミングは，抗菌薬治療
開始前，早期の起床直後が望ましい．採取前に歯
磨き・うがいを行い，口腔内の常在菌混入を最小
限にする．

● 挿管中または自己喀出できない場合は，吸引専用
キットを使用する（**図 2**）．

● 採取する検体は唾液の少ない膿性痰が好ましく，
Miller & Jones の分類の P2〜P3[※]が適している．

● 検体採取後は，すみやかに検査室へ提出する．た
だちに提出できない場合は冷所保存し，24 時間
以内に検査室へ提出する．

※膿性痰で膿性部分が 1/3 〜 2/3，もしくは 2/3 以上．

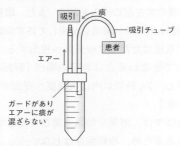

図 2 》》 吸引専用キット

[尿培養検体]

● 中間尿の採取は，通常は患者に無菌操作を遵守し
てもらい，少量放尿後の中間尿を採取する．

● 入院中など膀胱留置カテーテルが挿入されている
場合は，採尿ポートをアルコール綿で消毒した
後，滅菌のシリンジを接続して採取する（**図 3**）．

● 検体採取後は速やかに検査室に提出する．ただち
に提出できない場合は冷所保存する．

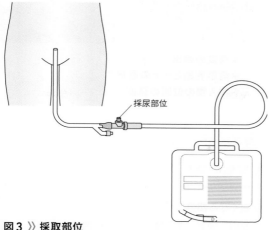

採尿部位

図3 》 採取部位

インシデント

☆検体の取り違え

➡ 不適合輸血投与を防ぐため，交差適合試験や
ABO 血液型検査では，同一患者から異なる時
点で 2 回検体を採取し，検査を行う．

☆針刺し

➡ 針刺しが発生した際には，流水で穿刺部を洗い
流す．ただちに管理責任者へ報告し，各施設で
定められた手順に沿って対応する．

引用文献
1) 山下知成：検体採取・保存・輸送時の注意点．MEDICAL TECH-
NOROGY 40（12）：1313-1320，2012
2) 日本臨床検査医学会ガイドライン作成委員会：臨床検査のガイド
ライン JSLM2018・血液検査のサンプリング．日本臨床検査．日
本臨床検査医学会．
http://www.jslm.info/GL2018/pdf/GL2018.pdf より 2022 年
4 月 10 日検索
3) 松尾収二：血液ガス　サンプリングと測定の注意点，検査と技術
37（7）：644，2009

画像の見方

目的	*病変の検出 *病態判断とケアの選択 *挿入物の位置の確認

観察ポイント

X線像の特徴

- **白く写る部分**:

  心臓，血管，腹部臓器，骨，筋肉，脂肪.
- ・身体にX線を照射した際に，通過しない部分（水の密度に近いもの）.
- **黒く写る部分**:

  肺，気管，胃泡，腸管ガス.
- ・身体にX線を照射した際に，通過した部分（空気の密度に近いもの）.

※肺組織は9割が空気（黒色）だが，1割は肺胞壁（水と同密度：白色）である.

- 右肺門部は右上肺静脈と右下肺動脈（別の血管で）で逆「く」の字を形成している（**図1**）. 右上肺静脈（上方）は細く，右下肺動脈（下方）は太い（交差する後肋骨と同じ太さ）である.
- 左肺門部は丸く左肺動脈で構成される.
- 気管分岐部の直下は左房であるため，左房拡大（左房負荷）により気管分岐角の開大（＞100°）がみられる. COPDなど両肺の過膨張により滴状心や気管分岐角の狭小化（＜50°）がみられる.

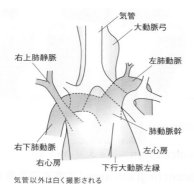

気管以外は白く撮影される

図 1 》 肺門部

- **AP window (aortopulmonary window)**：大動脈弓（左第1弓）と左肺動脈（左第2弓）の間の凹んだ部分がAP windowと呼ばれ、縦隔リンパ節腫脹、大動脈弓部拡大などで凹みが消失する.

- 左肺底部と胃泡間（横隔膜と胃壁）の厚みが1cm以上ある場合、左胸水貯留が疑われる.

- 肺底部（両横隔膜）の高さは**右横隔膜が半椎体（1～2cm）程高い**.

- **tree-in-bud pattern(粒状影)**：小葉中心部の炎症性変化で、肺結核・非結核性抗酸菌症・細気管支炎の際に形成（丸いブツブツ）.

- **deep sulcus sign**：臥位では、気胸時にCP angleが異常に黒く深い切れ込みが確認できる(**図2**).

- **肺紋理（肺野の血管影）**：右上肺静脈以外の血管影はすべて肺動脈であり白く抽出される. 気管支と肺動脈は気管支血管束を形成し並走するが、通常気管支は肺野と同様に空気で黒く写るため確認できない.

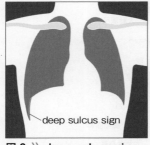

図2 》 deep sulcus sign

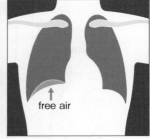

図3 》 free air

- **air bronchogram sign（気管支透亮像）**: 正常では白い血管影しか見えないが，気管支血管束周囲に白い浸潤影が出現すると肺胞の含気が失われ白く写るようになるため，肺動脈が見えなくなり，通常見えない末梢気管支が黒く確認できようになる．

- **free air（腹腔内遊離ガス像）**: 消化管穿孔の際，横隔膜直下に空気の層が確認できる（**図3**）．

- ICUでの胸部X線像は，鎮静下や不穏状況，高度浮腫，多数の挿入物，緊急時撮影などにより，「深吸気下での撮影でない」「体位保持が困難で，正面像や指定体位でない」など，正しい条件で撮影できていない場合もある．

- 撮影条件の違いも考慮しつつ，病態変化や挿入物位置の確認のために，単回ではなく，前回画像との比較が必要となる．

Memo

胸部単純 X 線像の正常像

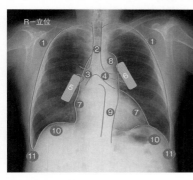

①肺
②気管〜気管分岐部
③右主気管支
④左主気管支
⑤右肺動脈
⑥左肺動脈
⑦心陰影(右1〜2弓, 左1〜4弓)
⑧大動脈弓
⑨下行大動脈
⑩横隔膜, 胃泡
⑪肋骨横隔膜角

肺尖：鎖骨より頭側
上肺野：鎖骨と第2肋骨胸骨付着部との間
中肺野：第2肋骨胸骨付着部と第4肋骨胸骨付着部との間
下肺野：第4肋骨胸骨付着部より尾側

[肺野陰影の変化(肺密度の変化)]

● 肺野部分が**黒く**変化していることは，空気成分が増えていることを示しており，**肺気腫**や**気胸**が考えられる.

● 肺野部分が**白く**変化していることは，炎症が生じて水成分が増えていることや，空気成分が減っていることを示しており，**胸水**や**無気肺**が考えられる.

[肺門部陰影]

● 肺動脈（図中⑤⑥）は，左右の主気管支の外側に位置する（左が1〜2 cm高位）.

● 肺動脈径と交差する第7肋骨幅は通常同程度で，右肺動脈径は10〜15 mm程である．径が20mm以上では拡大しており，肺血流の増加（心不全）や肺高血圧が考えられる.

［胸郭の大きさと肋骨の位置関係］

● 鎖骨直下に**第1肋骨**が位置する．肋骨の前端から後端へ上方に向かって走行している．

● 右横隔膜は，第10肋骨と鎖骨中線付近で交差している．

● **左**横隔膜は，右同位または**1〜2 cm低位**に位置している．

● **横隔膜挙上**では，**無気肺，肺（肺胞，間質）の線維化，横隔神経麻痺**などが考えられる．

● 横隔膜低位では，慢性閉塞性肺疾患（COPD），緊張性気胸などが考えられる．

Memo

心陰影

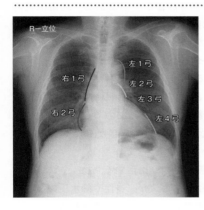

右1号：上大静脈
右2号：右心房
左1号：大動脈弓
左2号：肺動脈幹
左3号：左心房
左4号：左心室

心陰影と相対する肺区域

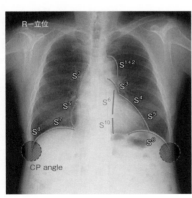

右 S^3（上葉）＝右1号
右 S^5（中葉）＝右2号
右 $S^{7,8}$（下葉）＝右横隔膜
左 S^{1+2}（上葉）＝左1号
左 S^3（上葉）＝左2号
左 S^4（上葉：舌区）＝左3号
左 S^5（上葉：舌区）＝左4号
左 $S^{6,10}$（下葉）＝下行大動脈
左 S^8（下葉）＝左横隔膜

心陰影の線：$S5$
下行大動脈の左縁（心陰影の裏）：$S10$
左右横隔膜：$S8$
の3区域は覚えやすい.

Memo

[助骨横隔膜角(CP angle)]

● 壁側胸膜と横隔膜がなす角である．**通常は鋭角**だが，**胸水貯留**やCOPDによる横隔膜平低化などで**鈍角**となる．

[シルエットサイン(silhouette sign)]

● 密度の異なる水(白色)と空気(黒色)の境界は「線」として認識され，正常では，**心臓**，**胸部大動脈**，**横隔膜の辺縁**は鮮明に描出される．

● もともと見えていたはずの線がなくなることを**「シルエットサイン陽性」**という．

● 以下の病態変化により出現する．

・肺水腫：肺胞内のガスが，炎症や静水圧の上昇などにより水濃度を示す物質に置換される．

・無気肺：肺胞が虚脱して肺胞内の空気が失われる．

・胸水貯留：肺内ガスが心臓や胸部大動脈などに接することができない．

● どこの境界が不鮮明かにより，どの肺区域 (Segment，$S^{1\sim10}$) に病変 (無気肺，胸水など) があるかがわかり，体位ドレナージなど有効なケアにつなげることができる．

Memo

心胸郭比（CTR）

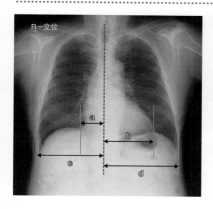

R−立位

a
b
c
d

- 心胸郭比（CTR）とは，心臓最大幅と胸郭最大幅の比である．
- 上の図では，CTR＝a＋b/c＋d であり，CTR＞50％で心拡大（心不全）と解釈する．
- ポータブル撮影（AP像※）や左横隔膜挙上，吸気不足により CTR 増大とみえることがあるため，注意が必要である．
- 心不全時は上方向にも拡大することが多い．

※AP像：検査室での立位胸部X線撮影は，X線が背部（posterior）から前面（anterior）へ抜けて行く後前像（posterior-anterior：PA像）であるが，ICUでのポータブル撮影は，X線が前面から背部へ抜けていく前後像（anterior-posterior：AP像）である．

Memo

挿入物の位置

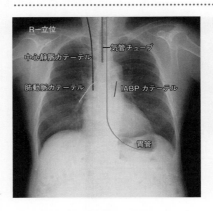

R-立位
中心静脈カテーテル
肺動脈カテーテル
気管チューブ
IABP カテーテル
胃管

[チューブやカテーテル挿入の目安]

気管チューブ
・気管分岐部より3〜5cm上方，かつ鎖骨骨頭を結ぶ線より下方

気管切開チューブ
・チューブ先端が切開部から気管分岐部までの1/2から2/3

経鼻胃チューブ
・先端および側孔が食道胃移行部（左横隔膜と胸椎左側接合部）から10cm程度下方

中心静脈カテーテル・血液浄化用カテーテル

・右鎖骨下縁もしくは右第1・第2肋骨前方部肋間から
　右主気管支と交わる位置（Zone B），深くとも右心房
　の手前（右第3肋軟骨より上位：Zone A）

・挿入長の目安：右内頸静脈15cm
　　　　　　　　　左内頸静脈20cm

・大腿静脈アプローチでは下大腿静脈内

末梢静脈挿入式中心静脈用カテーテル（PICC）

・挿入長の目安：右30〜40cm
　左35〜45cm（腋窩を超えていること）

肺動脈カテーテル

・肺門から2cm以内の肺動脈内（椎体と重なる範囲）

大動脈内バルーンカテーテル

・バルーン上端は左鎖骨下動脈から2cm下（胸部下行大
　動脈内）

・バルーン下端は腹腔動脈（CA）分岐部よりも上部（L1〜
　L2の高さ）

胸腔ドレーン

・気胸の場合は，第6〜8肋間から上前方
・胸水の場合は，第6〜8肋間から後下方

VA-ECMO	
脱血	下大静脈(IVC)と右心房(RA)の移行部付近
	上大静脈(SVC)と右心房(RA)の移行部付近
送血	下行大動脈(D-Ao)

VV-ECMO	
脱血	上大静脈(SVC)と右心房(RA)の移行部付近
送血	下大静脈(IVC)
脱血	下大静脈(IVC)
送血	上大静脈(SVC)と右心房(RA)の移行部付近

COLUMN

ベッド上の画像撮影時の援助

　画像の見方を習得することも必要であるが，ICUのベッド上での画像撮影時の援助も大切である．

・体温計やモニターコードなどの異物が写りこまないようにする．
・正面から撮影できるように体位を調整する．
・放射線技師とコミュニケーションをとり協力する．

※正しい撮影条件で撮影し，診断に活かせる1枚となるように協力しよう．

Memo

IMPELLA

- 先端：左心室内
- ポンプ中央：大動脈弁位
- 吐出部：上行大動脈基部

ペースメーカーリード（経静脈リード）

- 右心房は，右第3～4肋軟骨の高さに位置
- 右心室は，胸骨後面第4～6肋間の高さに位置

右心房リード

- 右心耳（RAA）
- 高位心房中隔（HIAS）＝バッハマン（Bachmann）束近傍：心房細動基質（AF substrate）への抗頻拍ペーシング
- 低位心房中隔（LIAS）＝コッホ（Koch）三角付近＝右房側房室中隔（AVS）：房室結節（AVN）ペーシング

心室リード

- 右室流入路中隔（RVIT septum）三尖弁直下〈心室中隔（IVS）頂上〉：HIS束ペーシング（HBP）
- 心室中位中隔左室側（mid-LV septum）：左脚ペーシング（LBBP）
- 右室中位中隔（RV mid septum）：右脚ペーシング
- 右室流出路中隔（RVOT septum）：右脚ペーシング
- 右室心尖部（RV apex）：右室ペーシング
- 挿入されているペースメーカーリードがsingle-passリードなのかmulti-siteリードなのかにより，リード本数は異なる．また，メドトロニック社のMicraTM Transcatheter Pacing Systemなどのリードレスペースメーカーの場合，本体のみ右心室中隔壁に確認できる．

CRT（心臓再同期療法）

- 心房リード：右心耳
- 右心室リード：右室心尖部
- 左心室リード：右心房の冠状静脈洞（CS）を通り左室側壁の冠状静脈分枝内

鉗子などの器具

> **目的** ＊医療器具の用途を理解する.

※器具の呼び名は,各医師,各科,各施設によって
異なることがある.器具を準備・使用する際に
は,可能な限り,使用者と準備(介助)者が確認
しあうことが必要である.

種類と使用目的

鉗子

● 鉗子は組織を把持するための器具である.先端が
曲がっているもの(曲)と真っ直ぐのもの(直)があ
る.

[ペアン鉗子]

・組織の把持,剥離に使用する.腸管や血管の吻
合時の縫合糸や血管テーピングのテープの把持
にも使用する.

・コッヘル鉗子と見分けやすいように,柄の部分
に溝がある.

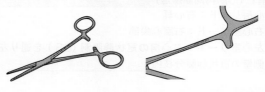

ペアン鉗子にある溝

[コッヘル鉗子]

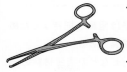

・硬い組織（筋層・靭帯）や,
それらの出血点を把持する
ために使用する.
・有鉤鉗子は組織を確実に把
持することができる.

[モスキート]

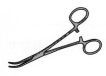

・臓器内や細かい血管の剥離
操作, 細かい個所の出血点
や縫合糸の把持に使用す
る.
・モスキートペアン, モス
キートコッヘルがある.

[ドレーン鉗子]

・ペアン鉗子より一回り大きく, 丈夫である.
・ドレーンやチューブを一時遮断するために使用
する.

[マギール鉗子]

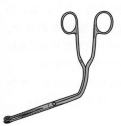

・口腔内の異物の除去や,
経鼻挿管において口腔か
ら気管チューブを把持し
て誘導するために使用す
る.

鑷子 <ruby>鑷<rt>せっ</rt></ruby><ruby>子<rt>し</rt></ruby>

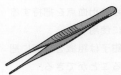

● 鑷子は組織を把持するための器具である.
● ガーゼなどの衛生材料の把持にも使用する.

有鉤・無鉤 <ruby>有<rt>ゆう</rt></ruby><ruby>鉤<rt>こう</rt></ruby>・<ruby>無<rt>む</rt></ruby><ruby>鉤<rt>こう</rt></ruby>

● 鉗子と鑷子には,先端の鉤の有無で有鉤と無鉤のものがある.

[有鉤]

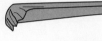

・皮膚や筋膜・靭帯などの硬い組織の把持に使用する.
・先端に鉤があるため,把持力が強い.

[無鉤]

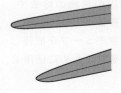

・粘膜や血管・リンパなどの柔らかい組織の把持や,ガーゼ・綿球などの衛生材料の把持に使用する.
・先端に鉤がないため,把持した組織が挫滅しない.

剪刃
せんとう

....

● 剪刃は組織を切離するための器具である．先端が曲がっているもの（曲）と真っ直ぐのもの（直）がある．

[クーパー]

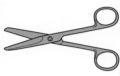

・一般的な剪刃であり，筋膜や靱帯などの硬い組織の剥離や切離，縫合糸・結紮糸の切離に使用する．

・太めで鈍状な先端の形状を活かして，組織を剥離する際にも使用する．

[メイヨー]

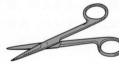

・組織の切離や剥離，縫合糸・結紮糸の切離に使用する．

・先端が尖っており，クーパーより細い．

持針器

....

● 持針器は縫合針を把持するための器具である．

[マチュー持針器]

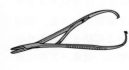

・一般的に，大きな縫合（大きな針）に用いられる．

・持ち手がグリップタイプになっており，握るように使用する．

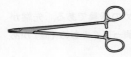

[ヘガール持針器]

- 一般的に，細かな縫合（小さな針）に用いられる．
- ペアン鉗子と同じ形状である．

メス

● メスは皮膚を切開する器具である．

[円刃刀]

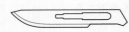

- 刃が弧型になっている．
- 皮膚切開，腹膜切開などに使用する．刃に反りがあり接地面が点になるため，切開の安定性にすぐれ，比較的長い切開に向いている．

[尖刃刀]

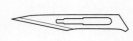

- 先が尖っている．
- 小切開や深部，血管の切開などに使用する．先端が鋭利なため，刺すことも可能である．細かく繊細な切開に向いている．

[電気メス]

- 気管切開時や ECMO 離脱時などは電気メスを使用する．電気メスでは切開と凝固が行える．切開は，電気メス先に接触している細胞を消滅させることで組織を切り開く．凝固は，電気メス先に接触している細胞を熱凝固させることで止血する．

［モノポーラ］

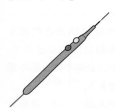

・メス先電極と患者に貼り付けた対極板の間に高周波電流を流す一般的な電気メスである．

・対極板を貼らないと使用できない．

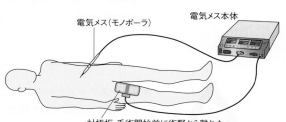

電気メス（モノポーラ）　　電気メス本体

対極板　手術開始前に術野から離れた
見やすい場所に貼っておく
（清潔野になると貼りにくくなるため）

モノポーラと対極板

［バイポーラ］

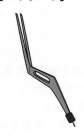

・鑷子の2脚間に挟まれた組織にだけ高周波電流を流して凝固（止血）する．

・対極板は不要である．

ゾンデ

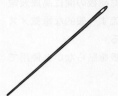

● 体内の管状部分の内部を調べる際に用いる器具で, 柔らかい金属やゴム製の細い棒である.

● 皮下や深部の組織・筋膜を探る際や, ガーゼの挿入などに使用する.

抜鉤器

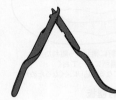

● スキンステープラーの針(ステープル)を取り除く際に使用する. リムーバーともいう.

縫合糸

[種類]

● 機能の違い

・吸収糸(溶ける):一定期間抗張力を維持した後, 生体内で分解・吸収される. 主な使用部位は, 消化管, 筋膜・筋層, 皮下組織などである.

・非吸収糸(溶けない):生体内で分解・吸収されずに残留するため, 長期間にわたり維持する必要のある組織に使用される. 主な使用部位は, 皮膚(表皮), 血管, 神経組織, 骨, 靱帯などである.

● 素材の違い

・天然素材（羊や牛の小腸，蚕の繭など）：抗原として認識され，組織の反応が強く現れる．

・合成素材：抗張力が強い．

● 構造の違い

・モノフィラメント（単糸）：表面が平坦であり，細菌が付着しにくい．表面の摩擦係数が小さいため，組織損傷が少ない．

・ブレイド（編糸）：しなやかで結びやすく，抗張力が強い．炎症や細菌繁殖の温床となる可能性があるため，皮膚や腸管の内壁，感染創には適さない．

[縫合部位と縫合糸の組み合わせの一例]

● **皮膚**：非吸収糸（抜糸が可能），モノフィラメント（感染を避けたい）

● **腸管の内壁**：吸収糸（抜糸が不可），モノフィラメント（感染を避けたい）

● **創部の中縫い**：吸収糸（抜糸が不可），ブレイド（しっかりと縫い合わせたい）

● 用途と縫合糸

用途	糸
ルート固定	
トロッカー固定	

リハビリテーション

目的
* ICU における運動機能の低下や合併症を防ぐ.

実際

- リハビリテーション(以下,リハ)により,筋萎縮の予防や運動能力の回復など全身に影響を与える(**表1**).
- 早期リハは人工呼吸期間の短縮,在院日数の短縮,退院時の ADL 向上などの効果が期待できる.
- 人工呼吸器や各種ラインなど多くの治療デバイスが使用されている場合もあるが,臥床状態による弊害を予防するために,リスク管理を行いながら早期に離床を図ることが重要となる.

表1 》 リハが全身に与える影響

呼吸器系	肺胞換気量増加,呼吸数増加,一回換気量増加,肺胞気動脈血酸素分圧較差 (A-aDO₂) 低下,肺内シャント低下,換気血流比不均衡分布の改善,気道分泌物の移動,VAP 予防
中枢神経, 精神, 心理系	覚醒の促し,不安・ストレスの軽減,QOL の改善,せん妄期間の短縮
循環器系	心拍出量増加,血圧調整能の回復,起立性低血圧の改善,静脈血栓の予防
筋骨格系	関節拘縮予防,骨格筋力と持続力の増強,運動耐容能の改善

文献1)より改変

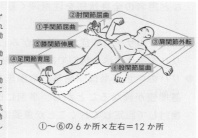

スコア
0—筋収縮みられず
1—筋収縮はみられるが，四肢の動きなし
2—四肢の自動運動はあるが，重力に抗しない
3—四肢の自動運動があり，重力に抗する
4—重力と抵抗に抗しうる自動運動
5—最大抵抗に抗しうる自動運動

②肘関節屈曲
①手関節屈曲
⑤膝関節伸展
④足関節背屈
③肩関節外転
⑥股関節屈曲

①～⑥の 6 か所×左右＝12 か所

図1 》MRC筋力スケール

文献 2)より引用

運動機能の評価

- MRC 筋力スケールなどを使用して運動機能を客観的に評価する（**図1**）.
- **MRC スコア**：四肢に関節の MMT の合計（最高：5 点×12 か所＝60 点）.
- Barthel Index や機能的自立度評価法（FIM）を使用し，日常生活動作（ADL）として運動機能の詳細を評価する（例：坐位保持が可能である，歯磨きができる）.

リハ施行の評価

- リハ施行前・施行中・施行後に評価する.
- 患者の覚醒度（鎮静度），せん妄の有無・症状，脳機能（神経学的所見）などを評価する.
- バイタルサインや患者の訴え，表情，意識レベル

など患者の全身状態を注意深く観察しながら行
う.

● バイタルサインや症状に変化がみられた際には,
リハを中止すべき状態であるのかを評価する.

● リハの中止基準は開始基準や疾患などによって
基準値が異なることから, 事前に医療チームで
検討して設定しておくことが重要である(**表2**).

図 1▶ 1) MRC 筋力スケール

運動機能の評価

ケアのポイント

● 医師,理学療法士, 作業療法士,言語聴覚士など
とディスカッションして, 計画を共に立案し,
共に実施するようにする.

鎮痛・鎮静のコントロール

● ICUの患者は気管チューブの違和感など多くの苦
痛を感じているため, 十分な疼痛コントロール
を行ったうえでリハを行う.

Memo

表2 》ICUでの早期離床と早期からの積極的な運動の中止基準

カテゴリー	項目・指標	判定基準値あるいは状態	備考
全体像 神経系	反応	明らかな反応不良状態の出現	呼びかけに対して傾眠、混迷の状態
	表情	苦悶表情・顔面蒼白・チアノーゼの出現	
	意識	軽度以上の意識障害の出現	
	不穏	危険行動の出現	
	四肢の随意性	四肢脱力の出現	
		急速な介助量の増大	
	姿勢調節	姿勢保持不能状態の出現	
		転倒	
自覚症状	呼吸困難	突然の呼吸困難の訴え	気胸、PTE
		努力呼吸の出現	修正 BorgScale 5～8
	疲労感	耐えがたい疲労感	
		患者が中止を希望	
		苦痛の訴え	
呼吸器系	呼吸数	< 5/ 分または > 40/ 分	一過性の場合は除く
	SpO₂	< 88%	
	呼吸パターン	突然の吸気あるいは呼気努力の出現	聴診など気道閉塞の所見もあわせて評価
	人工呼吸器	不同調	
		バッキング	
循環器系	HR	運動開始後の心拍数減少や徐脈の出現	一過性の場合を除く
		< 40/ 分 または > 130/ 分	
	心電図所見	新たに生じた調律異常	
		心筋虚血の疑い	
	血圧	収縮期血圧 > 180mmHg	
		収縮期または拡張期血圧の 20% 低下	
		平均動脈圧 < 65mmHg または > 110mmHg	
デバイス	人工気道の状態	抜去の危険性 (あるいは抜去)	
	経鼻胃 チューブ		
	中心静脈 カテーテル		
	胸腔ドレーン		
	創部ドレーン		
	膀胱 カテーテル		
その他	患者の拒否		
	中止の訴え		
	活動性出血の示唆	ドレーン排液の性状	
	術創の状態	創部離開のリスク	

介入の完全中止あるいは、いったん中止して経過を観察、再開するかは患者状態から検討、判断する
PTE（肺血栓塞栓症）　　　　　　　　　　　　　　　　　　　　　　　　　文献 3）より引用

ポジショニング

- ポジショニングは，早期リハの第一段階である．
- 自動運動がない患者では，ヘッドアップの体位を とるとともに良肢位を維持する．
- 重力負荷の変化により循環・呼吸状態に影響を 与えるため，臥位から受動坐位，自力端坐位， 立位，歩行と段階的に進めていく．

他動運動と自動運動

- 指示に従えない患者や麻痺などで自動運動がない 患者の場合は，各関節のROM運動を行う．
- 他動運動は，体位変換など身体を動かすケアのタ イミングに合わせて行うと効果的である．
- 患者が指示に従える場合は，リハの目的や方法を 説明し，患者自身に関節運動などを実施してもら う（自動運動）．

ADL の支援

- ADLを支援するために，看護師は患者本人や家族か ら家での過ごし方や娯楽・趣味などの情報を収集し， 患者の生活の場となるよう入院環境を整える．
- 多くのデバイスが挿入されている患者でも，安全 を確保し，身の回りの ADL を自身で行ってもら うように促す．
- 体位変換や更衣，口腔ケアなどの際に，可能な範 囲で患者自身に動いてもらい患者の自立を促す援 助を行う．

ICU-AW

ICU-AW（ICU Acquired Weakness）とは，ICUの重症患者に起こる神経筋障害であり，左右対称性の筋力・運動機能の低下を呈する症候群である．

ICU-AWの要因として，全身性炎症反応症候群（SIRS）や多臓器障害（MODS），不動状態，高血糖，栄養不良，ステロイド薬や筋弛緩薬の使用など，さまざまな要因が関連しているとされ，人工呼吸期間の延長，ICU滞在日数や入院期間の延長，在院死亡率の上昇を引き起こすといわれている．

ICU-AWの病態は，多発する運動神経障害が主体となるCritical Illness Polyneuropathy（CIP），筋障害が主体となるCritical Illness Myopathy（CIM），上記両方の特徴をもつCritical Illness Neuromyopathy（CINM）に分類される．MRCスコア（p.73，**表2**）で48点未満が基準の１つとなっている．

なお，深い鎮静や抑制の使用による患者の活動性や運動量の低下も患者は不動状態となり，筋力が低下し，ICU-AWの発症要因になりうる．そのため，治療や医療行為に関連して患者の運動が制限されていないか，注意を向ける必要がある．

引用文献
1) 小松由佳：重症患者の全身管理（道又元裕編）．p48，日総研出版，2009
2) 入江将考：重症患者の筋力低下（ICU-AW）とその影響．もっとも新しい重症患者の早期離床の考えかた，改訂第2版（卯野木健編），p45，学研メディカル秀潤社，2016
3) 日本集中治療医学会早期リハビリテーション検討委員会：集中治療における早期リハビリテーション 〜根拠に基づくエキスパートコンセンサス〜．日本集中治療医学会雑誌 24（2）：255-303，2017

家族とのコミュニケーション

目的	*患者家族との信頼関係を構築する. *家族のニードとコーピングを把握し, 患者家族支援を行う.

観察ポイント

- 家族はどのようなことを訴えているのか.
- 家族の表情に変化はないか.
- 家族が話す際の口調や声の変化, 視線や目の動き, 姿勢や身振りはどうか.
- 家族の患者に対する接し方や思いの表出はどうか.
- 面会者に関する情報（面会者, 面会頻度, 面会時間, 面会制限の有無など）はどうか.

ケアのポイント

家族へ挨拶をし, 自己紹介をする

- 患者と家族は密接に関係し影響を及ぼし合うため, 患者と同様に情報収集し, 支援する必要がある.
- 家族の目線より上から話すことで威圧感などを与えてしまうので, 家族の目の高さに姿勢を合わせて会話する.

患者家族のプライバシーに配慮する

● 可能であれば個室を準備し，オープンフロアではカーテンで仕切るなどをして，医療者やほかの患者家族の目を気にすることなく，家族が感情を表出できるよう工夫する.

● 家族に対しても患者のプライバシーを保護する必要があり，家族面会時には，指示書やワークシートなどの書類や電子カルテの内容がみえないように配慮する.

家族が思いを表出しやすい環境をつくる

● カーテンで仕切ったといっても，オープンフロアでは話し手のプライバシーが守られにくい環境であることを認識する.

● 家族の心理状況によっては，患者のケアを家族と行いながらコミュニケーションをとることで，家族の緊張が緩和され，患者に対する思いを表出しやすい場合もある.

● ライン類が挿入されていることで，患者の身体に触れることが家族にとって恐怖となり，緊張感を高める場合もあるため，家族の心理状態を十分査定したうえで検討する.

必要であれば個室で面談を行う

● 日常のコミュニケーションの延長ではなく，時間をかけて面談という形式をとることで家族が抱えている問題について，話し合える機会となる.

家族の訴えを傾聴する

● 家族の立場に身をおき，訴えや思いを察しながら聴くことで，家族は安心して話すことができる．

● 家族が思いを言葉にして話すことで，抱える問題の整理にもつながる．

家族の話を遮らず，最後まで聴く

● 家族の話を看護師が途中で遮ってしまったり，結論づけてしまうことで，家族は看護師を良き理解者として感じることができない．家族との信頼関係が損なわれる可能性がある．

● 家族の欲求（ニード）を看護師は言葉にして確認しながら，コミュニケーションを図る．

● 看護師が考えた家族のニードが，家族の考えているニードと一致しているかを確認しながら，コミュニケーションを図る．

● 家族の言動で理解できないことがあれば，曖昧にせず明確にできるよう尋ねる．

共感的姿勢でかかわる

● 頷きや相槌を打ちながら話を聴くことで，看護師が家族へ関心を寄せている姿勢を示す．

支持的姿勢でかかわる

....

● 家族の努力を認め，励ましやねぎらいの言葉をかける．

● 患者に行われている治療，看護ケアに対する説明は，専門用語を使用せず，家族が理解しやすい言葉で行う．

● 医師から患者家族への病状説明にはできるだけ同席し，家族が専門用語や説明内容を理解できているかを把握する必要がある．説明内容の理解を確認し，必要な場合には家族が理解できるように説明をする．

● ICU に入院している患者は，生命の危機的状態であることも多い．患者と家族は相互に影響し合うことから，家族も患者と同様に心理社会的に危機的状態に陥る．

● 家族はこれまで経験したことがない患者を取り巻く事実や環境，治療などから不安を抱き，さまざまなニードが生じる．また，同時に問題を解決・処理しようとする反応（コーピング）が生じる（**表 1**）．

［ニード］

● ニードとは，欲求のことである．患者が危機的な状態に置かれていることで，その家族も心理社会的に危機的状態に陥る場合が多い．そのため，患者と同様に家族にもニードが生じる．家族のニードを把握し，充足できるよう支援していく必要がある．

表1 》CNS-FACEのニードとコーピングの測定概念

ニード	
社会的サポート	・医療者，家族，知人などの人的，社会的リソースを求めるニード ・サポートのなかでも，社会的サポートシステムを志向するようなニード
情動的サポート	・自己の感情を表出することによって，それを満たそうとするニード ・サポートのなかでも，情動的表現をとおして，それを受け止めてもらったり，対応してもらいたいと，意識的あるいは無意識的に表出されるもの
安楽・安寧	家族自身の物理的・身体的な安楽・安寧・利便を求めるニード
情報	患者のことを中心にした，さまざまなことに関する情報を求めるニード
接近	患者に近づき，何かしてあげたいと思うニード
保証	患者に行われている治療や処置に対して，安心感，希望などを保証したいとするニード
コーピング	
情動的	・ストレスフルで苦痛をもたらす厄介な問題に対し，情動反応を調整していくこと ・直接的な問題解決につながらないが，情動をコントロールすることによってストレスフルな状況を軽減させようとする対処
問題志向的	・ストレスフルで苦痛をもたらす厄介な問題を巧みに処理し，変化させていこうとする対処 ・その問題を直接的に解決するようなさまざまな行為を含む

文献1)より引用

[コーピング]

- コーピングとは，直面している問題や事象に対して，何らかの緩和，軽減を行うための行動を図り，ストレス状態をコントロールする過程のことである．

- この過程は，一連の内面に隠された活動や表面に現れた行動から成り立っていることから，コーピングを分析し，適切なコーピングが図れるよう支援していくことが重要である．

- コーピングパターンは，「対処機制」と「防衛機

制」に大別される.

● 対処機制とは，危機的状態に対して意識的にストレスを緩和・軽減しようとする反応で，積極的に問題を解決しようとはたらく．大きく「情動的コーピング」と「問題志向的コーピング」に分けられる.

● 防衛機制とは，危機的状態に対して自分自身にとって受け入れやすい状態にして，ストレスを緩和・軽減しようとする反応である．無意識的に行われ，問題を解決しようとすることよりも不安・ストレスの緩和・軽減が重視される．危機的な状況で出現しやすい防衛機制を**表2**に示す.

表2 》危機的な状況で出現しやすい防衛機制

逃避	適応できないときにその状況から逃れること
否認	内外の客観的現実を無視することにより，意識にのぼらせないようにする働き
抑圧	苦痛な感情や記憶などを意識から追い出し，無意識へと閉め出すこと
打ち消し	意識された内容を否定することで再抑圧を図ろうとすること
知性化	欲求や感情を直接表出するかわりに，論理的なものとしてあるいは抽象化して表現すること
合理化	満たされなかった欲求に対して適当な理由をつけて正当化しようとすること
退行	以前の発達段階へと戻ること
反動形成	ある抑圧を行ったときに，それと正反対の行動をとること
置き換え	代理となるものに不安や恐怖，怒りを感じたり，ぶつけたりすること

文献2)より引用

Memo

倫理的配慮

　看護領域における倫理の取り組みとして，公益社団法人日本看護協会より『看護者の倫理綱領』が作成されている．この倫理綱領のなかには，対象の権利を擁護し，守秘義務の徹底を図ることが必要であると明記されている．看護師が当たり前のように行っている家族からの情報収集や，ベッドサイドでの何気ないコミュニケーションのなかにも，医療者であるからこそ知りうるプライバシーにかかわる情報が含まれていることが多い．

　慌ただしく人の往来があり，時には周囲の人（患者家族や医療スタッフ）の声が聞こえる環境では，家族のプライバシーが守られない．コミュニケーションをとる場が家族にとって適切な空間であるのか配慮し，かかわっていくことが必要である．

引用文献
1) 山勢博彰ほか：CNS-FACE Ⅱ について
http://ds26.cc.yamaguchi-u.ac.jp/~cnsface/user/html/about.html より 2022 年 4 月 14 日検索
2) 山勢博彰編著：救急・重症患者と家族のための心のケア．p8-18，メディカ出版，2011

Memo

報告の仕方

目的

＊相手に伝える.
＊コミュニケーションエラーを予防する.

行えること

● 報告は, 患者の命をつなぐコミュニケーションである.

● 報告のタイミングとしては, まずは患者の状態の悪化に気づくことが重要である.

● ①呼吸, ②循環, ③意識・外見, のいずれかの異常を認める, または症状の急激な悪化がみられたときは, 患者の評価とともに報告する必要がある（表1）.

● RRS などのコール基準, 患者独自の報告基準を満たす時には同様に報告を行う.

● 報告を行う前には, 患者の情報収集とアセスメントを行う.

● 医師や先輩看護師に的確に報告することによって, 患者への早期対応が可能となる.

Memo

表1 ≫ 状態悪化を示唆する症状

分類		症状
呼吸	気道	吸気時に胸部挙上がない，気道狭窄音の出現，ストライダー
	呼吸	頻呼吸，徐呼吸，努力呼吸の出現，SpO₂ 値の低下，異常呼吸音，胸部の動きに左右差がある
循環		顔面や皮膚の蒼白，冷感，湿潤の有無，CRT>2 秒，頻脈，徐脈，脈の触知が弱い
意識外見		苦悶様症状，急激な意識レベルの低下，周囲の環境への無関心，脱力感，意識内容の変動，全身の皮膚の紅潮

※毛細血管再充満時間（Capillary refilling time：CRT）：爪床を圧迫し離したときに皮膚の赤みが戻るまでの時間を観察する．2 秒未満が正常であり，それ以上は末梢循環に異常があると判断する．

文献1)を参考に作成

実際

● 急変時の報告の一例を**図1** に示す．

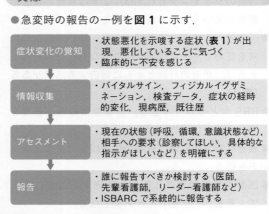

症状変化の覚知	・状態悪化を示唆する症状（**表1**）が出現，悪化していることに気づく ・臨床的に不安を感じる
情報収集	・バイタルサイン，フィジカルイグザミネーション，検査データ，症状の経時的変化，現病歴，既往歴
アセスメント	・現在の状態（呼吸，循環，意識状態など），相手への要求（診察してほしい，具体的な指示がほしいなど）を明確にする
報告	・誰に報告すべきか検討する（医師，先輩看護師，リーダー看護師など） ・ISBARC で系統的に報告する

図1 ≫ 報告にかかわる一連のプロセス

Memo

報告時のポイント

●緊急時の**緊急コール**(　　　　　　　　　　　)
を把握しておく.

●報告のタイミングである患者の状態の出現・悪化
(**表1**)に気づき,報告の前に情報収集・アセスメント・介入点の考えをまとめておくことが重要である.

●焦ってしまうと報告内容が伝わりにくいため,落ち着いて気持ちを整えてから報告する.

●報告には時間をかけず,的確に行う.

●緊急時(電話の場合はとくに)はコミュニケーションエラーが生じやすいことを認識する.

●医師への報告や患者状態の判断に迷う時には,先輩看護師とともに確認することが重要である.

●アセスメントでは,観察項目から考えられる,自分の評価を報告する.必ずしも正解でなくてよいので,迷う時には「〜かもしれません」などを付け加えるとよい.

●提案が受け入れられない場合には,諦めずにもう一度「すぐに診察してほしいです」と提案を要求に変更して伝えるか,報告者を変えることが重要である(2回チャレンジルール).

●相手から満足な反応が得られない場合には,「心配である」「不安である」「安全上の問題がある」ということを言葉で直接的に伝える(CUS,**表2**).

●医師からの指示は,検査提出の有無,新たな処置や薬剤投与内容,バイタルサインなどをもとにしたコール基準を確認し,実施・準備しておく.

表2 》》 CUS

C	I'm Concerned.	気になります.
U	I'm Uncomfortable.	不安です.
S	This is Safety issue.	安全の問題です.

報告しやすい環境整備

● 報告は患者や報告者の問題のサインであり, 気兼ねなく報告ができる雰囲気づくりが重要である.

● 報告を受ける時は, 作業を中断して報告者と視線を合わせ, 報告内容をくり返すなど, 報告しやすい態度で接する.

● 不安や心配, 安全上問題 (CUS) での報告の場合は, 話を聞き必要時に報告者とともに評価を行う.

● 報告者に対しては報告内容にかかわらず, 「報告してくれてありがとう」という態度で接する.

● 指示を出すときには, 指示内容は明確に伝える. 指示が正しく理解できているかを確認し, 双方向コミュニケーションを図る.

Memo

ISBARC

　緊急時の報告は，焦点を絞り時間をかけずに報告することが求められる．ISBARCは，**Identify**（報告者の同定）・**Situation**（状況）・**Background**（臨床的背景）・**Assessment**（状況評価の結論）・**Recommendation and Request**（提言や要求）・**Confirm**（指示の確認）であり，系統的に報告することができる（**表**）．

表 》ISBARC

Identify （報告者の同定）	報告者を明らかにすることである．医師等に報告する際には電話連絡することが多く，担当医でないこともあるため報告者の所属と職種，名前を名乗り，その後に当該患者の病棟，患者氏名を伝え報告患者を明確にする． **報告の例** ○○病棟の看護師○○です．○○先生に○○ベッドのＡさんの件で報告です．
Situation （状況）	「意識レベルの低下がある」「多量出血している」「血圧が低下している」などの，現在患者に何が起こっているのかを示す．相手にまず患者の状況を伝えることで，報告の主旨が伝わりやすくなる． **報告の例** 多量に下血して，意識レベル低下しています．
Background （臨床的背景）	簡単な入院経過，現在の治療内容（酸素投与量や循環作動薬投与量など），バイタルサイン，検査データなどのアセスメントに必要な客観的なデータを示す．Ｓ（状況）となった経過がわかるように，患者背景を伝える．内容が長くなると焦点がずれてしまい，的確に伝わりにくくなるため，患者の臨床的な状況にかかわる内容に絞る必要がある． **報告の例** 潰瘍性大腸炎で入院中，少量下血していました． 現在，頻呼吸・頻脈・血圧低下・CRT3秒，末梢冷感を認めます．
Assessment （状況評価の結論）	「〜によるショック状態」「舌根沈下による上気道閉塞の状態」など，Ｂ（背景）からＳ（状況）となった状況評価を導き出した結論を示す．患者アセスメントを行い，今回の患者の状況に至った原因や介入すべき点などの状況評価の結論を導き出す．必ずしも正解ではなく，自分がどのようにアセスメントしたかを伝える．同時に報告を受ける側も，正解ではなく報告者の考えであることを認識する必要がある． **報告の例** ・下血によるショック状態と考えます． ・ショック状態の可能性があります．

Recommendation and Request（提言や要求）	輸液ラインの確保や急速輸液などの新たな治療や処置，血液検査提出やX線撮影などの検査の必要性の提案や，今すぐ来てほしいなどの具体的な要求を示す．患者に必要だと思う内容は提案として報告し，指示をもらうことで医師が来るまでのあいだに実施・準備することが可能となり，患者への早期対応を行える． **報告の例** 今すぐ診察にきてください． 輸液路の確保と採血の提出，ボーラス輸液は行いますか？
Confirm（指示確認と復唱）	指示の確認を行う．医師への報告では電話等で緊急に口頭指示を受けることが多いため，指示内容を復唱し指示受け内容の確認を確実に行う．また，事故防止の観点から同時にメモを取ることが望ましい． **報告の例** 輸液路確保し，細胞外液を開始，採血して血算と生化の検査も提出します（メモをとり，医師からの指示を復唱する）．

引用文献
1) 日本医療教授システム学会監修：患者急変対応コース for Nurses ガイドブック（池上敬一他編著），p56-65，中山書店，2008.

参考文献
1) 相馬孝博：これだけは身につけたい患者安全のためのノンテクニカルスキル超入門－ WHO 患者安全カリキュラムガイド他職種版をふまえて，第一版，p59-69，メディカ出版，2014
2) AHRQ：TeamSTEPPS®
https://www.ahrq.gov/teamstepps/index.html より 2022 年4 月 14 日検索
3) Cudjoe KG：Add identity to SBAR. Nursing made Incredibly Easy! 14（1）：6-7, 2016

Memo

栄養管理

| 目的 | *感染性合併症の予防と, 疾病からの回復期の体力を支える.
*急性期で行われる重症患者の栄養療法は, 重要な補助療法の1つである. |

栄養投与の意義

● 感染性合併症の予防と侵襲後のリカバリーを目指す.

[侵襲による影響]

● 侵襲は**消化管粘膜**にもダメージを与え, 消化管粘膜下層には**腸管関連リンパ組織 (GALT)**が存在する.

・**GALT** はマクロファージやリンパ球産生にかかわる免疫に重要な組織である.

・GALT の機能維持を目的として, 24 〜 48 時間以内に開始する**早期経腸栄養**は行われている.

● 侵襲時は身体の**蛋白質が異化**という形でエネルギーに利用される(**図1**).

● 体内からのエネルギー供給を内因性エネルギーの供給といい, 体外から投与される経腸栄養や静脈栄養を外因性エネルギーの供給という.

● 侵襲に比例して異化は大きくなり, 蛋白は失われる.

● 失われた蛋白は, 侵襲改善後の栄養補給とリハビリテーションで回復されていく.

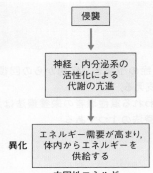

図1 》侵襲時のエネルギー利用

侵襲

↓

神経・内分泌系の
活性化による
代謝の亢進

↓

異化 エネルギー需要が高まり,
体内からエネルギーを
供給する   経腸栄養や静脈栄養

内因性エネルギー   外因性エネルギー

ケアの実際

● 図2に重症患者の栄養管理アルゴリズムを示す.

投与水分量・カロリー量の計算式（成人患者）

[1日の投与水分量の目安]

体重（kg）× 30mL
例：60kg × 30mL = 1,800mL

● 体温が1℃上昇するごとに約120mLの水分が失われる（不感蒸泄は約15%上昇する）.

● 1日の投与水分量は脱水や溢水,脈拍や血圧,排便状況などにより調整する.

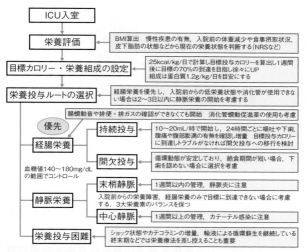

図2 》重症患者の栄養管理アルゴリズム

[目標投与カロリー量の算出]

● BMIの計算は以下のとおりである.

体重 (kg) ÷身長 (m)^2

・BMIが正常 (18.5 〜 25) の場合

実体重 (kg) × 25 (kcal)
例:身長160cm, 体重50kg, BMI 19.5
50 (kg) × 25 (kcal) = 1,250 (kcal)

・BMIが正常範囲外の場合

標準体重 (22 × 身長 (m)^2) × 25 (kcal)

● 投与開始1週間後に目標投与カロリー量の**70%**
に到達するように調整する.

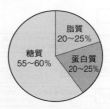

図3 》 3大栄養素の標準的な配分

各栄養素の配分

- 投与蛋白量を意識する.
- 3大栄養素の**糖質・脂質・蛋白質**の配分を調整する（**図3**）.
- 侵襲による**異化亢進**で, おもに骨格筋の**蛋白質（アミノ酸）**が失われる.

[重症患者の投与蛋白量の目標]

> **1.2〜1.5g/kg/日**
> 例：身長160cm, 体重50kgの場合
> 50kg×1.2〜1.5g ＝ 60〜75g/日

- 標準的な経腸栄養剤では投与蛋白量が不足することがある.
- 投与蛋白の質として, 必須アミノ酸である分岐鎖アミノ酸（BCAA）がよい.
- **腎機能障害**がある患者では, **BUN, Cre**の推移に注意しながら**蛋白投与量を調整**する.

経腸栄養

- 出血や穿孔, 狭窄や閉塞がなければ, 消化管の使用を優先する.

- 経腸栄養剤には，**窒素源の違い**により，半消化態栄養剤・消化態栄養剤・成分栄養剤がある（**表1**）.
- 重症患者の経腸栄養投与方法は，下痢や嘔吐がある場合は持続投与を選択し，下痢や嘔吐がなく全身状態が安定していれば間欠投与を選択する.
- 経腸栄養中はヘッドアップ体位を可能な限り維持する.
- 胃内残量が多く嘔吐の危険が高い場合は，消化管運動機能改善薬を用いるとよい.
- 下痢に対しては持続投与の選択や，消化態栄養剤あるいは成分栄養剤への切り替えを行う.

表1 》窒素源による経腸栄養剤の分類

経腸栄養剤の種類	窒素源	特徴
半消化態栄養剤	蛋白質	消化吸収過程が複雑
消化態栄養剤	ペプチド	消化吸収が容易で重症患者に有利
成分栄養剤	アミノ酸	消化吸収は容易であるが浸透圧が高く，脂肪がほとんど含まれていない

静脈栄養

- 1週間以内であれば**末梢静脈**栄養，それ以上では**中心静脈**栄養を選択する．
- 末梢挿入型中心静脈カテーテル（PICC）も使用しやすい中心静脈ラインである．
- 脂肪乳剤を使用することで投与カロリーを増加させることができる．
- カテーテル由来血流感染（**CRBSI**）に注意しながら管理する．
- 静脈栄養中はとくに高血糖になりやすいので，インスリンを用いながら管理する．
- **高血糖**の持続は，感染性合併症を起こす危険があるため，血糖値の定期的な測定と140〜180mg/dLの範囲でのコントロールを行う．
- **低血糖**の持続は，不可逆的な脳神経のダメージを起こすため，十分に注意する．
- 入院前から低栄養状態にある患者では，栄養士に相談し，リフィーディング症候群に注意しつつ，早めに静脈栄養投与を考慮する．

Memo

栄養評価と検査データ

● 入院前からの低栄養状態や栄養障害の有無を問診と身体評価により行う.

● 栄養評価に用いるスケールを**表2**に示す.

● 血清アルブミン, 総リンパ球数, 総コレステロールから算出するCONUTスコアが栄養評価に用いられる.

・侵襲（炎症）時はC反応性蛋白（CRP）が上昇することで血清アルブミンが低下し, 総リンパ球数も侵襲（炎症）時には低下する.

・CONUTスコアは炎症の影響を受けることを理解しながら推移を観察する.

● 侵襲が改善しないという理由で栄養投与量を増量することには注意しなければならない.

表2 》栄養評価に用いるスケール

GLIM基準	低栄養診断の国際基準
MNA®-SF	簡易栄養状態評価表として, 65歳以上の高齢者栄養状態を簡単に評価するためのツール
主観的・包括的アセスメント（SGA）	簡便な栄養評価として多くの病院で採用されている

Memo

栄養管理における看護師の役割

　日本では集中治療を専門とする医師（集中治療医）が不足しており，専門医が集約的に治療に専念するICU（closed ICU）が少ない．各診療科の医師がICUの患者管理を行うopen ICUでは重症患者の栄養管理に不慣れなことが多く，栄養管理が十分でないことが多い．

　看護師の役割とは診療の補助と療養上の世話であり，この療養上の世話は日常生活援助である．日常生活援助には活動と休息，食事や排泄などが含まれている．すなわち看護師の役割として栄養管理があり，栄養管理の知識や技術に精通していなければならない．

　重症患者の栄養管理は，集中治療後症候群（PICS）の予防，あるいは悪化させないために行われるABCDEFGHバンドルに並ぶくらいに重要な患者管理の1つだと考えられる．

参考文献

1）　日本集中治療医学会重症患者の栄養管理ガイドライン作成委員会：日本版重症患者の栄養療法ガイドライン．日本集中治療医学会雑誌　23（2）：185-281，2016

Memo

スキンケア

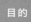

目的　＊皮膚の生理機能を良好に保つ．
＊皮膚障害を予防する．

ケアの実際

皮膚障害の要因と好発部位

● ICU 患者でみられる皮膚障害の要因と好発部位を
表1に示す．

表1 》 ICU 患者の皮膚障害の要因と好発部位

内的因子	外的因子	好発部位
循環不全・呼吸不全 意識障害・知覚障害 貧血・低酸素血症	麻酔・鎮静薬・鎮痛薬の使用 ADL・体動の制限 リネン・マットレス	褥瘡：骨突出部(後頭・脊柱・肩甲骨・仙骨・尾骨・腸骨・踵・肘・耳介等)
低体温症	昇圧薬の使用	手指・足指の先端
脱水症・栄養不良・浮腫	オムツの使用	オムツの接触面とその周囲
多臓器不全	排泄物・滲出液・ドレーン排液	陰部・臀部・鼠径部，創縁やドレーン刺入部とその周囲
出血傾向・抗凝固薬の使用	医療用テープの粘着剤	テープの接着面とその周囲
免疫能低下・易感染状態	治療用器具の使用	器具(酸素療法具・DVT予防具・固定具・モニタープローブ等)の接触・圧迫部
糖尿病・腎障害・肝障害・末梢血流障害などの既往	治療用チューブ・ドレーン・カテーテル留置	チューブ・ドレーン・カテーテル挿入部とその周囲 チューブ・ドレーン・カテーテルの固定部や接触部
加齢・心理的ストレス	長期ステロイド薬の使用	スキン-テア：上腕，手関節，テープ固定部

基本となるスキンケア

[洗浄]

- 洗浄剤を泡立てて身体におき，手の平で優しく包む ように汚れを浮かせる.
- 油性汚れ（軟膏類）を除去する場合は，500円玉 大程度の薬用オリーブ油でマッサージするように除 去する.

自施設のケアを記載（方法，家族に購入してもらう用品など）

[清拭]

- 強く擦らず，スキン - テアなどのリスクに応じて上か ら優しく押さえるように圧拭を行う.
- テープなどの糊を除去する場合は，剥離剤を使用する.

[保湿]

● エモリエント効果（水分の蒸散を防ぐ）やモイスチャ
　ライザー効果（水分を与える）のある保湿剤を部位
　や皮膚の状態に応じ，1日1回〜数回塗布する.

[被膜]

● 被膜剤により皮膚に密着した薄膜を形成し，外部刺
　激から皮膚を保護する.

褥瘡予防

[危険因子の評価]

● 危険因子を評価し，予防計画を立案する．

（アセスメントシート：　　　　　　　　　　　　　　）

[体圧分散寝具の選択]

● 体圧分散寝具の選択（**図1**）では，一度選択しても安静度や浮腫などでリスクが変わることに留意する．

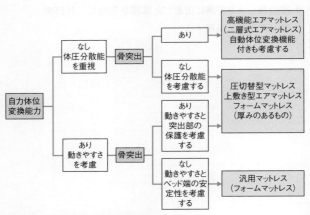

図1 》体圧分散寝具の選択方法

文献1）より引用

[圧測定]

● 定期的に簡易体圧測定器を用いて体圧を測定し，40mmHg 以下を目安に適切な体圧分散寝具が使用できているか評価する.

[体位変換]

● 体位変換は 2 時間以内に行うことが基本とされ，体圧分散寝具によっては 4 時間以内でも良いとされる.

● 体圧分散寝具の種類や個人要因，体位に応じて皮膚障害発症のリスクが変化することを考慮し，その都度，時間間隔や体位を調整し，実施記録を行う.

● 皮膚の発赤の程度や体位の崩れなども記録する.

[その他]

● 横シールやバスタオルの使用は，ハンモック現象やシワにより寝具の体圧分散機能を低下させ，ムレにより摩擦を増加させるため，可能な限り使用しない.

● 骨突出部の皮膚の摩擦を低下させるため，被膜剤の塗布や，滑りの良い被覆材を貼付しても良い.

● ポリウレタンフィルム材は，その上からベビーパウダーやオイルを塗布すると滑りやすくなる.

● 褥瘡予防として，多層シリコーンフォーム材を貼付してもよく，その場合でも局所の観察と外力管理は継続する.

● 下痢に対しては持続投与の選択や，消化態栄養剤あるいは成分栄養剤への切り替えを行う．

医療関連機器圧迫創傷（MDRPU）予防と管理

● MDRPU とは，医療関連機器による圧迫で生じる皮膚ないし下床（上皮に対する内部の組織）の組織損傷である．

● 圧迫やずれが最小となるよう適切な機器とサイズを選択し，また，一度選択しても，浮腫などによってサイズが変わることに留意する．

● 装着部および周囲の痛みや不快の有無を確認し，最低 2 回 / 日は皮膚を観察し，記録する（**図 2**）．

● 勤務交代時に前勤務者と一緒に，デバイス一覧表を用いて確認すると，見落としを防ぎ，変化に気づきやすい．

● 可能であれば，定期的に機器の固定位置の変更や持ち上げによる除圧を図り，予防的に機器と皮膚の間にクッションや被覆材を当てても良い．

● 除圧や固定の方法は，チーム内で決めておくと良い．

スキン - テア予防と管理

● スキン - テアとは，摩擦・ずれによって，皮膚が裂けて生じる真皮深層までの損傷である．

● 皮膚の状態を観察し，リスクアセスメントを行う（スキン - テア後の瘢痕，皮膚の菲薄化，浮腫，乾燥，紫斑はハイリスク）．

● 皮膚を損傷しない安全な環境や用具の使用（ベッド柵や四肢へのカバーの装着など），体位変換や

経口挿管チューブ

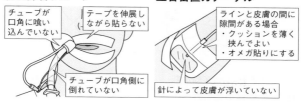

チューブが口に喰い込んでいない

テープを伸展しながら貼らない

チューブが口角側に倒れていない

血管留置カテーテル

ラインと皮膚の間に隙間がある場合
・クッションを薄く挟んでよい
・オメガ貼りにする

針によって皮膚が浮いていない

弾性ストッキング

被膜剤による摩擦の軽減や，好発部位（前脛骨部・履き口）に予防用被覆材を貼付しても良い

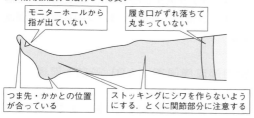

モニターホールから指が出ていない

履き口がずれ落ちて丸まっていない

つま先・かかとの位置が合っている

ストッキングにシワを作らないようにする．とくに関節部分に注意する

フィラデルフィアカラー

好発部位（後頭部・鎖骨部・前胸部・下顎部・耳介部・後背部）に予防用被覆材を貼付した場合は，被覆材のまくれやよじれに注意する

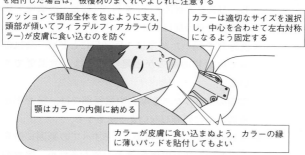

クッションで頭部全体を包むように支え，頭部が傾いてフィラデルフィアカラー（カラー）が皮膚に食い込むのを防ぐ

カラーは適切なサイズを選択し，中心を合わせて左右対称になるよう固定する

顎はカラーの内側に納める

カラーが皮膚に食い込まぬよう，カラーの縁に薄いパッドを貼付してもよい

図 2 》 MDRPU予防のための観察ポイントの例

生活援助（身体を擦ったり，四肢をつかんだりしない）を行う（**図 3**）．

● 2 回 / 日，状態によってはそれ以上，ローション

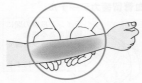
○ 手の平にのせて動かす

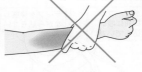
× 持つ/つかむ

図 3 》》 四肢の持ち方

タイプの伸びが良い保湿剤を塗布する.
- スキン - テアが発生した場合は,皮弁を元の位置に戻し,皮膚に固着しないタイプの被覆材で保護する.

失禁関連皮膚障害(IAD)予防と管理

- IAD とは,排泄物(尿または便,あるいは両方)の付着に関連して生じる皮膚障害である.
- 付着する排泄物のタイプおよび皮膚の状態を観察し,リスクアセスメントを行う(軟便・水様便,強い臭気を伴う尿はハイリスク).
- 洗浄剤を用いた洗浄は 1 回 / 日にとどめ,清拭のみで排泄物の除去が困難な場合は,微温湯で洗い流す.
- 皮膚のたるみがある場合や鼠径部では,排泄物が皮膚の間に残存しないよう注意する.
- 被膜剤は排泄物が付着しうるすべての範囲に塗布し,製品により皮膚保護力が異なるため,撥水の程度を確認して使用頻度とタイミングを決定する.
- 身体のサイズ,排泄物の量やタイプに応じたパッドやオムツを選択する.
- 水様便の場合には,ポリエステル繊維綿や便失禁

管理システムを使用しても良い（**図 4**）.

スキンケア

（ポリエステル繊維綿：　　　　　　　　　　　）

（便失禁管理システム：　　　　　　　　　　　）

- びらんを生じた場合は，粉状皮膚保護剤や亜鉛華軟膏の塗布などが行われるが，感染徴候を認める場合も含め，皮膚の状態が悪化する前に，皮膚科や皮膚排泄ケア認定看護師へのコンサルテーションを行う（**図 4**）.

（粉状皮膚保護剤：　　　　　　　　　　　　）

（亜鉛華軟膏：　　　　　　　　　　　　　　）

引用文献

1) 日本褥瘡学会編：在宅褥瘡テキストブック. p.49, 照林社, 2020
2) 南條裕子：便失禁のアセスメント. エキスパートナース　29 (12)：86, 2013

参考文献

1) 日本褥瘡学会：褥瘡予防・管理ガイドライン (第4版). 日本褥瘡学会誌 17 (4)：487-557,2015
2) 日本褥瘡学会：ベストプラクティス医療関連機器圧迫創傷の予防と管理. 日本褥瘡学会, 2016
3) 日本創傷・オストミー・失禁管理学会：ベストプラクティス スキン-テア (皮膚裂傷)の予防と管理. 日本創傷・オストミー・失禁管理学会, 2015
4) 日本創傷・オストミー・失禁管理学会：IADベストプラクティス. 照林社, 2019
5) 日本創傷・オストミー・失禁管理学会：スキンケアガイドブック第1版. 照林社, 2017

Memo

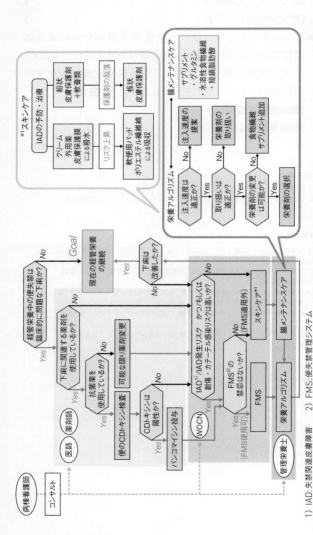

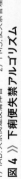

*スキンケア

IADの予防・治療

紅状 皮膚保護剤＋軟膏類 → 保護剤の脱落
クリーム・外用薬 皮膚保護膜による撥水 → リスク上昇
軟便用パッド ポリエステル繊維による吸収

腸メンテナンスケア
サプリメント
・グルタミン
・水溶性食物繊維
・短鎖脂肪酸

栄養アルゴリズム

注入速度は適正か？ → No → 注入速度の提案
↓Yes
取り扱いは適正か？ → No → 栄養剤の取り扱い
↓Yes
栄養剤の変更は可能か？ → No → 食物繊維サプリメント追加
↓Yes
栄養剤の選択

Goal

経管栄養中の便失禁は臨床的に問題な下痢か？ → No →

現在の経管栄養の継続 → No →

下痢は改善したか？ → Yes ↑

Yes

（医師）（薬剤師）

下痢に関連する薬剤を使用しているか？ → No →

Yes

抗菌薬を使用しているか？ → No → 可能な限り薬剤変更

Yes

便のCDトキシン検査

CDトキシンは陽性か？ → No →

Yes

バンコマイシン投与

WOCN

IAD[1]/IAD発生リスク かつ/もしくは
創傷・カテーテル感染リスクは高いか？ → No → スキンケア[*1]（FMS適用外）

Yes
（FMS使用可）

FMS[2]の禁忌はないか？ → No →

Yes
（FMS使用可）

FMS

栄養アルゴリズム

腸メンテナンスケア

（管理栄養士）

（病棟看護師）
コンサルト

1) IAD：失禁関連皮膚障害　2) FMS：便失禁管理システム

図4 》 下痢便失禁アルゴリズム

文献2）より改変

薬剤の取り扱い

目的	薬剤を適切に取り扱うことができる.

薬剤投与の注意点

- **6R** を確認する（**表 1**）.
- 薬剤投与にあたって, 薬剤の作用と患者のアレルギーの有無や病態を把握する
- 各施設における指示受け・準備・投与時の薬剤確認のルール（ダブルチェック, カウンターサインなど）を遵守する.
- 6R を確認しないと, 大きなアクシデントにつながる.

表 1 》 6R

Right Patient	正しい患者
Right Drug	正しい薬剤
Right Purpose	正しい目的
Right Dose	正しい用量
Right Route	正しい用法
Right Time	正しい時間

- 薬剤を扱うシリンジは，注射薬・消毒薬・吸入薬・経管栄養用など，投与経路や用途別に色や形状が異なったものを用いる.

- 薬剤の種類と専用シリンジ (自施設の規定を記載)

シリンジの内筒の色	用途・薬剤の種類

- 滅菌エリアで注射シリンジを扱う場合は，滅菌処理されたペンやラベルシールを用いる.
- 急速静注すると不整脈や心停止を起こす危険性があるため，塩化カリウムは必ず希釈投与する. その際の希釈基準を遵守し，投与速度に応じて輸液ポンプかシリンジポンプを使用する (表2).

表2 》 塩化カリウム希釈基準

	末梢静脈路	中心静脈路
濃度	60meq/L以下 (30meq/500mL以下)	400meq/L以下
投与速度	10meq/hr以下	20meq/時以下

Memo

自施設の管理方法を記載

- 薬剤の準備方法（｜トレイ｜患者｜オーダーなど）

- 誤投与防止のためのシリンジへの表記方法

- 高濃度電解質の保管方法

塩化カリウム：

塩化ナトリウム：

その他：

- 消毒薬の保管方法

- 人工呼吸器に用いる蒸留水の保管方法

その他注意すべき注射薬と投与指示が出た時の決まりごとを記載

- カリウム製剤：

- ナトリウム製剤：

- 　　　　　　：

- 　　　　　　：

管理薬剤の概要

- 病院内で取り扱われる医薬品には，処方箋医薬品，毒薬，劇薬，麻薬がある．
- 毒薬，劇薬は，「医薬品，医療機器等の品質，有効性及び安全性の確保等に関する法律（薬機法）」の毒薬及び劇薬の取り扱いにより，保管における規定がある（**表3**）．
- 麻薬は，「麻薬及び向精神薬取締法」により厳しく管理方法が規定されてある（**表3**）．
- 自施設での，麻薬金庫，毒薬金庫の場所を把握し，鍵の管理方法，薬品を受け払いする際の記帳の手順とルールを遵守する必要がある．
- 緊急気管挿管や急変などで，緊急に金庫管理薬剤を使用する場合であっても，確実にルールを遵守することが重要である．

自施設の手順・ルールを記載

保管の場所

- 毒薬：

- 劇薬：

- 麻薬：

鍵を管理している人

受け払いの手順

- 毒薬：

- 劇薬：

- 麻薬：

表3 》》 毒薬, 劇薬, 麻薬, 向精神薬の保管・管理方法

表記	保管・管理方法	代表的な薬剤
毒薬 毒 毒	他の医薬品と区別し, 堅固な保管庫に施錠保管.	ミダゾラム (　　　　　　　　　) ジアゼパム (　　　　　　　　　) ロクロニウム臭化物静注 (　　　　　　　　　) ベクロニウム静注 (　　　　　　　　　)
劇薬 劇 劇	他の医薬品と区別して保管.	アドレナリン注射液 (　　　　　　　　　) ドブタミン塩酸塩 (　　　　　　　　　) リドカイン塩酸塩 (　　　　　　　　　)
麻薬 麻	麻薬以外の医薬品と区別し, 鍵をかけた堅固な施設内(または麻薬専用の固定した金庫で施錠設備があるもの)で保管. 麻薬の受払いに際し, 帳簿を記載する必要がある. 使用残液のあるアンプル及び空アンプルは麻薬管理者に返納する.	モルヒネ塩酸塩 (　　　　　　　　　) フェンフェンタニルクエン酸塩 (　　　　　　　　　) ケタミン塩酸塩 (　　　　　　　　　)
向精神薬 向	医療従事者が常時出入りするなどして, 盗難防止の注意が十分払われていれば施錠保管は不要.	フルニトラゼパム (　　　　　　　　　) ゾルピデム (　　　　　　　　　)

COLUMN

添付文書の読み方

添付文書は，当該医薬品の製造販売業者が医薬品，医療機器等の品質，有効性及び安全性の確保等に関する法律（薬機法）に基づき作成するものである．添付文書の記載にあたっては，記載要領が厚生労働省から通知されている．添付文書は独立行政法人医薬品医療機器総合機構（PMDA）のホームページ（https://www.pmda.go.jp/）より入手できる．

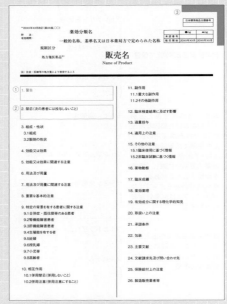

図 》添付文書の記載内容　　　文献2）をもとに作成
①「警告」は必ず最初に記載される．②次に，「禁忌」が記載される．
③「警告」がある場合は赤枠がある．

参考文献
1）渡邊泰秀ほか編：コメディカルのための薬理学，第3版，朝倉書店，2018
2）厚生労働省：平成29年6月8日付け薬生発 0608 第1号厚生労働省医薬・生活衛生局長通知「医療用医薬品の添付文書等の記載要領の留意事項について」

エンド・オブ・ライフケア(EOLC)

目的

*患者の QOL を最期まで最大限に保ち, その人らしく, よい死を迎えられるようトータルペインの視点で支援する.

*残された家族が, 正常な悲嘆過程を歩めるように, 悲嘆ケアと代理意思決定ができるよう支援する.

ケアのポイント

EOLC の定義

- EOLC とは, 「病いや老いなどにより, 人が人生を終える時期に必要とされるケア」のことである.

- EOLC の特徴は, 疾患を限定していないこと, その人のライフ(生活・人生)に焦点を当て, QOL (Quality of Life)/QOD (Quality of Death)を向上させることである.

- EOLC を開始する時期は, 解釈はさまざまであるが, 患者・家族および医療スタッフが, 死を意識した頃から始まるとされる.

- 終末期までの病態別進行パターンを知ることは, EOLC の開始時期を判断することに役に立つ(**図1**)[1].

- 緩和ケアは類似した概念であるが, 時期を指定してないことが EOLC との違いである.

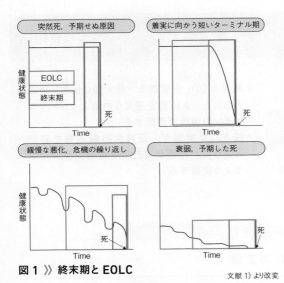

図 1 》 終末期と EOLC

文献 1) より改変

クリティカルケア領域の終末期とは[2]

● ICU 等で治療されている急性重症患者に対し，適切な治療を尽くしても救命の見込みがないと判断される時期であり，医療チーム（複数の医師と看護師）が慎重かつ客観的に判断するとされている．

1) 不可逆的な全脳機能不全
2) 生命が人工的装置に依存し，複数の臓器が不可逆的機能不全となり，移植などの代替手段もない
3) さらに行うべき治療方法がない．現状は治療継続でも近いうちに死亡が予測される
4) 回復不可能な疾病の末期が判明

クリティカルケア領域における EOLC

- 救急・集中ケアにおける終末期は，事故や急病の発症，慢性疾患の急性増悪，術後の致死的合併症などの急激な変化により，数時間から数日という短期間のうちに死のプロセスを辿る．

- 患者は身体的苦痛をはじめとする全人的苦痛を抱え，意識レベルの低下や薬物の影響により，自ら意思決定できない状況が多い．

- 家族は予期していない瀕死の患者を目の当たりにして，心理的に動揺し悲嘆反応が現れるとともに，患者の代理として意思決定を求められる．

- 「全人的苦痛緩和」「意思決定支援」「悲嘆ケア」の直接ケアを行うために，「チーム医療の推進」と「組織体制整備」が重要である（**図 2**）[3]．

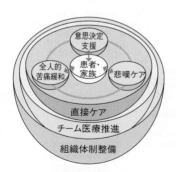

図 2 》 終末期看護の全体像

文献3）より引用

Memo

全人的苦痛緩和を行う

●患者・家族の QOL を維持するために，症状緩和，情報提供，環境調整を実践する.

・EOL における身体的，心理社会的，スピリチュアルな全人的苦痛（トータルペイン，**図3**）に影響を与えている要因や背景を把握し，苦痛をアセスメントする[4].

●身体的苦痛を非薬物療法や薬物療法を用いて緩和する.

●精神的苦痛に対しては，傾聴，共感などのスキルを用いつつ，心理的危機介入を行う.

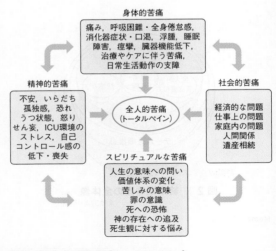

図3 》 全人的苦痛（トータルペイン）

文献4)を参考に作成

表1 》 重症患者家族のニードとコーピング

ニード	
社会的サポート	医療者，家族，知人などの人的，社会的リソースを求めるニード．サポートのなかでも，社会的サポートシステムを志向するようなニード
情緒的サポート	自己の感情を表出することによってそれを満たそうとするニード．サポートのなかでも，情緒的表現を通して，それを受け止めてもらったり対応してもらいたいと，意識的あるいは無意識的に表出されるもの
安楽・安寧	家族自身の物理的・身体的な安楽・安寧・利便を求めるニード
情報	患者のことを中心にした様々なことに関する情報を求めるニード
接近	患者に近づき，何かしてあげたいと思うニード
保証	患者に行われている治療や処置に対して安心感，希望などを保証したいとするニード

コーピング	
情動的	ストレスフルで苦痛をもたらす厄介な問題に対し，情動反応を調節していくこと．直接的な問題解決につながらないが，情動をコントロールすることによってストレスフルな状況を軽減させようとする対処
問題志向的	ストレスフルで苦痛をもたらす厄介な問題を巧みに処理し，変化させていこうとする対処．その問題を直接的に解決するような様々な行為を含む

文献5）より引用

● 家族が体験している苦痛の緩和のため，面会中の様子や対話を通して，家族のニードやコーピングを把握し，それを満たすようにかかわる（**表1**）[5]．

意思決定支援を行う

● 患者・家族の人権を擁護し，意思を尊重し，意思を治療やケアに反映させるために，現状理解の促進，関係者間の調整などを実践する．
  1. 医療チーム内で十分な情報共有と意思疎通を図る（p.123，ジョンセンの4分割表参照）．

【意思決定能力の評価】

・患者の意思決定能力を評価し，自律的な判断能力がない場合，家族による代理意思決定支援が必要とな

る.

・その場合でも，患者の意思や価値観を尊重すること
が重要である.

・意思決定能力の評価は，①理解，②認識，③論理
的思考，④表明の要素で構成される.

①理解の評価

質問の例：どのような説明を受けましたか？　病名は何
　　　　　　ですか？

②認識の評価

質問の例：ご自身の病状について，ご自身の言葉で教
　　　　　　えていただけますか？
　　　　　　これから行われる治療と，その必要性につ
　　　　　　いて，ご自身の言葉で教えていただけますか？

③論理的思考の評価

質問の例：どうすることがご自身にとって一番だと思い
　　　　　　ますか？　その理由も教えていただけますか？
　　　　　　あなたが選択した方針は，あなたの生活に
　　　　　　どのように影響すると思われますか？

④表明の評価

・表明する能力については，患者は口頭で返答する必
要はなく，書面や他者を介しての伝達でも構わない.

2. 適切で納得がいく意思決定のための時間，場，人，
タイミングを調整する.

3. 患者の事前指示を確認する.

・患者の事前指示がない場合は，アドバンス・ケア・
プランニング（ACP）の考えをもとに「患者であ
ればどのように考えると思うか?」「患者にとって
の最善は何か?」という視点で家族と話をする.

4. 意思決定は変更が可能であり，納得がいくまで説
明が可能であることを伝える.

患者・家族の悲嘆過程を支援する

● 悲嘆は，実際のまたは予測される喪失に対するさまざまな身体的・心理社会的症状を含む情動的反応であり（**表2**），適切なコーピングが行えないと正常な悲嘆が複雑化，歪曲化され，うつ状態が長期化するといった「複雑性悲嘆」に陥りうる.

表2 》 悲嘆反応

身体的反応	口渇，息のつまる感じ，呼吸促迫，ため息，胃の空虚感，筋力の衰退，食欲低下，身体に力が入らない，睡眠障害
感情的反応	悲しみ，パニック，泣く，怒り，不安，自責・罪悪感，孤独感，抑うつ，疲労感，感情鈍麻，思慕，無力感，開放感，安堵感
認知的反応	否認，集中力低下，散漫，混乱，幻影をみる
行動的反応	摂食障害，社会的引きこもり，故人を思い出させるものの回避，落ち着きのない過剰行動，嗜好への傾倒の増大，故人を思い出す場所の訪問や品物の携帯，故人への思いにとりつかれる探索行動

● 死を予期し，事前に嘆き悲しむ「予期悲嘆」を行う時間は少ないことが多いが，可能な限り行う.

● 患者・家族の急性の悲嘆過程を支えるために，感情表出の促進やニーズの充足などを実践する.

● 患者・家族の背景，現状認識などの基本的な情報を確認するとともに，喪失感や悲嘆反応およびそれらに影響する要因を把握する

● 患者との信頼関係の構築と維持に努めることを基盤に，患者の病状理解が深まる情報提供や家族との結びつきを促す環境を整えることなどを通して，感情表出を促す.

● 臨終時は，医療者がそばで付き添い，家族の急性悲嘆反応にすぐに対応する.

● 別れの時間と場所を確保し，家族の質問には誠実に答える．患者との思い出を回顧する家族に，受容的

な態度で接する.

● エンゼルケアへの家族の参加は, 希望があれば, 家族の悲しみに寄り添いながら, 生前のその人らしさを尊重しながら実施する.

● 悲嘆反応が病的なものではないこと, 感情を表出してもよいことを伝える.

● 最後に十分にお世話ができたなど, 患者の死に際し, 家族の心残りを少なくすることは, 家族の悲嘆緩和につながる.

チーム医療促進と組織体制の整備

● 看護師は, 関連する職種, その関係性および連携の把握を行い, チーム医療の状況をアセスメントし, その意見を調整し, 問題解決に向けた役割分担を行う.

● 生死にかかわる治療方針を決定することが難航する場合などは, 臨床倫理委員会 (p.124, コラム参照), 重症患者対応メディエータ, 倫理コンサルテーションチームなどの体制があれば, 活用することが望ましい.

Memo

ジョンセン（Jonsen）の4分割表の利用

Step1：4分割表を活用し情報を整理する

「医学的適応」→「患者の意向」→「周囲の状況」→「QOL」の順に情報を整理していく．事実と解釈が明確になるように記載し，不足する情報は追加する．

Step2：考えられる問題点をすべて列挙する

問題点の根拠として，この状況を放置することで，患者や家族にとって，損なわれる権利や価値観は何か，という視点で行う．

Step3：今後の治療とケアの方向を判断する

すべての項目を網羅し，全体がみえたところで，何を優先するべきか，何が最も適切かを判断する．

表 》》ジョンセン（Jonsen）の4分割表

医学的適応 （善行・無危害の原則）	患者の意向 （自律尊重の原則）
1. 診断と予後 2. 治療の目標の確認 3. 医学の効用とリスク 4. 無益性 要約すると，この患者が医学的および看護的ケアからどのくらいの利益を得られるか？また，どのように害を避けることができるか？	1. 患者の判断能力 2. インフォームド・コンセント（コミュニケーションと信頼関係） 3. 治療の拒否 4. 事前の意思表示 5. 代理決定（代理判断，最善利益） 要約すると，患者の選択権は倫理・法律上，最大限に尊重されているか？
QOL （善行・無危害の原則）	周囲の状況 （忠実義務・公正の原則）
1. QOLの定義と評価（身体，心理，社会，スピリチュアル） 2. 誰がどのように決定するのか ・偏見の危険 ・何が患者にとって最善か 3. QOLに影響を及ぼす因子	1. 家族や利害関係者 2. 守秘義務 3. 経済的側面，公共の利益 4. 宗教的・文化的要因 5. 施設方針，診療形態，研究教育 6. 法律，慣習 7. 宗教 8. その他

（赤林朗監訳：患者の意向，臨床倫理学−臨床医学における倫理的決定のための実践的なアプローチ（第5版），p13，新興医学出版社，2006より改変）

臨床倫理委員会7)

　個々の看護師が，自らの倫理的感受性や倫理的行動力を向上させるだけでは，解決困難な複雑化した倫理的問題が生じた際は臨床倫理委員会を活用することが望ましい．

　臨床倫理委員会は，医療施設内の組織であり，看護職を含むその施設内外の複数の医療従事者などによって運営・活用されるものである．新たな治療法・技術の導入が患者にとって不利益になったり，安全確保や事故防止のための取り組みが患者の尊厳を侵害するものになったりすることのないよう，自施設で生じやすい臨床倫理問題について，指針などを作成する．そのほか，臨床倫理問題に関する事例の相談対応，研究・治療・治験の倫理的審査，医療従事者に対する倫理教育を実施する．

> **活用できる臨床倫理委員会や，倫理コンサルタントチームなどについて記載（連絡先，メンバーなど）**
>
> ....
> ....
> ....
> ....
> ....
> ....
> ....
> ....
> ....
> ....

引用文献

1) Lunney JR et al：Patterns of functional decline at the end of life. JAMA 289 (18)：2387-2392, 2003

2) 日本集中治療医学会，日本救急医学会，日本循環器学会：救急・集中治療における終末期医療に関するガイドライン～3学会からの提言～（平成26年11月4日）
https://www.jsicm.org/pdf/1guidelines1410.pdfより2022年3月14日検索

3) 日本クリティカルケア看護学会，日本救急看護学会：救急・集中ケアにおける終末期看護プラクティスガイド（2019年5月25日）
http://jaen.umin.ac.jp/EOL_guide.htmlより2022年3月14日検索

4) 淀川キリスト教病院ホスピス編：緩和ケアマニュアル，第5版，最新医学社，2007

5) 山勢博彰ほか：CNS-FACE II
http://ds26.cc.yamaguchi-u.ac.jp/~cnsface/user/html/about.htmlより2022年3月2日検索

6) 赤林朗監訳：患者の意向．臨床倫理学ー臨床医学における倫理的決定のための実践的なアプローチ（第5版），p13，新興医学出版社，2006

7) 日本看護協会：臨床倫理委員会の設置とその活用に関する指針．2006

参考文献

1) 人生の最終段階における医療の普及・啓発の在り方に関する検討会：人生の最終段階における医療・ケアの決定プロセスに関するガイドライン 解説編，改訂（平成30年3月）
https://www.mhlw.go.jp/file/04-Houdouhappyou-10802000-Iseikyoku-Shidouka/0000197702.pdfより2022年3月14日検索

2) 日本クリティカルケア看護学会監：看護のためのクリティカルケア場面の問題解決ガイド．p98-105，三輪書店，2013

脳神経の考え方（脳圧管理）

脳のおもなはたらき

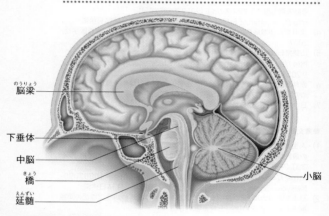

脳梁（のうりょう）

下垂体

中脳

橋（きょう）

延髄（えんずい）

小脳

脳の断面（矢状面）

大脳	
小脳	
中脳 ─┐	
橋 ├脳幹	
延髄 ─┘	

脳圧とは

● **脳圧**は頭蓋骨内部に加わる圧のことをいう．頭蓋内圧，脳脊髄圧とも呼ばれる．

● **脳圧の正常値**：約5 ～ 15mmHg
$$（60mmH_2O ～ 180mmH_2O）[1]$$

● 脳圧が亢進し続けることにより**脳ヘルニア**を引き起こし，**脳の不可逆性変化**および**生命に危険**を及ぼす．

● 頭蓋内の成分：
脳実質（8 割），**血液**（1 割），**脳脊髄液**（1 割）

● 脳圧（頭蓋内圧）上昇の原因は，上記構成成分自体の増加に加え，頭蓋内に病変が加わることにより起こる（**表1**）．

※1 文献により正常値はさまざま

表1 》 頭蓋内圧上昇を引き起こす要因

・脳浮腫
・脳血流量の増加
・脳脊髄液の貯留
・頭蓋内占拠性病変（出血，脳腫瘍）

治療の実際

頭蓋内占拠性病変に対する治療

● 頭蓋内占拠性病変は根本的な解決のためには外科的な治療を要する．

● 出血量や出血部位，脳腫瘍の性質などによって，保存的治療もしくは化学療法なども選択される．

薬物療法

[脳圧降下・浸透圧利尿薬]

● 脳浮腫の治療には浸透圧利尿薬が用いられる（**表2**）.
● 血液内を高浸透圧とし, **脳内の水分を血管内へ引き込み**, 体外へ排出する.

表2 》 治療に用いられる代表的な利尿薬

薬剤名 （商品名）	濃グリセリン （グリセオール®, グリセレブ®など）	D-マンニトール （マンニトールSなど）
効果	頭蓋内圧は平均15～20mmHg低下する	頭蓋内圧は平均15～20mmHg低下する
効果時間	投与後2時間で頭蓋内圧は最も低下する	投与後40～50分で頭蓋内圧は最も低下する
作用時間	約6時間	約40～50分間
特徴	腎臓で排泄されるほか, 肝臓で代謝されるため, カロリー源ともなる. そのため, 俗にいうリバウンド現象は起こりにくい	体内で代謝されないために血中濃度の低下は血流に依存し, 腎臓で排泄されるのを待つ必要がある. 脳内での代謝ができないことによって脳内血中濃度が高くなり, 次に脳内への水分移動が起こる. いわゆるリバウンド現象が起こる. 日本では, 急性頭蓋内血腫に対しては禁忌である. また, 一般的に無尿には用いない.

[脳浮腫に対するステロイド使用]

● 脳血管障害の脳浮腫に対してステロイド使用の根拠はない. しかし, 脳腫瘍に関連する浮腫には使用されることがある. 脳腫瘍は血管内皮細胞増殖因子（VEGF）を分泌し, 未熟な血管の発生を促す. これら血管は, 血管透過性が亢進していることによって周囲に浮腫をきたす. ステロイドはその血管透過性を低下させる役割がある.

Memo

脳血流量のコントロール

- 脳血流量（CBF）の正常値は**40～60（mL/100g/分）**である.
- **$PaCO_2$の上昇**は血管の拡張を伴うため，血流量も増加する.
- 脳出血の急性期で人工呼吸管理を行っている場合は，軽度な過換気により，**PCO_2を30～35mmHg**にすることで脳圧は低下する[1].

脳脊髄液のドレナージ

- 髄液は脳室内の脈絡叢で産生され，モンロー孔⇒中脳水道などを通過し，最終的にはくも膜顆粒で吸収される[※].
- 髄液の貯留は過剰産生もしくは吸収障害，通過障害がおもな原因であり，とくに脳出血後の脳室穿破によって通過障害が起こると脳室ドレナージなどの手術が適応となる.
- 脳圧を下げる一手段としてドレナージすることがある（他の成分が原因であっても〔**表1**参照〕）.

[※]最近の研究ではくも膜顆粒で吸収されるのではなく，脳内毛細血管やリンパ管から吸収されており，くも膜顆粒は髄液吸収の予備としてはたらいているとの報告もある.

頭蓋内圧亢進

- 血液が頭蓋内を灌流するのに必要な圧を**脳灌流圧（CPP）**と呼ぶ.
- 脳灌流圧＝平均動脈圧（MAP）－頭蓋内圧（ICP）
- 脳灌流圧の目標：**60～70mmHg**（日本脳神経外傷学会）

クッシング現象

- **血圧上昇**と**徐脈**, **脈圧の増大**となる現象を**クッシング現象**と呼ぶ.
- 頭蓋内圧が高くなることにより, 相対的に脳灌流圧(脳血流)が低下する. その一方で頭蓋内へ血流を送ろうと血圧が上昇する.
- 血圧の上昇を感知した体内受容器によって, 副交感神経(迷走神経)を刺激し, 脈拍が低下する.

頭蓋内圧亢進時のその他の症状

- 頭蓋内圧亢進時は, 以下の症状を呈する.
  - ・意識障害
  - ・麻痺
  - ・頭痛・嘔吐
  - ・瞳孔不同, 対光反射の減弱や消失
  - ・除脳硬直, 除皮質硬直
  - ・異常呼吸

ケアのポイント

頭部挙上

- 30°の頭部挙上は頭蓋内の静脈還流を促し, 頭蓋内圧を低下させる. ただし, 頸部の過屈曲(**図1**)や回旋は静脈還流を障害し, 頭蓋内圧を上昇させる.

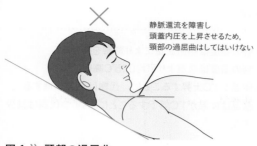

静脈還流を障害し
頭蓋内圧を上昇させるため,
頸部の過屈曲はしてはいけない

図 1 》 頸部の過屈曲

呼吸管理

- 脳卒中急性期ではルーチンでの酸素投与は推奨されない.
- 純酸素の投与は脳血流を30%低下させる.
- CO_2 の管理($EtCO_2$ モニタリング)を行う.
  - 高二酸化炭素血症では頭蓋内圧亢進を助長するリスクがある.
  - $PaCO_2$ 1mmHg 低下につき脳血流量は約4%低下する.
- 脳圧が上昇している時は, 過鎮静管理を余儀なくされ, 肺合併症のリスクが上がる. そのため, 脳圧を確認しながら合併症の予防をする.
- 頭蓋内圧が亢進している時は, 人工呼吸器との非同調(バッキング)や激しい咳は回避する.

Memo
_____

_____

_____

体温

● 脳の温度は脳血流量により影響を受ける.

● 脳の温度は核温より平均0.15℃高い.

● 体温が1℃上昇するごとに,代謝は13%亢進する.

● 脳温は体温が1℃低下するごとに6%ずつ代謝は減少する.

排泄

● 尿閉による腹腔内圧の上昇は胸腔内圧を上昇させ,頭蓋内からの静脈還流を低下させる.

● 努責は腹腔内圧と胸腔内圧を上昇させ,頭蓋内からの静脈還流を低下させる.

● 摘便やグリセリン浣腸は頭蓋内圧を上昇させる.

頭蓋内圧コントロール (脳室・脳槽ドレナージ)

● 一般的に,頭蓋内圧が 20mmHg 以上で治療の対象となり,40mmHg が持続すると致死的とされる.

● 頭蓋内ドレナージの目的は,①髄液の排出,②血液の排出,③モニタリングである (p.372「脳室ドレナージ」を参照).

引用文献

1) Stocchetti N et al : Hyperventilation in head injury: a review. Chest 125 (5) : 1812-1827, 2005

Memo

意識レベルの確認

目的	*客観的な評価による意識レベルの推移や病状の経時的変化の推測

実際

● 意識は、「覚醒」と「意識の内容」の2つに大きく分けられ、それぞれ上行性網様体賦活系と大脳皮質により維持されている.

● 意識レベルの確認：表1、2

● JCSを発展させ、GCSの利点を取り入れて改定したECS（Emergency Coma Scale）がある.

表1 》 Japan Coma Scale（JCS）

I	刺激しなくても覚醒している状態
	1 だいたい清明だが、いまひとつはっきりしない
	2 見当識（時、場所、人の認識）障害がある
	3 自分の名前、生年月日がいえない
II	刺激すると覚醒し、刺激をやめると眠り込む状態
	10 普通の呼びかけで容易に開眼する 指示（たとえば右手を握れ、離せ）に応じ、言葉も出るが間違いも多い
	20 大きな声、または身体を揺さぶることにより開眼する 簡単な命令に応じる（たとえば手を握る、離す、など）
	30 痛み刺激を加えつつ呼びかけをくり返すとかろうじて開眼する
III	刺激をしても覚醒しない状態
	100 痛み刺激に対し、払いのけるような動作をする
	200 痛み刺激で、少し手足を動かしたり顔をしかめる
	300 痛み刺激に反応しない

※以下の状態があれば、付加する
R：restlessness（不穏）、I：incontinence（失禁）、A：akinetic mutism（無動無言）、apallic state（自発性喪失）
JCS 200-IR などと表記する

表2 》 Glasgow Coma Scale（GCS）

E	開眼（eye opening）	
	自発的に開眼する	4
	呼びかけにより開眼する	3
	痛み刺激により開眼する	2
	開眼しない	1

V	言葉による応答（best verbal response）	
	見当識あり	5
	混乱した会話	4
	混乱した言葉	3
	理解できない声	2
	発語なし	1
	気管挿管・切開	T

M	運動による応答（best motor response）	
	命令に従う	6
	圧迫刺激部に手足を運ぶ	5
	圧迫刺激から逃げる	4
	圧迫刺激で四肢の異常屈曲	3
	四肢伸展	2
	まったく動かない	1

※ GCS E4V2M3 合計 9 点などと表記する.
※ 正常では E, V, M の合計が 15 点, 深昏睡では 3 点となる.

M3：除皮質硬直　　M2：除脳硬直

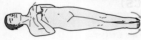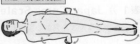

Memo

観察ポイント

● 観察のポイントを以下のイラストに示す.

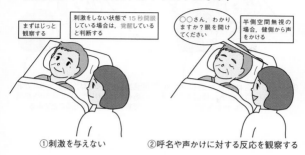

①刺激を与えない　　　　　②呼名や声かけに対する反応を観察する

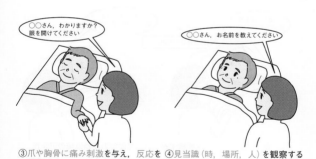

③爪や胸骨に痛み刺激を与え，反応を　④見当識（時，場所，人）を観察する
　観察する

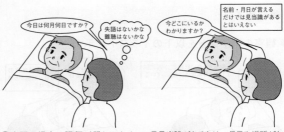

⑤失語の場合は評価が難しいため，失語の種類を念頭に質問する．また，難聴がないかも注意する

⑥見当識があるとは，月日や場所がおおむねわかり，話している相手が誰であるかを指摘できることである

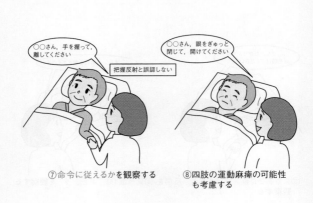

⑦命令に従えるかを観察する

⑧四肢の運動麻痺の可能性も考慮する

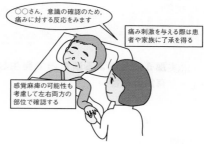

⑨爪を圧迫し，反応を観察する

COLUMN

大脳支配

　大脳皮質には運動野と感覚野という運動と感覚のそれぞれの中枢がある．

　運動野は中心前回に，感覚野は中心後回に位置し，どちらも身体の対側の機能を司っている．運動野も感覚野も身体の各部の機能を担うニューロンが小人が逆立ちしているように分布している（図）．

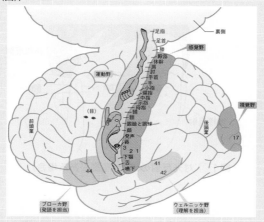

図 》運動野・感覚野の神経機能局在（Penfield）

瞳孔の観察

| 目的 | ＊瞳孔所見による頭蓋内で発生した異常の有無の把握 |

実際

瞳孔所見の正常値

● 形：正円
● 大きさ：2.5〜4.0mm
● 左右差：0.5mm 以内
● 直接／間接対光反射：すみやかに収縮（1秒以内）

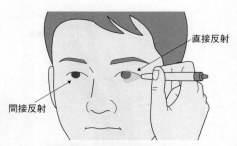

直接反射

間接反射

図1 》対光反射の確認（意識がある場合）

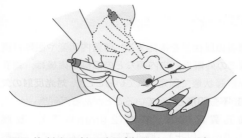

図2 》対光反射の確認（意識がない場合）

観察方法

1. 意識がある場合は両目を開け，正面を見てもら
   うように説明する（**図1**）．意識がない場合は，両
   眼瞼を開き観察する（**図2**）．
2. 光を当てる前に瞳孔径，左右差を観察する．
3. 光を片側の瞳孔に耳側から照射し，その時の瞳
   孔の収縮の有無，速さを観察する（直接対光反
   射）．
4. 光を瞳孔よりそらせ，一呼吸置いた後に3.と同
   側の瞳孔に光を当て，光を当てていない瞳孔の
   収縮の有無を観察する（間接対光反射）．
5. 同様の観察を反対の瞳孔でも行い，対光反射の
   左右差の有無を観察する．

Memo

● 患者の既往歴を確認する. 頭蓋内病変や眼球打撲などの外傷後, 白内障などの眼科手術後は, 瞳孔が散瞳状態で固定されていることや, **対光反射の欠如, 不整円形**となっていることがある.

● **瞳孔異常**には, 縮瞳(2.0mm以下), 散瞳(5.0mm以上), 瞳孔不同(アニソコリア), 不整円形などがある.

● 部屋の明るさにより, 瞳孔の大きさは変化する(明るい:小, 暗い:大)ため, 測定時は部屋の明るさを一定にして測定する.

● **低酸素血症や重症感染症, 低体温症, 中毒, 播種性血管内凝固症候群(DIC)などにより脳虚血状態や出血傾向の危険が高い時**には, 定期的に観察する必要がある.

● 瞳孔異常時は, 意識や麻痺の変化, バイタルサインの変動(**クッシング**現象)に注意する.

● **表1**に障害部位による瞳孔異常, 麻痺の発生部位の種類を示す. 頭蓋内の病変の進行をみることのできるモニターはほぼない. そのため, 瞳孔や麻痺(p.143「麻痺の観察」を参照)の進行には大きな意味があり, 少しでも変化がみられる際は医師に報告する必要がある.

Memo

表1 》 障害部位による瞳孔異常、麻痺の発生部位

障害部位	大脳		小脳	間脳	脳幹			脊髄
	大脳皮質・限局的	内包		視床・視床下部	中脳	橋	延髄	
瞳孔	正常 ・3〜4mm ・左右の大きさが同じ	正常(脳ヘルニア発症で障害部の反対側で散瞳)	縮瞳傾向	縮瞳 両側縮瞳(軽度) ・2〜3mm	散瞳 両側散瞳 ・5〜6mm	著明な縮瞳(Pinpoint pupils) 両側縮瞳(重度) ・2mm以下	著明な縮瞳(Pinpoint pupils)	正常 ・3〜4mm ・左右の大きさが同じ
対光反射	(+)	(+)	(−)	(−)	(−)	(+)	(−)	(+)
眼球偏位	障害側へ共同偏視	障害側へ共同偏視	障害部位と反対で共同偏視	下方偏位	下方偏位	正中固定 水平眼振	正中固定 水平眼振	偏位なし
麻痺の種類	単麻痺	片麻痺	障害なし	片麻痺	片麻痺	交代性麻痺	延髄内側:交代 延髄外側:麻痺なし 運動:四肢麻痺	胸・腰椎:対麻痺 頸椎:四肢麻痺
麻痺の場所	病巣と反対側の上肢または下肢	病巣と反対側の上下肢・顔面	障害なし	病巣と反対側の上下肢・顔面	病巣と反対側の上下肢・顔面	病巣側の顔面とその反対側の上下肢	病巣側の顔面とその反対側の上下肢	胸・腰椎:両下肢 頸椎:四肢

※眼球偏位については、p.418の表1参照.

瞳孔の大きさのしくみ

　光を感知した視神経は，その刺激を中脳にある動眼神経核へ伝え，動眼神経を通して瞳孔を収縮する指令を出す．視神経は両側の動眼神経核へ刺激を伝えるが，左右の動眼神経核はそれぞれ同側の眼へ動眼神経をとおして刺激を出す（**図**）．そのため，脳ヘルニアや動脈瘤切迫破裂・腫瘍・脳出血などの頭蓋内病変により動眼神経が圧迫・障害されると，瞳孔を収縮させることができなくなるため，障害された側の瞳孔の散瞳や対光反射の消失が出現する．

　視神経が障害された場合は，光刺激が動眼神経核へ伝わらないため，間接・直接対光反射は消失する．動眼神経のみが障害された場合は，障害されていない側の対光反射は残存する．

　また，動眼神経は縮瞳だけでなく，眼球運動，上眼瞼を挙上させる役割ももっている．そのため，対光反射の確認を行う前に，患者の眼瞼や目の動きにも注目する必要がある．

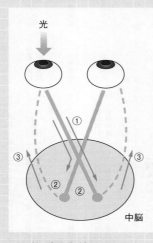

光

── 視神経

--- 動眼神経

①光刺激が視神経をとおして両側の動眼神経核に伝わる．
②刺激を受けた動眼神経が「縮瞳せよ」と指令を出す．
③②で出された刺激が動眼神経に送られ縮瞳させる．

中脳

図 》瞳孔収縮のしくみ

麻痺の観察

| 目的 | ＊麻痺，または麻痺の進行・左右差を観察することによる，病状の進行，新たな病変の早期発見 |

実際

徒手筋力テスト

● 意識がある患者に対しては，徒手筋力テスト（MMT，**表1**）で四肢レベルを測定する．

表1 》 徒手筋力テスト（MMT）

5（5/5）正常	強い抵抗を加えても，完全に運動できる． 上肢・下肢：挙上可能
4（4/5）	重力以上の抵抗を加えても肘関節あるいは膝関節の運動を起こすことができる． 上肢：挙上できるが弱い 下肢：膝立て可能・下腿を挙上できる
3（3/5）	重力に拮抗して肘関節あるいは膝関節の運動を起こすことができる． 上肢：ようやく挙上可能，保持は困難 下肢：膝立て可能・下腿の挙上は困難
2（2/5）	重力を除外すれば，可動域で運動できる． 上肢・下肢：挙上できない（ベッド上で水平運動のみ）
1（1/5）	筋収縮はみられるが，肘関節あるいは膝関節の動きがみられない． 上肢・下肢：筋収縮のみ
0（0/5）	筋収縮もみられない（完全麻痺）．

Memo

143

腕落下試験，膝立て試験（バレー試験）

● 意識がない患者，精神疾患で意識消失している患者などに対しては，腕落下試験や膝立て試験が有効である．

[腕落下試験（図1）]

● 仰臥位の状態で，患者の腕を顔の前へ持ち上げ，手を離す．

● 腕は，麻痺がなければ顔を避けて落ちるが，麻痺がある場合はそのまま顔へ落ちる（バレー徴候）．

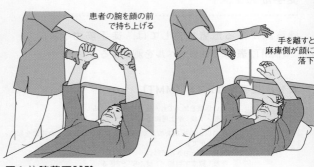

患者の腕を顔の前で持ち上げる

手を離すと麻痺側が顔に落下

図1 》腕落下試験

Memo

[膝立て試験(図2)]

● 患者の膝を立て，手を離す．
● 膝は，麻痺がなければそのまま保持するかゆっく り伸びるが，麻痺がある場合はそのまま側方に倒 れる．

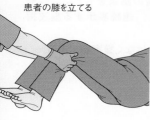

患者の膝を立てる

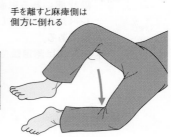

手を離すと麻痺側は 側方に倒れる

図2 》膝立て試験

観察ポイント

● 麻痺には微妙な変化があるため，申し送り時には 継時的な変化を伝える．
● 脳卒中急性期など血圧のコントロールを要する場 合は，血圧の変動にも注意して観察する必要があ る．
● 障害部位による麻痺の発生部位については，「瞳 孔の観察」(p.141，**表1**)を参照のこと．

Memo
_____

_____

_____

_____

BIS(麻酔深度)モニター

目的

* BIS (bispectral index) モニターは，手術室や ICU における麻酔状態，または鎮静状態にある患者の脳波をもとに，鎮静レベルを数値化し，連続表示する脳波指標である．
* BIS 値は測定値ではなく推定値である．

構造・準備

● 電極を貼る前に，皮膚をアルコール綿等で清拭する．発汗がある場合は皮膚を乾燥状態にする．
・皮膚と電極間の抵抗を減らすことで適切な BIS 値が導き出される．
● BISセンサー の①，②，③，④と明記された番号順に（**図1**），決められた位置に貼付する（**図2**）．
・装着部位は前額部の右側，左側のどちらでも良い．
・発汗などで剥がれたり浮いたりした場合は，BIS センサーを交換する．
・メーカーは，センサーの使用は 1 回につき 24 時間以内を推奨している．
● 患者接続ケーブルをBISXに接続する（**図3**②と③）．
● BISセンサーを患者接続ケーブルに接続する（**図3** ③と④）．
● センサーが検出されると，全電極のインピーダンスが測定されて測定結果がBISとして表示される．
・モニターを使用する際には数値だけではなく，脳

波波形が表示されるように設定する．

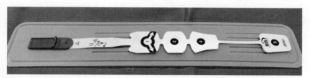

BIS センサーのコストを記載

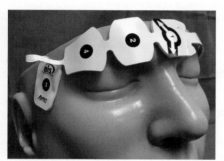

図1 》 BISセンサー

図2 》 BISセンサーの貼付

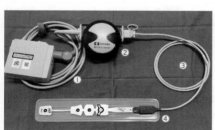

①BIS エンジンケーブル
②BISX モジュール
③患者接続ケーブル
④BIS センサー

図3 》 BISXを使用したモニター

BIS値の考え方（表1，図4）

表1 》 BIS値と鎮静状態

BIS値	鎮静状態	臨床的意味
100	覚醒	
80 〜 90	浅い〜中等度の鎮静	覚醒の可能性あり
70 〜 80	中等度〜深い鎮静	強い刺激に反応
60 〜 70	浅い鎮静	術中覚醒の可能性は低いが否定できない
40 〜 60	適切な鎮静	手術麻酔の維持に適している
< 40	深い鎮静	バルビツレートと昏睡，超低体温
0	平坦脳波	

BISモニターの基本原理は，麻酔によって脳波が高振幅徐波化し，burst & suppression を経て平坦化するまでの過程を 0 〜 100 までの数値に割り振ることにある．

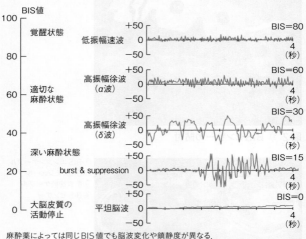

麻酔薬によっては同じBIS値でも脳波変化や鎮静度が異なる．
脳波の振幅をみると，覚醒時は低く，麻酔時は高く，深麻酔時は平坦に近い．

図4 》 イソフルラン麻酔のBIS値と脳波の関係

文献1）より引用

観察のポイント

● BIS値だけで鎮静の評価をするのではなく，その他の客観的指標であるRASSもあわせて評価する．

● BIS値は測定値ではなく推定値であり，鎮静レベルの指標だが絶対的なものではない．

● 鎮静に使用する薬剤によっては，BIS値が40以下でも体動が起こることもある．

● BIS値は鎮痛の指標とはならない．必ずあわせて鎮痛の評価も行う．

● 脳波は，筋電図やインピーダンスなどのノイズの影響を受けやすい．インピーダンスを低く保つためには，貼付部位の皮脂をアルコール綿などで脱脂する必要がある．また他のモニター類が干渉しないように管理する．

● 長期間の電極の貼付によりMDRPU（p.104「スキンケア」参照）が発生しないよう注意する必要がある．接続部やケーブル等が直接皮膚に接触しないように注意する．

● BIS値は患者の鎮静レベル以外でもさまざまな要因で変化する（**表2**）．またBIS値が適正かどうかは，BISモニターと同時に表示されるパラメータ（**表3**）にも注意を払う．

Memo

表2 》 BIS値の変動の原因と対策

BIS値の変化	要因	対策
BIS値上昇	・浅い鎮静, 侵襲度の増加 ・EMGの上昇 　医療機器(電気メス, ベアハガー等) 　シバリング　など	・麻酔薬の調整 ・医療機器の停止の検討
BIS値低下	・深い鎮静, 筋弛緩薬の投与 ・脳虚血 ・低酸素 ・低体温 ・脳波異常	・麻酔薬の調整 ・出血や低酸素血症などのチェック ・脳波のチェック ・全身状態の評価

表3 》 パラメータ

EMG：筋電図	EMGの信号が強いとBIS値は通常高値を示す EMG<55dB：許容できるEMG値 EMG≦30dB：測定に適したEMG値 ＊EMGは医療機器や, 体動の影響を受けると値が高く出る.
SR (suppression ratio)： サプレッション率	過去63秒間の測定された脳波のうち平坦脳波の割合
SQI (signal quality index)： 入力信号クオリティインデックス	過去60秒間における良好な信号の割合で, 電極の状態を知ることができる SQIは0〜100％の値で示される SQI<15％：数値は計算できない SQI 15〜50％：表示の数値の信頼性は低い SQI 50〜100％：表示の数値は信頼できる

引用文献

1) 山中寛男ほか：麻酔脳波モニターを理解しよう. LiSA 12(11):1168-1176, 2005

参考文献

1) 萩平哲：BISモニター. 麻酔科医のための周手術期モニタリング（廣田和美ほか編）, p2-13, 中山書店, 2016

頭蓋内圧（ICP）モニター

| 目的 | ＊頭蓋内圧（ICP）のモニタリング |

装着処置時の準備と介助

● 患者側の準備
  ・鎮痛

  ・鎮静

  ・挿管
  ・体位を整える
  （頭部の下に汚染に備え，シートを敷く）

● 物品の準備（手術室から取り寄せ）
  ・バーホールセット
  ・清潔野一式
  ・ICPモニター

その他の必要物品など

● ICPセンサー（マイクロセンサー）カテーテル（**図1A**）が硬膜下腔または脳実質内に留置されており，ICPエクスプレスケーブルを介してICPモニター本体（**図1B**）とつながっている．

● ICP値はICPモニター本体と備え付けのベッドサイドモニターに表示される．

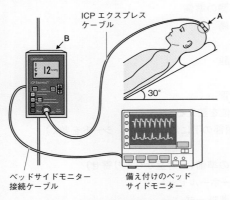

図1 》 ICPモニタリングシステムの接続例

観察のポイント

● 成人患者ではICP ≦ 20 mmHgとするように管理される．

● ICPが高い場合には，頭蓋内圧亢進症状も一緒に観察する．

● ICPセンサーカテーテル挿入時のゼロ較正の際にICPモニターに表示された数値（基準値）を把握しておく（CT出棟時などでICPセンサーカテー

テルと ICP モニターの接続を外した場合，再接続の際に基準値が必要となる）．

・ICP ≧ 20 mmHg が 5 分以上継続するときは注意が必要である．
（このことは頭蓋内圧亢進の定義[1] でもある）

・ICP センサーカテーテル刺入部からの出血，髄液漏出があったときは医師に報告する．

・ICP センサーカテーテルが抜けてしまったとき（動脈圧波形に同期した波形が見られなくなったら，カテーテルが抜けている可能性がある）は医師に報告する．

引用文献

1) 日本外傷学会外傷専門診療ガイドライン改訂第 2 版編集委員会：改訂第 2 版 日本外傷専門診療ガイドライン JETEC. へるす出版, 2018.

Memo

脳灌流圧とは

　脳灌流圧（CPP）[1]とは，脳血管内を循環する圧力のことであり，
脳灌流圧（CPP）＝平均動脈圧（MAP）－頭蓋内圧（ICP）… ①
の式で表される．これは，MAPやICPによりCPPが決定されること
を意味している．そのため，CPPはMAPが高ければ上昇し，MAP
が低ければ低下する．

　CPPが不安定になると，脳組織が活動するために必要な酸素と
グルコースを供給する脳血流量（CBF）も不安定になる．これは，
脳血流量（CBF）＝脳灌流圧（CPP）÷脳血管抵抗（CVR）… ②
の式で示される．このような不安定な状況を回避するために，健常
人には**自動調節能（オートレギュレーション，図）**が備わっており，
正常の血圧域内ではCPPが変化しても，脳血流量を一定に維持し
ようとする．脳血管の収縮・拡張，つまりCVRを変化させることで，
脳血流量を一定に保っているのである．

　しかし，頭部外傷患者など頭蓋内病変が存在する場合では，自
動調節能が障害され，CBFがCPPに依存するようになるので，適
切なCBFを保つためCPP60〜70mmHgを維持するようにする．
CPP≦40mmHgでは死亡率が高くなり，CPP≧70mmHgを維
持するためのドパミンの持続投与は急性呼吸窮迫症候群（ARDS）
の合併率が増加する．

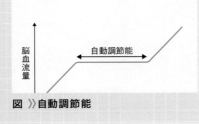

図 》自動調節能

脳死判定と移植（提供施設側）

目的	*臓器移植法に基づき，脳幹を含む脳のすべての機能が停止した状態（脳死）を確認する. *移植治療の選択の有無は患者の生死の選択を意味するため，患者・家族への倫理的側面に十分配慮して厳格な脳死判定を確実に行う.

実際

脳死下臓器提供の施設条件

- 脳死下臓器提供は，限定された施設で実施可能である.
- 法に基づく脳死下臓器提供は，以下の条件を満たした施設に限定されている.
- ①臓器摘出の場を提供するなどのために，必要な体制が確保されている. 倫理委員会などの委員会で臓器提供に関して承認が行われている.
- ②適切な脳死判定を行う体制がある.
- ③救急医療などの関連分野において，高度の医療が行われている.

脳死下臓器提供者条件

- 臓器提供者の条件は，臓器提供施設マニュアルに準じて行われる.
- 判定医自身が確認する項目は以下である.

①意思表示カードなど脳死判定に従い，かつ臓器提供する意思を示している本人の書面が存在する場合．法の運用にあたっては15歳以上の者の意思表示を有効なものとする

②法的脳死判定対象者が18歳未満である場合には，虐待の疑いがない

③知的障害者などの臓器提供に関する有効な意思表示が困難となる障害を有する者でない

④臓器を提供しない意思，および脳死判定に従わない意思がない

⑤脳死判定承諾書（家族がいない場合を除く）

⑥臓器摘出承諾書（家族がいない場合を除く）

⑦小児においては年齢が生後12週以上（在胎週数が40週未満であった者にあっては，出産予定日から起算して12週以上）

法的脳死判定〜臓器移植までの流れ（図1）

Step 1：脳死判定の前提条件である「脳死とされうる状態」の判断

● 脳死判定は，器質的脳障害で深昏睡状態であること，原疾患が確実で回復の見込みがない全脳死状態であることが必須の前提条件である．

● 脳死判定には除外例が定められており，生後12週未満の者（在胎週数が40週未満であった者にあっては，出産予定日から起算して12週未満），急性薬物中毒，低体温，内分泌・代謝疾患などである．

● ①深昏睡，②瞳孔が固定し，瞳孔径が左右とも4mm以上であること，③脳幹反射の消失，④平坦脳波のいずれもが確認された場合は，「脳死

とされうる状態」と判断する.

Step 2：家族への説明

● 担当医師が「脳死とされうる状態」であると判断
した場合には，家族らの脳死についての理解度を
ふまえながら，臓器提供の機会があること，およ
び承諾に関する手続きなどは担当医師以外の者
（日本臓器移植ネットワークなど※）による説明を
聞く機会が得られることを告げる.

Step 3：コーディネーターへの連絡

● 日本臓器移植ネットワークなどのコーディネー
ターによる説明を聞くことについて家族から承諾
が得られた場合は，ただちに**日本臓器移植ネット
ワーク**へ連絡する.

Step 4：家族の意思決定

● コーディネーターは家族に対して，以下について
説明する.

① 脳死判定の概要

② 臓器移植を前提とした法に規定する脳死判定によ
り脳死と判定された場合には，法において人の死
と判定されること

③ 本人が脳死判定に従う意思がないことを表示して
いない場合であって，「本人が臓器を提供する意
思を書面により表示し，かつ，家族が摘出及び脳
死判定を拒まないとき」または「本人が臓器を提

※日本臓器移植ネットワークとは，移植医療の啓発と臓器斡旋を主な事業と
して設立された日本唯一の組織である. 2013年4月に公益社団法人として
認可されている.

供する意思がないことを表示しておらず, かつ, 家族が摘出及び脳死判定を行うことを書面により承諾しているとき」のいずれかに該当するときに, 脳死下臓器提供ができること.
- 上記の説明がなされた後に, 臓器提供の意思について家族に確認する.

Step 5：法的脳死判定

- 脳死判定に際しては, **2 名以上の医師**が行う.
- 脳死判定を行う医師は, 脳神経外科医, 神経内科医, 救急医, 麻酔・蘇生科医, 集中治療医, 小児科医であり, それぞれの学会専門医または学会認定医の資格をもち, かつ**脳死判定の経験**があり, 加えて**移植には関係のない者**と定められている.
- 法的脳死判定の前に, 前述の**「脳死下臓器提供者条件」**を満たしていることを確認する.
- 法的脳死判定は, 法に定められた厳格な方法を用いて行う (**表 1**).
- **脳死判定は少なくとも 2 回行う.**
- 1 回目の脳死判定が終了した時点から **6 時間以上経過**の後, 2 回目の脳死判定を開始する.
- 対象が **6 歳未満**の場合は, 1 回目の脳死判定終了後 **24 時間以上経過**した時点で 2 回目の脳死判定を開始する.
- **2 名以上の判定医**で, 少なくとも **2 回の判定**で表1の**すべての項目**が満たされた場合は**「法的脳死」**と判定する.
- **死亡時刻は 2 回目の判定終了時とする.**

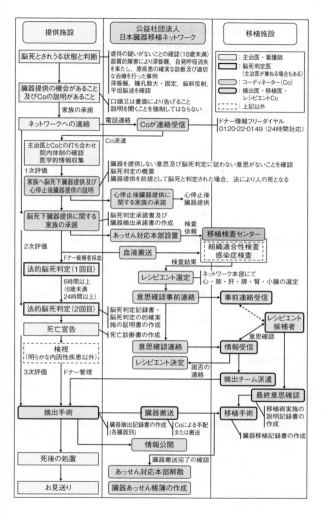

図1 》脳死下臓器提供フローチャート

(公益社団法人日本臓器移植ネットワークWebサイト
https://www.jotnw.or.jp/files/page/medical/manual/doc/flow_chart02.pdf
より2022年4月8日検索)

表1 》》法的脳死判定の検査方法

法的脳死判定の項目	具体的検査方法	脳内の検査部位と結果
1 深い昏睡	●顔面への疼痛刺激 （ピンで刺激を与える か，眉毛の下あたりを 強く押す）	脳幹（三叉神経）：痛みに 対して反応しない 大脳：痛みを感じない
2 瞳孔の散大と固定	●瞳孔に光をあてて観察	脳幹：瞳孔が直径 4 mm 以上で，外からの刺激に変 化がない
3 脳幹反射の消失	●のどの刺激 （気管内チューブにカ テーテルを入れる）	咳きこまない ＝咳反射がない
	●角膜を綿で刺激	まばたきしない ＝角膜反射がない
	●耳の中に冷たい水を入れ る	眼が動かない ＝前庭反射がない
	●瞳孔に光をあてる	瞳孔が小さくならない ＝対光反射がない
	●のどの奥を刺激する	吐き出すような反応がない ＝咽頭反射がない
	●顔を左右に振る	眼球が動かない＝眼球頭反 射がない（人形の目現象）
	●顔面に痛みを与える	瞳孔が大きくならない ＝毛様脊髄反射がない
4 平坦な脳波	●脳波の検出	大脳：機能を電気的に最も 精度高く測定して脳波が検 出されない
5 自発呼吸の停止	●無呼吸テスト （人工呼吸器を外して， 一定時間経過観察）	脳幹（呼吸中枢）：自力で 呼吸ができない
6 6 時間※以上経過し た後の同じ一連の検 査（2 回目）	●上記 5 種類の検査	状態が変化せず，不可逆的 （二度と元に戻らない状態） であることの確認

※生後 12 週〜6 歳未満の小児は 24 時間以上

以上の 6 項目を，必要な知識と経験を持つ移植に無関係な 2 人以上の医師が行う

（公益社団法人日本臓器移植ネットワークWebサイト
https://www.jotnw.or.jp/explanation/03/03/より2022 年 4 月 8 日検索）

臓器保護を目的とした全身管理

- 脳死移植は検討—決定—実施となるため，決定となった際に臓器の状態が良好に維持されていないと，患者や家族の尊い意志をつなぐことができない．
- 難しいことではあるが，感染に留意し，電解質の補正，酸素化の維持など，専門家の指示に従い，観察・ケアを行う．

参考文献

1) 法的脳死判定マニュアル（平成22年度厚生労働科学研究費補助金厚生労働科特別研究事業「臓器提供施設における院内体制整備に関する研究」脳死判定基準のマニュアル化に関する研究班編）．へるす出版，2011.
2) 「臓器移植に関する法律」の運用に関する指針（ガイドライン）
https://www.mhlw.go.jp/bunya/kenkou/zouki_ishoku/dl/hourei_01.pdfより2022年4月8日検索
3) 日本集中治療医学会倫理委員会：集中治療に携わる看護師の倫理綱領，2011
https://www.jsicm.org/pdf/110606syutyu.pdfより2022年4月8日検索
4) 日本集中治療医学会：臓器移植法の改正とそれに伴う省令およびガイドライン変更の要点
https://www.jsicm.org/pdf/zoki100803.pdfより2022年4月8日検索

※2022年4月現在

Memo

循環動態の考え方

- 循環動態を考える目的は，**全身の細胞に十分な酸素が運搬できているかどうかを把握すること**である．そのため，血圧が安定しているということだけでは循環動態を評価することはできない．

- 血圧は，**「心拍出量」**と**「末梢血管抵抗」**の2つの因子で決定される．「心拍出量」には，**「前負荷」「後負荷」「心収縮力」**の3つの因子が関与している（**図1**）．これらの因子のどこかに障害が起こり代償できない場合，心拍出量は減少する（**表1**）．

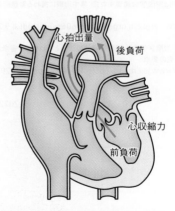

図1 》 心拍出量を構成する因子

表1 》 心拍出量に影響する3つの因子

前負荷 **（循環血液量）**	・循環血液は全身の血管内に血液を充填させ，細胞に酸素を供給する． ・前負荷は，心臓が十分に拡張し拍出する血液を確保するための重要な因子である． ・心臓の拡張期に心室に流入する血液量が多いほど，心拍出量は増加する． ・心収縮力が低下している場合には，前負荷増大で心拍出量は減少する．
後負荷 **（血管抵抗）**	・心収縮時に心臓より先にある動脈の血管抵抗は，後負荷と呼ばれる心臓負荷である． ・血管収縮時に強くなり，血管拡張時に弱くなる． ・血管は，各組織への血流配分や心臓へ戻る血液量を調整する（p.166，コラム参照）． ・心拍出量への影響は，心収縮力が低下している場合ほど大きくなる． ・血管抵抗が強く，後負荷が強い場合は，心拍出量を確保するために強い心収縮力が必要となる．
心収縮力 **（ポンプ機能）**	・心臓から血液を拍出するための心臓の収縮である． ・心拍数が80〜120回/分までは，心拍数増加に伴い心拍出量は増加する．しかし，心拍数が150〜180回/分以上になると，心拍出量は減少する． ・頻脈や不整脈により心臓の拡張期時間が短くなると，心室へ十分な血液を充填することができず，心拍出量は減少する．

文献1）をもとに作成

- 循環を考えるうえでは，十分な心拍出量が確保されていても，**酸素と結合したヘモグロビン**がなければ細胞へ**酸素を運搬することができず，循環不全に陥る**．そのため，血液中への酸素の取り込みと運搬についても考える必要がある（**図2**）．

- 急性期の重症患者には，さまざまな生体情報モニターが使用されており，心電図や心拍数，血圧，体温，SpO_2などのバイタルサインをモニタリングしている．加えて，看護師の「何かいつもと違う」といった気づきから，患者の異変を早期に察知し，対応することが重要である．

- 急性期の治療法選択ではForrester分類（**図3**）やNohria-Stevenson分類が有用である（**図4**）．

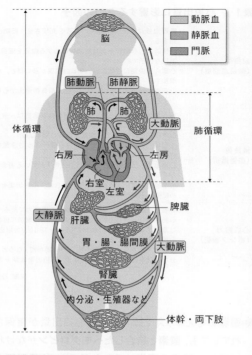

図2 》成人の血液循環

Memo

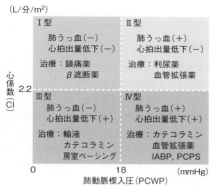

(L/分/m²)

図3 》 Forrester 分類

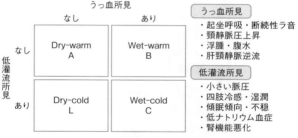

うっ血所見

	なし	あり
低灌流所見 なし	Dry-warm A	Wet-warm B
低灌流所見 あり	Dry-cold L	Wet-cold C

うっ血所見
・起坐呼吸・断続性ラ音
・頸静脈圧上昇
・浮腫・腹水
・肝頸静脈逆流

低灌流所見
・小さい脈圧
・四肢冷感・湿潤
・傾眠傾向・不穏
・低ナトリウム血症
・腎機能悪化

図4 》 Nohria-Stevenson 分類

引用文献
1) 宇佐美知里：気づきの感性が高まるフィジカルアセスメント．重症集中ケア　13（2）：27-29，2014
2) 照井直人：特殊部位の循環．ギャノング生理学（william F, Ganong ほか，岡田泰伸監訳），原書23版，p.662，丸善出版，2011

Memo

脳循環は優先される

脳への血流は，ほかの臓器とくらべ多いわけではない．しかし，脳が消費する酸素の割合は全身の約25%であり，ほかの臓器にくらべて血流低下による酸素不足の影響を強く受ける．

循環器系には，血液の適切な配分や血圧維持のため，循環調節の機能がある．脳血流の自動調節能は動脈圧が65〜140mmHgの範囲内では正常な血流を維持するようにはたらく．そのため，脳血流はほかの臓器より優先される．ショック状態になると末梢や脳以外の臓器の血流から低下していく．

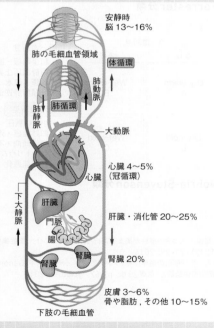

安静時
脳 13〜16%

肺の毛細血管領域

体循環

肺動脈

肺循環

肺静脈

大動脈

下大静脈

心臓 4〜5%
（冠循環）

肝臓

門脈

腸

肝臓・消化管 20〜25%

腎臓

腎臓 20%

皮膚 3〜6%
骨や脂肪，その他 10〜15%

下肢の毛細血管

図 》安静時の臓器への血流分布

文献2)をもとに作成

中心静脈カテーテル（CVC）

目的	＊中心静脈圧（CVP）の測定 ＊確実に投与が必要な薬剤(循環作動薬など) の投与経路 ＊高浸透圧薬剤（高カロリー輸液など）の投与経路 ＊末梢血管の確保が困難な場合

挿入時必要物品

1. 感染予防対策（必要なものに丸をつける）

   （マスク，キャップ，ガウン，手袋）

2. 挿入カテーテル

   ※挿入部位，ルートの種類を事前に確認する

   （　　　　　　　　　　　　　　　　　　　　　）

3. 局所麻酔薬

   （　　　　　　　　　　　　　　　　　　　　　）

4. ヘパリン加生理食塩液

   （　　　　mL 生食＋　　　　mL ヘパリン）

5. エコー，プローブカバー

   その他の必要物品など

   ....

   ....

   ....

   ....

● 中心静脈カテーテルは，投与できるラインの数により名称が異なる．

・シングルルーメン：管内に1つのルーメン（投与孔）をもつ．

・ダブルルーメン：管内に2つのルーメンをもつ．

・トリプルルーメン：管内に3つのルーメンをもつ（**図1**）．

・クワッドルーメン：管内に4つのルーメンをもつ．

● ルーメンには，カテーテル先の孔の位置により以下の種類がある．

① distal（遠位）：カテーテルの先端に開口している（大抵一番径が大きい）．

② proximal（近位）：サブルーメンともいう．カテーテルの根元側に開口している．

③ medial（中間）：トリプルルーメン・クワッドルーメンの場合にある．

カテーテルの断面図

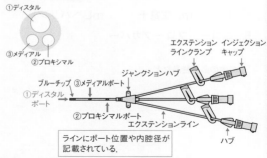

① ディスタル
③ メディアル
② プロキシマル

ブルーチップ ③メディアルポート
①ディスタルポート
②プロキシマルポート
エクステンションライン
ジャンクションハブ
エクステンションラインクランプ インジェクションキャップ
ハブ

ラインにポート位置や内腔径が記載されている．

図1 》 中心静脈カテーテルの構造（トリプルルーメン）

CVP 測定（図2）

1. 患者の体位は原則的に水平仰臥位にする.
2. モニターと CVP 測定ラインのトランスデューサーを接続する.
3. トランスデューサーの三方活栓（大気開放点）を右心房（第4肋間中腋窩線）の高さに合わせる.
4. トランスデューサーの三方活栓を大気開放すると同時に，モニター操作で0点設定を行う.
5. 平均値（人工呼吸器装着患者では呼気終末値）を測定する.

[圧ラインの側管から輸液などが投与されている場合]

● 測定値が高くなる可能性があるため，測定は三方活栓で側管を止めて行う.
● 測定後は，必ず再開放する.
● 粘度の高い輸液が投与されている場合は，フラッシュしてから測定する.

Memo

● 観察ポイントを書き込もう.

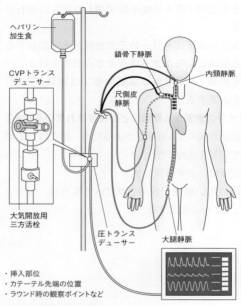

ヘパリン
加生食

CVPトランス
デューサー

鎖骨下静脈

内頸静脈

尺側皮
静脈

大気開放用
三方活栓

圧トランス
デューサー

大腿静脈

・挿入部位
・カテーテル先端の位置
・ラウンド時の観察ポイントなど

図2 》観察ポイント

観察のポイント

[カテーテル関連]

● 挿入部では以下の観察を行う.

・出血・血腫の有無

・感染徴候（発赤・腫脹・熱感など）の有無

・静脈血栓の症状（上下肢の腫脹・疼痛など）の有無

● カテーテルの固定を確認し, 長さを定期的に観察する（カテーテルは縫合されていても, 抜けやすいため）.

● ドレッシング材の汚染がみられた場合は交換する.

● 挿入部の出血や滲出液が多い場合は, 感染を防ぐためにドレッシング材をガーゼに変更する.

● 鎖骨下静脈の穿刺では, 血胸・気胸が起こりやすいため注意する.

[CVP]

● CVP は, 前負荷の指標として用いられるが, CVP は前負荷を反映しないという報告もあるため, あくまでも指標の 1 つとしてとらえる.

● CVP が上昇・低下する原因を**表 1** に示す.

● CVP の変化は以下の状態を示す.

表1 》》CVPの上昇・低下

正常値： 3 ～ 8mmHg	上昇	血管内容量過多, 心タンポナーデ, PEEP設定が高い（胸腔内圧上昇）
	低下	血管内容量減少

Memo

171

☆事故抜去が起こることがある.

☆カテーテル閉塞が起こることがある. ➡各施設基準の最低流量を確保する. 未使用時は施設の基準に準じて, 生理食塩液やヘパリン加生理食塩液でフラッシュする.

☆CVP測定後に三方活栓を開放するのを忘れることがある.

➡再度確認することを習慣化する.

COLUMN

X線上の留置位置

中心静脈カテーテルを鎖骨下静脈もしくは内頸静脈から挿入した場合は, 腕頭静脈合流部から上大静脈の上部とする (**図**).

留置位置が上大静脈の下1/3の場合, 不整脈や心タンポナーデなどの合併症状を引き起こす可能性があるため注意する.

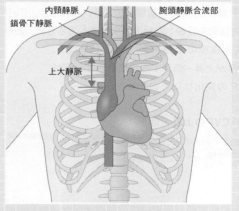

内頸静脈 ／ 腕頭静脈合流部
鎖骨下静脈
上大静脈

図 》中心静脈カテーテル留置の位置

COLUMN

末梢挿入型中心静脈ライン (PICC)

　CVCの一種で，上腕の尺側皮静脈にカテーテルを留置する方法をPICCという（**図**）．末梢の静脈から挿入するため挿入時の致死的合併症が起こりにくいというメリットがある．

　デメリットは，血栓形成のリスクが高いことや，留置部位によっては，腕を屈曲すると点滴の滴下速度が遅くなることがある．挿入は透視下で行うことが多く，必要物品や観察のポイントはCVCに準じる．

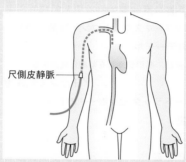

尺側皮静脈

図 》 PICCの挿入部位例

抜去時の注意点（施設の決まり事など）を記載

....

....

....

....

....

....

....

動脈カテーテル

目的	*持続的な動脈圧のモニタリング *非侵襲的な動脈血採血

挿入時必要物品

1. 感染予防対策（必要なものに丸をつける）
   （キャップ，マスク，ガウン，滅菌手袋）
2. 挿入カテーテル
   ※挿入部位，動脈穿刺針を事前に確認する
   （ 針：　　　　　　　　　 ／トランスデューサー，
   　フロートラック センサー®の有無）
3. 消毒液
   （　　　　　　　　　　　　　）
4. 局所麻酔薬
   （　　　　　　　　　　　　　　　　　）
5. 加圧バッグ（準備方法）
   （　　　　　　　　　　　　　　　　　　　　）
6. 生理食塩液500mL，ヘパリン　　　単位

※ヘパリン起因性血小板減少症（HIT）患者にはヘパリンの使用ができないため注意する．

その他の必要物品など

....

....

....

....

構造

● 動脈に留置したカテーテルを耐圧チューブに接続することにより，動脈内の圧力をトランスデューサーが電気信号に変換し，モニターに圧波形・血圧測定値が表示される．

観察のポイント

● モニターに示される動脈波形（**図1**）に異常はないかを確認する．

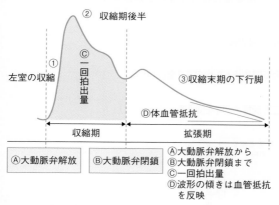

② 収縮期後半

① 左室の収縮

ⓒ 一回拍出量

③ 収縮末期の下行脚

ⓓ 体血管抵抗

収縮期　　　拡張期

Ⓐ 大動脈弁解放　　Ⓑ 大動脈弁閉鎖　　Ⓐ 大動脈弁解放から
Ⓑ 大動脈弁閉鎖まで
ⓒ 一回拍出量
ⓓ 波形の傾きは血管抵抗を反映

図1 》》動脈波形

Memo

- トランスデューサーの基準位置（ゼロ点）が右心房の高さ（第4肋間と中腋下線の交点）となっているか確認する（**図2**）.
- マンシェットを使用し血圧を測定した値，モニター上の動脈圧値の差を確認する.
- カテーテルに内に気泡が入っていないか確認する.
- 針の刺入部の出血・血腫・発赤の有無を観察する.
- 生理食塩液の残量はあるか，加圧バッグの圧は保たれているかは常に確認する.
- 三方活栓の向きや，ルート・トランスデューサーの接続部に緩みがないか確認する.

ゼロ点をとる方法・手順

①大気開放点と右房の高さを合わせる.

②三方活栓の向きを変える.（どっちに？）

患者側をOFFにする　患者側

③モニターの（　　　　　　　　　　　　）を押す.

④三方活栓の向きを戻す.

⑤モニターで波形が出ていることを確認する.

● 観察ポイントを書き込もう

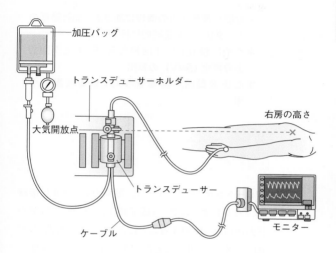

加圧バッグ

トランスデューサーホルダー

右房の高さ

大気開放点

トランスデューサー

ケーブル

モニター

図2 》観察ポイント

● 動脈ラインのヘパリン加生理食塩液は加圧が必要
である. 一方, CVPラインのヘパリン加生理食塩
液は加圧が不要である.

加圧の管理上の注意点を記載

体外式連続心拍出量測定用センサー
フロートラック®センサー

目的	*動脈圧波形からの情報に基づき，血行動態の モニタリングを連続的に行う. *心拍出量 (CO)，1回拍出量 (SV) と1回拍 出量変化 (SVV) の算出 *血圧変動時，影響を与えている要素の予 測

機器の構造

● フロートラック®センサーは，動脈カテーテルに接続 し，ビジレオモニター（販売終了），ヘモスフィアや EV1000® に接続することにより，CO や SVV など のパラメータを得ることができる (p.186, **表**参照).

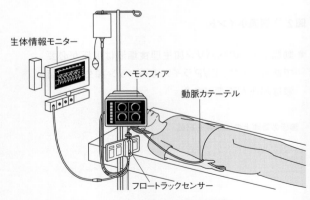

図1 》 **フロートラック® センサーの接続**

(エドワーズライフサイエンス提供)

- さらに，中心静脈圧（CVP）の追加，プリセップ CVオキシメトリカテーテルやボリュームビューカテーテルの利用により，測定できるパラメータを増やすことができる.
- ＊ MRIへの持ち込みは可能だが，モニタリングは不可

観察のポイント

- 得られるパラメータと正常値は，p.186 の **表** を参照のこと.
- 初期設定として，患者の年齢，身長，体重，性別を入力し，ABP や CVP の大気校正を行う.
- 正確な値を得るために，A-line の波形が正確である必要がある.
  ※なまりや不整脈などがあると不適当．CVPも同様（p.180コラム参照）.
- **SVV** は1回拍出量の呼吸性変動を数値化したもの. 輸液反応性の推測指標として利用. 循環不全の徴候がある場合に，治療の選択肢として輸液の必要性を検討するが，SVV が高い場合，輸液反応性が高いと予測される.
- **CO** は SV と心拍数に影響を受ける. 循環不全の徴候があり，かつ CO と SV が低下しているとき，心機能の低下を疑う. 同時に，SVV を評価し血管内容量，SVR を評価し血管抵抗の評価を行う.
- **ScvO$_2$** は，上大静脈血における酸素の供給と需要のバランス評価. 全身の静脈血を反映する混合静脈血酸素飽和度（SvO$_2$）には劣るが，簡便に測定できる.

こんなとき，各種パラメータの信頼性が低下する

正確な値を得るための前提として，動脈波形にオーバーシュートやなまりがないこと，ABPとCVPの大気校正がなされていること，大気開放点の位置が右心房の高さからずれていないこと，CVPラインから薬剤が投与されていないこと，カテーテルが屈曲していないことを，まず確認する．

次に，患者の要因として不整脈がある場合，IABP駆動中は動脈波形が不整となるため，SVVやCOに影響が出る．また，自発呼吸下では一回換気量と呼吸数が不規則であり，胸腔内圧の変動が不規則となるため，SVVの値が正確にならないとされている．強い自発呼吸があるほどSVVは高くなる．

$ScvO_2$はカテーテル先端から発した光の反射を測定しているため，Distalラインからの脂肪製剤，晶質液，青・緑色の薬剤の投与は，測定結果に影響を与える．

表 》 信頼性が低下するパラメータと条件

パラメータ	信頼性が低下する条件
CO，SVV	トランスデューサの位置が不適切，A-line波形のなまりやオーバーシュート，不整脈，大動脈弁狭窄症，IABP使用中，自発呼吸がある
SVR，SVRI	平均血圧(MAP)，CVPが不正確
$ScvO_2$	シャント血流あり，カテーテル先端が血管壁に接触，Distalラインからの脂肪製剤投与および晶質液大量投与，Hb変化時 ＊24時間ごとのキャリブレーションが推奨されている

参考文献

1) 分かる！役立つ！Edwards Critical Care System A to Z．p4，エドワーズライフサイエンス，2013

B.モニタリング
肺動脈カテーテル
スワンガンツ(Swan-Ganz)カテーテル

目的	*肺動脈圧 (PAP), 肺動脈楔入圧 (PCWP) の連続的測定 * PCWP から左心系の前負荷の評価 *熱希釈法による心拍出量の測定 *混合静脈血酸素飽和度 (SvO$_2$) の測定

挿入時必要物品

1. 感染予防対策(必要なものに丸をつける)
   (マスク, キャップ, ガウン, 手袋)

2. 挿入カテーテル
   ※挿入部位, ルートの種類を事前に確認する
   (   )
   シースキット
   トランスデューサー

3. 局所麻酔薬
   (   )

4. ヘパリン加生理食塩液(カテーテル内を満たすもの)
   加圧バッグ

   生理食塩液500mL, ヘパリン　　　単位
   (   )

5. 救急カート，除細動器

その他の必要物品など

....

....

....

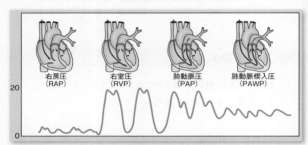

右房圧
（RAP）

右室圧
（RVP）

肺動脈圧
（PAP）

肺動脈楔入圧
（PAWP）

20

0

図1 》カテーテル先端位置と通常の圧波形

● 透視下で行わない場合，肺動脈カテーテルの先端
で圧を測定しながら進める（**図1**）．

● カテーテルを挿入する医師が見える位置にモニ
ターをセッティングする．

● PAWPの測定後，バルーンを萎ませた状態で
PAPが持続モニタリングできる位置まで引き戻し，
位置を決定し固定する．

● 圧測定用のケーブルをカテーテル先端孔ルーメン
に接続し，肺動脈カテーテルを挿入する．接続し
たら圧波形が出るかを確認し，モニターのレンジ
を確認しておく（最大が30～50mmHgである）．

挿入時の観察のポイント

● **カテーテル挿入時は，不整脈の出現に注意が必要**
　である．右室を通る際に，カテーテル先端が右室
　の心筋を刺激すると心室期外収縮（PVC）を誘発
　し，心室頻拍（VT）や心室細動（VF）に移行する
　こともある．

● カテーテル留置による感染，血小板減少のリスク
　がある．血小板数や刺入部の感染徴候の有無を
　確認する．

● カテーテルが挿入されている患者を受け持つ際
　は，カテーテル挿入の長さやカテーテルの固定に
　異常はないかを必ず確認する．カテーテル挿入の
　長さの確認は，固定位置のマーキングやX線によ
　る先端位置の確認によって行う（図2）．

● バルーン膨張用のシリンジにはロックがついている．
　バルーンから空気が抜けていること，その状態で
　シリンジのロックがかかっていることを確認する．

Memo

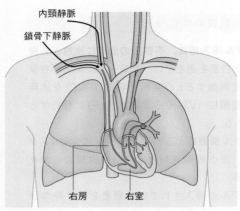

内頸静脈
鎖骨下静脈
右房
右室

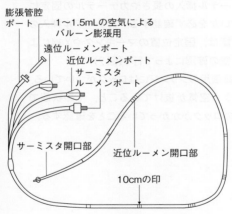

膨張管腔
ポート
1〜1.5mLの空気による
バルーン膨張用
遠位ルーメンポート
近位ルーメンポート
サーミスタ
ルーメンポート

サーミスタ開口部
近位ルーメン開口部
10cmの印

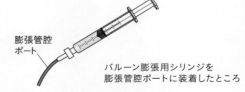

膨張管腔
ポート

バルーン膨張用シリンジを
膨張管腔ポートに装着したところ

図2 》スワンガンツカテーテルの留置位置と構造

インシデント

☆カテーテル先端位置の移動

- 体位などにより，刺入部での長さが一定でもカテーテル先端部が移動することがある（これは適宜調節する必要がある）．

☆自然楔入(spontaneous wedge)

- バルーンが膨張したままであったり，膨張していなくてもカテーテルが肺動脈を進むと楔入状態になる可能性があり，それを放置すると肺塞栓となる．
- 肺動脈圧は必ず波形を表示し，バルーンが楔入状態でないことをつねに確認する（通常の肺動脈圧波形が表示されていることを確認する）．

☆事故抜去(p.172「中心静脈カテーテル (CVC)」を参照)

☆閉塞

☆空気塞栓，開放による出血

Memo

得られるパラメータ

スワンガンツカテーテル，フロートラック®センサーによって得られる代表的なパラメータとドクターコールが必要な状況を**表**に示す．

表 》 得られるパラメータ

パラメータ		正常値	フロートラック	SWG
略称	内容			
CO (cardiac output)	**心拍出量** 1回拍出量×心拍数で算出される	4〜8 L/min	○	○
SV (stroke volume)	**1回拍出量** 心室から1回に駆出される血液量．心収縮力，前負荷，後負荷の影響を受ける．	60〜100 mL/回	○	○
SVV (stroke volume variation)	**1回拍出量変化** 1回拍出量の呼吸性変動の割合を示し，輸液反応性を判断する指標として活用する．値が高いほど，輸液を追加した際に心拍出量が増加する可能性が高い．	<13〜15%	○	×
RAP (right atrial pressure)	**右房圧** 右心系の前負荷の指標	0 〜 8mmHg	×	○
RVP (right ventricular pressure)	**右室圧** 右心系の後負荷や肺血管抵抗の指標	収縮期： 15 〜 25mmHg 拡張期： 0 〜 8mmHg	×	○
SVR (systemic vascular resistance)	**体血管抵抗** 血圧を構成する主要な要素の1つ．	800〜1,200 dynes/sec/cm⁵	○	○
PAP (pulmonary arterial pressure)	**肺動脈圧** 肺血管抵抗や循環血液量の指標 拡張期圧は PCWP と近似する	収縮期： 15 〜 30mmHg 拡張期： 8 〜 15mmHg 平均圧： 10 〜 18mmHg	×	○

PCWP (pulmonary capillary wedge pressure)	**肺動脈楔入圧** 左心系の前負荷の指標	6 ～ 12mmHg	×	○
ScvO₂ (central venous oxygen saturation) ※プリセップ CV オキシメトリカテーテル®挿入の場合	**中心静脈血酸素飽和度** 上大静脈の酸素飽和度の評価. 酸素化の障害, 高体温・シバリングなどによる代謝の亢進, 出血により Hb 喪失, 急性心不全により低心拍出に陥ると値は低下する. また, 正常値よりも高い場合も安心できず, 低体温・鎮静による代謝の抑制, 異常な動静脈シャント, 敗血症性ショックの前兆である高心拍出量状態を呈している指標となる.	65～85%	○	○
SvO₂ (mixed venous oxygen saturation)	**混合静脈血酸素飽和度** 全身の酸素受給バランスを反映 上記, ScvO₂ 参照	65 ～ 80%	×	○

以下は, 患者個々の体格差による値のばらつきを考慮して, 体表面積で各値を割ったもの

CI (cardiac index)	**心係数** 心拍出量÷体表面積	2.5～4 L / min / m²	○	○
SVI (SV index)	**1 回拍出量係数** 1 回拍出量÷体表面積	33～47 mL/min /m²	○	×
SVRI (SVR index)	**体血管抵抗係数** SVR 算出時, CO の代わりに CI を用いて計測したもの	1,970～2,390 dynes / sec / cm⁵ /m²	○	○

※SVR/SVRIの測定には中心静脈圧(CVP)の入力が必要

<ドクターコール>

● CIや SvO₂ が低下してきている状態
・心不全の悪化や不整脈・出血・脱水の可能性があるため, アセスメントを行い医師に報告する.

● PAP以外の波形が出現している状態
・RVPの出現は不整脈を誘発する可能性があるため, 医師に報告する. またPCWPの出現は, 肺梗塞や肺動脈破裂の原因となることがあるため, バルーンが膨張していないかを確認し, 医師に報告する.

文献1)をもとに作成

引用文献

1) 分かる!役立つ! Edwards Critical Care System A to Z. p4, エドワーズライフサイエンス, 2013

モニター心電図

| 目的 | ＊心拍数や不整脈のモニタリング |

方法

● 患者の胸部に電極を装着する（**図1**）．3点モニターの場合は，右鎖骨下に**赤**（マイナス極），左鎖骨下に**黄**（アース），左肋骨下縁付近に**緑**（プラス極）が標準的な装着位置である（端子部の色はメーカーによって異なることがある）．

● 誘導は I，II，III 誘導の設定が可能だが，通常，II 誘導に設定する．

● II 誘導では，心臓の傾き（長軸）と II 誘導の方向がほぼ平行するため，不整脈を見つけるために必要な R 波および P 波が最も大きく記録される．

● 心電図の基本波形を**図2**に示す．

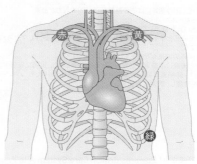

図1 》 3点モニターによるII誘導

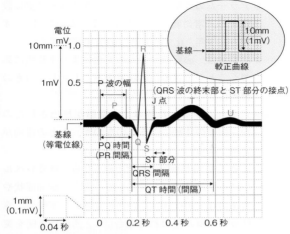

図2 》II誘導の基本波形

P波：心房の興奮(0.06〜0.10秒)
QRS波：心室の興奮(0.06〜0.10秒)
T波：心室の興奮からの回復(再分極)(0.10〜0.25秒)
PQ間隔：心房の興奮が心室へ伝わる時間(0.12〜0.20秒)
QT間隔：心室の興奮の持続時間(0.30〜0.45秒)

ポイント

● 電極は，体動によって生じる筋電図（ノイズ）が入ることを防ぐため，**腕や腹部を避けて装着**する.

● 電極装着部位に皮膚の汚染や湿潤がある場合は，タオルなどで拭き取り，乾燥させてから装着する.

● 同一部位に長期間電極を装着することは，粘着剤の成分や汗による皮膚トラブルの原因となることがあるため，発赤や瘙痒感の有無を観察する.

● 患者の体動によって電極がずれないようにする. 体動が激しい場合は，電極をテープなどで補強すると良い.

- アラームの音量は，気づくことができる音量に設定する．常に鳴ってしまうアラーム設定は，"オオカミ少年"化するため，適宜再評価する．
- 同期音は，必要時リズムの変化により不整脈に気づくことができるため設定する．しかし，患者の苦痛にならないように配慮する．
- アラームがなった際は，不整脈が検出されたのか，患者の体動によるものなのか，などの鑑別が必要となる．
- 重症不整脈が検出されたと思ったら，意識レベルやバイタルサインを確認する．また，胸部症状やめまいなどの症状はないかを観察し，不整脈，急性冠症候群が疑われる場合は12誘導心電図を実施する．
- 波形が変化した場合や，電極貼付部位や誘導法を変更した場合は，記録をとる．記録した波形は，自施設の取り決めに従って保存する．

ドクターコール

- 心室細動（**VF**），無脈性心室頻拍（pulseless **VT**），無脈性電気活動（**PEA**），心静止（**asystole**）の4つの波形は即座にドクターコールが必要である．応援要請とともに救急カート，除細動器の準備を依頼し，ただちに**心肺蘇生(CPR)を開始**する．
- **連結期の短い心室性期外収縮（PVC）**は，VFへ移行する危険が高く，緊急性が高い．
- **脈拍が異常に速い，または遅い，幅の広いQRS波，P波の後にQRS波がない，QRS波の前にP波がない**，などの波形は要注意である．

● その他の波形変化についても，患者の意識レベル
やバイタルサイン，自覚症状の有無とあわせて観
察し，医師に報告する．

インシデント

☆アラームの不適切な設定により，患者の異常に気
づけないことがある．各勤務時に，アラーム設定
が患者の状態にあっているか，アラームの音量が
適切か，不整脈検出の設定がオンになっているか
を確認する．

☆複数の患者の心電図を表示できるセントラルモニ
ターは，チャンネルの設定間違いによる患者誤認
のリスクがある．各勤務時に，送信機と受信機の
チャンネルが合致していることを確認する．

Memo

アーチファクト（波形の乱れ，ノイズ）

　アーチファクトとは「人工産物」という意味で，ノイズともいう．心電図に混入する心電図以外の現象を総称したものである．交流障害や筋緊張，基線の動揺などがある．

　モニターにアーチファクト（波形の乱れ）が混入すると，波形の判読が困難になり，誤った評価をしてしまうこともあるため注意する．

　アーチファクトへの対処法としては，電極の位置を貼り直す（NASA誘導など，**図**），電極テープを交換する，交流障害を取り除く・患者から離す（電気毛布，扇風機，ラジオなどの電化製品）などがある．

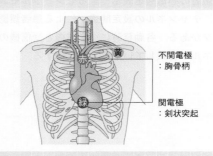

赤　黄

不関電極
：胸骨柄

関電極
：剣状突起

緑

図 》 NASA誘導

アーチファクトの混入が少なく，P波が観察しやすい．波形は V$_1$ もしくは V$_2$ に近似する．

Memo

12誘導心電図

目的	＊詳細な心電図波形の評価，不整脈の発見と診断，胸部症状出現時の診断の補助

方法

●自施設で使用される心電計の使い方を記載

単極胸部誘導

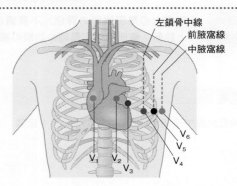

左鎖骨中線
前腋窩線
中腋窩線

V_1　V_2
　　V_3
V_6
V_5
V_4

[語呂合わせ]

V_1：第四肋間胸骨右縁（**赤**）——————せ

V_2：第四肋間胸骨左縁（**黄**）——————き

V_3：V_2とV_4を結ぶ線上の中点（**緑**）——ぐ

V_4：第五肋間と左鎖骨中央線の交点（**茶**）——ち

V_5：左前腋窩線上のV_4と同じ高さ（**黒**）——く

V_6：左中腋窩線上のV_4と同じ高さ（**紫**）————ん

双極肢誘導の電極位置

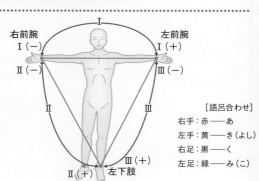

Ⅰ

右前腕
Ⅰ（−）

左前腕
Ⅰ（＋）

Ⅱ（−）

Ⅲ（−）

Ⅱ

Ⅲ

[語呂合わせ]

右手：赤——あ

左手：黄——き（よし）

右足：黒——く

左足：緑——み（こ）

Ⅲ（＋）

Ⅱ（＋）　左下肢

右側胸部誘導（右室梗塞を疑う場合に用いる）

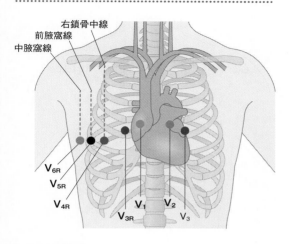

V1：第四肋間胸骨右縁(赤)

V2：第四肋間胸骨左縁(黄)

V3R：V2RとV4Rを結ぶ線上の中点(緑)

V4R：第五肋間と右鎖骨中央線との交点(茶)

V5R：右前腋窩線上のV4Rと同じ高さ(黒)

V6R：右中腋窩線上のV4Rと同じ高さ(紫)

右手：赤

左手：黄

右足：黒

左足：緑

※12誘導心電図の所見と虚血部位の推定については，第2章「ACS（急性
　冠症候群）」の**表1**（p.452）を参照．

Memo

背部胸部誘導(後壁梗塞を疑う場合に用いる)

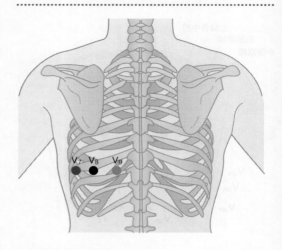

V₁：第四肋間胸骨右縁(赤)

V₂：第四肋間胸骨左縁(黄)

V₃：V₂とV₄を結ぶ線上の中点(緑)

V₇：第五肋間と左鎖骨中央線の交点(V₄)と同じ高さで後腋下線との
交点(茶)

V₈：V₇と同じ高さで左肩甲骨中線との交点(黒)

V₉：V₇と同じ高さで脊椎左縁(紫)

右手：赤

左手：黄

右足：黒

左足：緑

Memo

C.心肺補助療法／腎代替療法
IABP
（大動脈内バルーンパンピング）

目的	＊ポンプ機能が低下した患者に対する心機能の補助 ＊冠動脈血流の維持

適応

- 心不全に対して内科的治療を施しても以下の指標を有する場合（参考値）
  収縮期圧 ≦ 80mmHg
  肺動脈楔入圧（PAWP）≧ 20mmHg
  心係数（CI）≦ 2.0L/min/m^2
  尿量 ≦ 0.5mL/hr/kg
- 末梢循環不全（四肢冷感，チアノーゼなど）
- 狭心症発作が重積する狭心症
- 心原性ショック（急性心筋梗塞，急性心筋炎など）
- 致死的不整脈（心室性頻拍，心室細動）
- 開心術後の低心拍出量症候群（LOS）
- ハイリスクなPCI（LMT病変，多枝病変，低心機能など），人工心肺を使用しない冠動脈バイパス術（off pump CABG）
- VA-ECMO中の後負荷軽減

Memo

禁忌

[絶対的禁忌]
- 大動脈解離
- 胸部・腹部大動脈瘤
- 重症大動脈閉鎖不全症

[相対的禁忌（慎重な使用の検討が必要）]
- 高度な下肢閉塞性動脈硬化症
- 腹部，胸部大動脈の高度蛇行や屈曲
- 重度の凝固異常

構造

- バルーンは，機器本体から送気されるヘリウムガスによって，拡張／収縮する（**図1**）．
- 心臓との駆動**タイミング**の検知方法は，**心電図トリガー**と**動脈圧トリガー**に大別される．
- 駆動タイミングは2種類ある．**マニュアルモード**では，設定者の技量に依存する．また，心拍の変動などに即応させることが困難である．**オートモード**では，駆動タイミングを自動算出する．そのため，心拍の変動などにも自動対応が可能である．
- バルーンの拡張／収縮のタイミングが適切な場合（**図2**）と不適切な場合（**図3**）の圧波形を示す．

観察のポイントとケア

- **IABPの効果を評価する．**
  - 後負荷の軽減，心拍出量の増加，冠血流量の増加が達成されていると，**平均血圧の上昇，心拍数の**

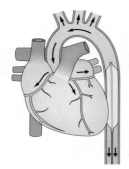

①インフレーション
（バルーン拡張）

〈心拡張期圧の上昇〉
・冠動脈血流量の増加
・冠動脈酸素供給量の増加
・血圧の上昇

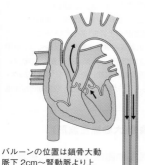

②デフレーション
（バルーン収縮）

〈心収縮期圧の下降〉
・後負荷の軽減
・心仕事量の減少
・心筋酸素消費量の減少

バルーンの位置は鎖骨大動
脈下 2cm〜腎動脈より上

図1 》》 IABPの作動様式

　　減少，不整脈の軽減，狭心症発作の減少などが期
　　待できる．
・スワンガンツカテーテルなどが挿入されていれ
　ば，フォレスター分類などを使用して，**心不全の
　状態が評価できる**．
・心不全の軽快により，**呼吸状態は改善する**ことが
　予測されるが，治療上，床上安静が必要となるこ
　とから，胸水貯留に伴った無気肺による換気血流
　比不均衡分布により酸素化が低下する可能性があ

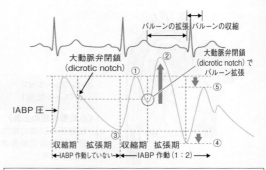

バルーンの拡張　バルーンの収縮

大動脈弁閉鎖
(dicrotic notch)

①
②

大動脈弁閉鎖
(dicrotic notch)で
バルーン拡張

⑤

IABP 圧

③

収縮期　拡張期　収縮期　拡張期

←IABP 作動していない→←IABP 作動(1：2)→

④

1：2でIABPを作動させたときの圧波形．①(自己収縮期圧)にくらべ，②(IABP拡張期の大動脈拡張期圧)が上昇し，冠血流量が増加し，平均血圧が増加する．この大動脈拡張期圧の上昇を「ダイアストリック・オーグメンテーション」という．③(自己の大動脈拡張終末期圧)にくらべ，④(IABP収縮による大動脈拡張終末期圧)が低下し，心臓の仕事量が軽減され，心拍出量が増加する．この大動脈拡張終末期圧の低下を「システリック・アンローディング」という．①にくらべて⑤が低くなるのは，収縮期の駆出抵抗が低下することを示している．

図2 》駆動タイミングの調整(大動脈圧波形)

る．可能であれば，(医師や臨床工学技士に確認し)挿入部屈曲可能域内での上体挙上や側臥位を行う．

● **IABP が適切に作動しているかを確認する**．

・チューブの屈曲や破損がないか，ヘリウムボンベの残量は十分か，バッテリーの残量は十分かを確認する．

・IABP の設定として，アシスト比，トリガーの種類(心電図トリガー，動脈圧トリガー)，オーグメンテーション圧(バルーン拡張期の圧)が自己の収縮期圧よりも低下がないかを確認する．

● **患者の精神状態を把握する**．

・安静臥床による過度のストレスや，循環不全による脳循環障害から，せん妄を発症するリスクがある．

●拡張のタイミングが**早い**	●拡張のタイミングが**遅い**

大動脈閉鎖（dicrotic notch）より手前でバルーンが拡張するため，心臓からの血液の駆出を障害することになる	dicrotic notch がみえており，バルーンの拡張が遅すぎるため，ダイアストリック・オーグメンテーションが低下する
●収縮のタイミングが**早い**	●収縮のタイミングが**遅い**

バルーンの収縮が早すぎるため，高い大動脈圧の時間が短くなり，冠血流量への効果が減少する	バルーンの拡張が遅すぎるため，心臓からの血液の駆出をバルーンが障害し，後負荷が増大し，大動脈拡張終末期圧が十分下げられない

—— 大動脈圧波形
—— 不適切なタイミングのIABPによりできた大動脈圧波形

図3 》》不適切なタイミングの圧波形

● **合併症のモニタリングを行う**．

・バルーンの留置位置が腹部大動脈にかかると，腹部臓器の虚血を引き起こす可能性があり，腹痛などの腹部症状，腎機能の評価が必要となる．

・カテーテル刺入部の感染徴候の有無・活性化凝固時間（ACT）コントロールのため（**目標 ACT**　），ヘパリンを使用することもあり，刺入部やその他（鼻腔など）の出血傾向に注意する．

・大腿動脈にカテーテルが挿入されているため，刺入部より末梢側の下肢循環不全が起こる可能性がある．

・IABP 挿入側の下肢の運動制限があるが，外旋した状態で保持されてしまうと腓骨神経圧迫による腓骨神経麻痺などの神経障害を起こしてしまう可能性がある．

IABP 離脱基準（参考値）

● 血行動態指標
・心係数（CI）≧ 2.0L / 分 / m²
　収縮期血圧≧ 90mmHg
・肺動脈楔入圧（PAWP）≦ 20mmHg

● 臨床的指標
・不整脈の消失，心不全の改善，尿量の維持.
※ウィーニング時のパラメータ変化の観察

ドクターコール

☆挿入中の安静保持が困難な場合
・下肢屈曲などによりカテーテルの屈曲や刺入部の
　出血，動脈穿孔につながる.

☆急激な血圧低下，腹部膨満，顔面蒼白，意識レベル低下がみられた場合
・挿入時のガイドワイヤーやカテーテルによる大動
　脈解離，血管損傷が考えられる. 外科的処置が
　必要になる可能性もある.

☆腹痛の出現，尿量減少，検査値では腎機能上昇，乳酸値上昇がみられる場合
・腹腔動脈にバルーンがかかることによる腹部臓器
　虚血が考えられる.

☆カテーテル内に逆血がある場合
・バルーンの破裂や損傷が考えられるため，早急に
　IABPを中断し，カテーテルを抜去する必要があ
　る.
・IABPによる循環補助が不十分になっているため，
　循環動態の変動にも注意する.

「IABP を抜去する」といわれたら準備すべきこと

介助

抜去後の観察

前負荷, 後負荷, 心拍出量

心拍出量は, 1回拍出量, 心拍数で規定される. 1回拍出量は, 前負荷, 後負荷, 心収縮力に規定される.

前負荷とは容量負荷ともいわれ, 拡張終末期に心室に戻ってくる血液量のことを指す. 心室内に流入する血液量が増えると, 心室は収縮を強くしようとする (フランク―スターリングの法則). そのため, 正常な心臓では前負荷が大きくなると1回心拍出量は増加する. しかし, 慢性的に前負荷がかかると心拡大が起こり, 心筋は, 伸びきったバネのようになり, 十分な収縮ができなくなるため, 心拍出量が維持できなくなる.

後負荷とは圧負荷ともいわれ, 末梢血管抵抗に対して心室が血液を送り出すために必要な圧力を指す. 末梢血管抵抗が上昇し後負荷が大きくなると, 心筋が太くなって収縮力を高め, 心拍出量を維持する. しかし, 慢性的に後負荷がかかりつづけると心肥大が起こり, 心筋は, 伸びにくい太いバネのように拡張能が低下するため心拍出量が維持できなくなる.

IMPELLA（補助循環用ポンプカテーテル）

イ ン ペ ラ

目的	*左室から脱血して上行大動脈に送血することにより，順行性に循環を補助し，末梢の臓器灌流を改善させる． *左室の容量負荷を軽減し，心筋灌流を改善させる．

適応・構造

- IMPELLA の構造を**図1**に示す．
- IMPELLA は補助循環装置であり，大腿動脈や鎖骨下動脈から左室内にデバイスを挿入・留置し，左室から脱血して上行大動脈に送血すること（流量補助）により体循環を補助するカテーテル式の血液ポンプである（**図2, 3**）．
- IMPELLA 適正使用指針[1]に基づいて**心原性ショック**などの薬物療法抵抗性の**急性心不全**に対して使用する．IMPELLA の**価格は高い**ため，**適応に注意**する必要がある．

Memo

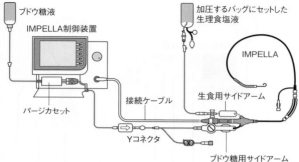

ブドウ糖液

IMPELLA制御装置

加圧するバッグにセットした
生理食塩液

IMPELLA

バージカセット

接続ケーブル

生食用サイドアーム

Yコネクタ

ブドウ糖用サイドアーム

※IMPELLA5.0には生食用サイドアームはない.
※IMPELLA2.5とCPの場合は留置後に標準設定へ移行し,その際にYコネクタを外す.

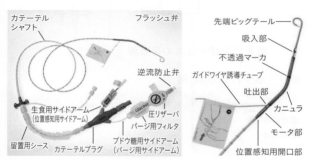

カテーテル
シャフト

フラッシュ弁

先端ピッグテール

吸入部

不透過マーカ

ガイドワイヤ誘導チューブ

吐出部

カニューラ

モータ部

位置感知用開口部

逆流防止弁

生食用サイドアーム
(位置感知用サイドアーム)

留置用シース

カテーテルプラグ

圧リザーバ

パージ用フィルタ

ブドウ糖用サイドアーム
(パージ用サイドアーム)

図 1 》 IMPELLA の基本構造

(日本アビオメッド株式会社提供資料より改変)

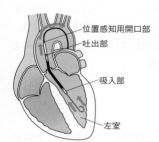

位置感知用開口部

吐出部

吸入部

左室

左室から脱血し
上行大動脈に送血する
ことにより
体循環を補助
(左室容量負荷の
軽減)

左室内にある吸入部から血液を脱血し,カ
ニューラを経て上行大動脈内にある吐出部
に送血する.

図 2 》 IMPELLA の原理

(日本アビオメッド株式会社提供資料より改変)

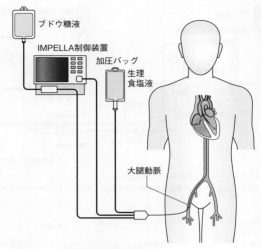

ブドウ糖液

IMPELLA制御装置

加圧バッグ

生理
食塩液

大腿動脈

図3 》 IMPELLA の装着例

表1 》 各デバイスの規格

	IMPELLA 2.5	IMPELLA CP	IMPELLA CP SmartAssist	IMPELLA 5.0
最大補助流量	2.5 L/分	3.7 L/分		5.0 L/分
耐用期間	5日	8日		10日

(日本アビオメッド株式会社提供資料より改変)

- 最大補助流量により**表1**の規格に分かれる.
- 耐用期間を超えた場合はモータの劣化により停止する危険性があるため，それまでに治療方針を検討し，劣化のサインがあった場合にはすぐに対応できるようにしておく必要がある.

観察ポイント

- **固定の長さ**（深度マーカの位置）と**固定リングがロック**されていること，**補助レベル**が医師の指示に従っ

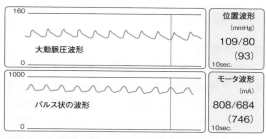

図 4 》 ポンプ位置のモニタリング

(日本アビオメッド株式会社提供資料より改変)

て設定されていることを確認する.
● **大動脈圧波形**と**モータ波形**でポンプが適正な位置
  にあるかを判断する（**図 4**）.
・VA-ECMO 併用例では，大動脈波形がフラットに
  なっていることがある. 医師による心エコーでの
  位置確認と, IMPELLA のアラームが鳴っていない
  ことで適正な位置にあることを判断する.
● すべてのルートが**屈曲していないか**観察する.
  IMPELLA 2.5とCPの場合は，位置感知用チューブ
  維持液である生理食塩水が加圧できているかもあわ
  せて確認する.
● **平均流量**（L/分）を経時的に記録する.
● パージ液履歴から**パージ液投与量**を記録する.
● 大腿動脈アプローチの場合は下肢阻血を生じる可能
  性があるため, **下肢動脈触知**を定期的に確認する.
● **血尿**があれば，サクションによる溶血の可能性があ
  り，心エコーで留置位置を確認する必要があるため,
  医師に報告する.
● モータ消費電流を定期的にモニタリングし，モータ
  劣化の徴候があれば医師に報告する.

機器の管理

● ポンプ留置位置が適切でないと補助流量を得られなかったり，サクションを起こして溶血したりするため，移動した場合や安静度が拡大した場合など，位置が変わる恐れのある場合には心エコーを用いて適宜確認をする必要がある．

● パージ用セットの交換は，5 日ごとに行う．生食用サイドアームに取り付けるルートは施設の基準に応じて交換する．プラスチックが劣化する恐れがあるため，アルコール綿は使用しない．

● **活性化凝固時間（ACT）**は（　　　　　　　秒）を維持できるように調整する．測定は，留置 8 時間後までは 2 時間ごと，留置 8 ～ 24 時間後までは 4 時間ごと，留置 24 時間後～抜去までは 8 時間ごとに行う．

カテーテル穿刺部の管理

● 穿刺部は出血がなければフィルムドレッシングで密閉し，出血があればガーゼで保護する．

● 穿刺部に負担がかからないように，留置用シースの下にガーゼを置いてテープで固定する．その際，ロックが確認できるように，ロック部分にはテープを貼らない．

● フィルムドレッシングやガーゼの交換は，施設の基準に準じる．

心肺蘇生時の注意点

● IMPELLA 使用中に**胸骨圧迫**が必要な際には，補助レベル※を **P2 に下げて施行**する必要がある．

● 胸骨圧迫をすることで IMPELLA が抜けていき，吸入口がバルサルバ洞になると冠動脈の血流が減る．

● **除細動器は通常通りに施行できる．**

※ポンプ回転数に応じて，IMPELLA 2.5/IMPELLA CPはP0〜P8の9段階，IMPELLA CP SmartAssist/IMPELLA 5.0はP0〜P9の10段階の補助レベルがある．

抜去時の対応

● **抜去時には ACT を 150 秒以下**にする．

● 患者の状態，カテーテルの太さにより用手圧迫や血管縫合を判断する．

● 抜去部からの出血がないか観察を継続する．

ケア上の留意点

● **大腿動脈アプローチ**の場合は，**30°までヘッドアップは可能**である．カテーテルシャフトが屈曲するとモータ停止につながる恐れがあるため，屈曲しないように，体位変換や清潔ケアも慎重に行う．**ケア後は固定リングと深度マーカの確認を行う．**

● **鎖骨下動脈アプローチ**の場合は，循環動態が安定していれば医師の指示により**歩行も可能**である．**臥位から坐位・立位をとるとポンプ位置が変化するため**，必要に応じて心エコーで確認する．

● 他の補助循環装置を装着している患者と同様に，出血・感染・褥瘡・血栓塞栓などの予防ケアを実施する．

インシデント

☆固定リングのゆるみによるカテーテル位置のずれ.

☆パージ液交換時, 機械の設定をせずに交換すると, 残量アラームがその後に鳴り, その際に再度設定が必要になる. ヘパリン量を変更した場合は, 画面に表示されるヘパリンの投与量が誤ったものになる.

☆パージカセットが破損し, 液漏れすることがある. その際にアラームは鳴らないため, 注意する必要がある.

☆パージ液内のヘパリンの誤投与により, 出血傾向となったり, 血栓を形成する可能性があるため, 間違えないように注意する.

補助循環装置の位置づけ (どんな時に使うのか) を記載
IABP:
IMPELLA:
VA-ECMO:
VAD:

パージ液について

　パージ液は，血流と逆方向に流れて圧バリアを形成し，IMPELLA
モータ内への血液侵入を防ぐ役割がある．パージ液として使用が
保証されているのは**ブドウ糖液**と**ヘパリン**のみであり，誤って生理
食塩液などを用いるとモータが錆びる恐れがあるので注意する．ヘ
パリン起因性血小板減少症患者のパージ液はブドウ糖液のみとす
る．設定できるパージ液容量とブドウ糖濃度，ヘパリン濃度は**表**の
とおりである．パージ液流量は設定できない．長期使用では，モー
タ停止のリスクを下げるためにパージ液内のヘパリン濃度を高くす
るほうが望ましい．

表 》 パージ液において選択可能な設定値

入力項目	選択可能な設定値
パージ液容量(mL)	50, 100, 250, 500, 1000
ブドウ糖液濃度(%)	5, 10, 20, 30, 40
ヘパリン濃度(単位/mL)	0, 5, 6.25, 10, 12.5, 25, 40, 50

引用文献

1)　補助人工心臓治療関連学会協議会 インペラ部会：IMPELLA適正使用指針，
2021年4月1日改訂（第4版）
https://j-pvad.jp/guidance/ より2022年3月18日検索

Memo

ECMO（体外式膜型人工肺）

| 目的 | *重症呼吸不全患者，または，重症心不全患者，時には心肺停止状態の蘇生手段として，心肺機能を補助する.
*膜型人工肺によりガス交換（酸素化・換気）を代替できる.
* VA-ECMO の場合は，遠心ポンプによる無拍動流により正常の心拍出量の 50 ～ 70%を代替できる. |

ECMO の種類

● VA-ECMO（veno-arterial ECMO）
 ：静脈から脱血し，動脈に送血する.
● VV-ECMO（veno-venous ECMO）
 ：静脈から脱血し，静脈に送血する.
● VAV-ECMO（veno-arterial-venous ECMO）
 ：静脈から脱血し，動脈と静脈に送血する.

適応

[VV-ECMO]　呼吸不全

● ウイルス性肺炎などにより**酸素化が高度に障害**された症例.（例：成人の場合 $F_IO_2 > 90$％で PaO_2/F_IO_2 比 < 100）
● 非代償性の高二酸化炭素血症がある症例.
 （例：急性気道閉塞，喘息，COPD 増悪）

［VA-ECMO］ 循環不全

● 難治性の心室細動などの重症不整脈の症例.

● 開心術後，急性心筋梗塞後，重症心筋症，心停止
などの有効な心拍出量が維持できない症例.

➡一時的に心肺機能を補助することで原疾患の回復が
見込まれることが条件となる.

禁忌

....

［VV-ECMO / VA-ECMO 共通］

● 血管が細く**カニューレが挿入できない場合**や，カ
ニューレから脱血できない場合，大腿部に感染を認
める場合，胸・腹部大動脈に瘤や解離がある場合.
　➡大腿部より経皮的に動・静脈にカニューレを挿入
するため.

● 頭蓋内出血やその他の大量**出血がある場合**や，その
リスクが高い場合.
　➡血栓形成を予防するために，抗凝固療法が必要と
なるため.

● 原疾患の治療が困難な場合や，意識回復が困難な
場合.
　➡姑息的な治療法であるため.

［VA-ECMO］

● 重度の**大動脈弁閉鎖不全症がある場合**.
　➡逆行性に送血することにより，左室後負荷が増加
するため.

[VV-ECMO]

※ カテーテル留置部位の一例を提示する.

- 遠心ポンプを用いて，大腿静脈（ダブルルーメンの場合は内頸静脈）から挿入した脱血カニューレの先端を下大静脈に留置し，脱血する.
- 膜型人工肺を用いてガス交換を行い，内頸静脈から挿入した送血カニューレから，上大静脈や右房に送血する.

[VA-ECMO]

- 遠心ポンプを用いて，大腿静脈から挿入した脱血カニューレ（例：23〜25Fr）を右房付近に留置し，脱血する.
- 膜型人工肺を用いてガス交換を行い，大腿動脈から挿入した送血カニューレ（例：13.5 〜 16.5Fr）を下行大動脈下端に留置し，下行大動脈に対して逆行性に送血する.
- 大部分の血液が右心→肺→左心の肺循環を経由せずに循環する.

Memo

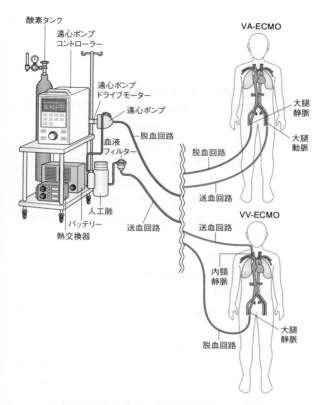

酸素タンク
遠心ポンプ
コントローラー
遠心ポンプ
ドライブモーター
遠心ポンプ
血液
フィルター
脱血回路
人工肺
バッテリー
熱交換器
送血回路

VA-ECMO
大腿静脈
大腿動脈
脱血回路
送血回路

VV-ECMO
送血回路
内頚静脈
大腿静脈
脱血回路

図1 》 ECMO全体の構造とVV-ECMOとVA-ECMOの カニュレーション部位の違い

Memo

モニタリング

[VV-ECMO / VA-ECMO 共通]

● **回転数**に対する**補助流量**をモニタリングする.

・補助流量は遠心ポンプの回転数をゆっくりと上げ
ていき，回転数を上げても流量が増加しなくなる
値から少し下の値（一般的には VV-ECMO：3 〜
5L/分，VA-ECMO：**2 〜 4L/分**）に設定する.

● 動脈血ガス分析により酸素化・換気を評価する.

・動脈血採血は橈骨動脈と送血回路の 2 か所から行
う.

・人工肺で酸素化された血液では
PaO_2 300 〜 400mmHgを目標に管理する.

[VA-ECMO]

● 血圧や肺動脈圧など，各種循環パラメータをモニタ
リングする.

・導入初期では，血流は VA-ECMO の定常流に依存
しているため，脈圧は低くなる.また，大部分の
血液が自己肺を経由しないため，酸素化や換気は
膜型人工肺の酸素濃度と酸素流量に依存する.

・逆行性に送血された血流による**後負荷**を軽減する
目的として IABPを併用することで，IABPにより拍
動流（脈圧）を得ることができる.

・スワンガンツカテーテルで測定される心拍出量の
値は熱希釈法で測定されているため，加熱した血
液が脱血された場合には，実際より高い値が表示
されることがある.

● 自己心により拍出された血液（**自己肺で酸素化**）と

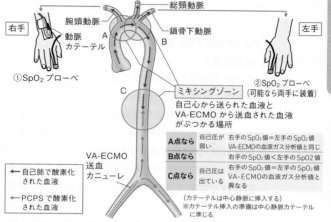

右手 ①SpO₂プローベ

左手 ②SpO₂プローベ（可能なら両手に装着）

総頚動脈

腕頭動脈

動脈カテーテル

鎖骨下動脈

A

B

C

ミキシングゾーン

自己心から送られた血液とVA-ECMOから送血された血液がぶつかる場所

VA-ECMO送血カニューレ

←自己肺で酸素化された血液

←PCPSで酸素化された血液

	自己圧が	右手のSpO₂値＝左手のSpO₂値 VA-ECMOの血液ガス分析値と同じ
A点なら	弱い	右手のSpO₂値＜左手のSpO₂値
B点なら		右手のSpO₂値＜左手のSpO₂値
C点なら	自己圧は出ている	右手のSpO₂値＝左手のSpO₂値 VA-ECMOの血液ガス分析値と異なる

（カテーテルは中心静脈に挿入する）
※カテーテル挿入の準備は中心静脈カテーテルに準じる.

図2 》》 VA-ECMO ミキシングゾーンの理解

VA-ECMO により逆行性に送血された血液（**人工肺で酸素化**）が合流する地点（**ミキシングゾーン**, **図2**）を推測する.

・動脈ラインは右橈骨, 経皮的酸素飽和度プローベは可能であれば両手（設備がなければ右手）に装着することでミキシングゾーンが推測できる.

・VA-ECMOの送血に対し, 自己心拍出量が10％程度で近位弓部, 25％程度で遠位弓部となる.

● **下肢の血流**をモニタリングして下肢虚血を防ぐ.

・大腿動脈から逆行性に送血することで下肢虚血のリスクが高くなるため, 動脈触知や下肢の皮膚色, 温度差を確認する.

体温管理・合併症予防

[VV-ECMO / VA-ECMO 共通]
● **体温管理**を行う.
・血液が ECMO 回路を循環することで冷却され, 低体温に陥るリスクが高い.
・体温管理には体表面を保温する方法に加え, 遠心ポンプにウォーマーを装着し加温する方法がある.
● **血栓塞栓・出血合併症**を予防する.
・定期的に活性化凝固時間（ACT）を測定し, **180～220秒**となるようにヘパリンなどを使用して抗凝固療法を行う.
・抗凝固療法により全身からの出血リスクが高くなる. カニューレ挿入部からの出血が持続することが多く, 圧迫止血や血餅を剥がさないようにガーゼ交換するなどの工夫する.

機器等のチェック

[VV-ECMO / VA-ECMO 共通]
● 圧モニタリングが可能な場合は推移をチェックする.
● ECMO機器, 人工肺, 回路をチェックする.
・**回転数, 酸素濃度, 酸素流量**が指示通りか.
・カニューレが適切に**固定**され, 屈曲やテンションがかかっていないか.
・回路の**色調の変化**や, 回路・人工肺に**気泡や血栓**がないか.
・人工肺に泡状の血漿漏出（**プラズマリーク**）がないか（血漿漏出が認められた場合は, 人工肺の交換が必要となる）.

- 人工肺から排出されるガスが室温により冷却されると人工肺に水滴を生じ，ガス交換の効率を下げ，膜の寿命を低下させる可能性がある（ウェットラング）．**酸素フラッシュや温風を送風する**などの対策が必要となる場合がある．
- **回路の振動**は，循環血液量減少に伴う脱血不良の徴候である．回路内圧をモニタリングしている場合は，脱血圧も指標にする．
- 遠心ポンプの**異音・発熱**がないか観察する．

ドクターコール

● 圧モニター，ECMO血流量，ACT/APTT，動脈血ガスなど，コール基準を決めておくとよい

回路の異常・遠心ポンプの停止
....

[VV-ECMO / VA-ECMO 共通]

● 回路異常による体内への空気の流入を予防するため，送血回路を鉗子で**クランプする**ことを考慮する．
● 電源や回路の異常を確認し，原因究明の間，各種パラメータを確認しながら停止前の回転数を目標に**手動で遠心ポンプを回す**ことも考慮する．

致死的不整脈の出現
....

[VA-ECMO]

● VA-ECMO により循環が維持されていても，冠血流が維持できなくなることで心筋にダメージを負うリスクがある．

● すみやかに**電気的除細動**などを行い，再発防止のための薬剤投与等を考慮する．

回路の振動の増加（脱血不良）

[VV-ECMO / VA-ECMO 共通]
● 血管内ボリュームの低下や脱血回路の位置の変化により脱血不良に陥ると，脱血回路に過陰圧がかかることで回路の振動が増加し，補助流量も減少する．
● 回路の**屈曲や固定の確認**，**輸血・補液**を行うことで，必要な脱血量を維持できるようにする必要がある．
● 自己心拍出量が増加した場合にも，脱血不良となる場合があり，注意が必要である．

尿の赤色化

[VV-ECMO / VA-ECMO 共通]
● 溶血によるヘモグロビン尿や，虚血によるミオグロビン尿を呈している可能性がある．
● この状態が持続・進行することで腎不全に陥るリスクがあるため，脱血回路の過陰圧の解除や人ハプトグロビンの投与，血流をバイパスすることにより血流の改善を図るなどの処置が必要となる場合がある．

その他

[VA-ECMO]
● **右手でモニタリングしている SpO₂ が低下する場合**．
・プローベの位置を確認し，モニタリングに異常がない場合は，**自己心拍の改善に伴うミキシングゾー**

ンの変動が考えられる.

・この場合,**脳循環**は**自己肺**により酸素化された血液が循環していると考え,右手の動脈血ガス分析を評価し,必要であれば人工呼吸器の設定を変更する.

［VV-ECMO］

● **SvO_2 が上昇,脱血回路と送血回路の色が同じになる場合**.

・人工肺により酸素化され体内に送られた血液が,体循環を経由せずに回路に脱血される**リサキュレーションの割合が増加**している可能性がある.

・**カニューレの位置**やその他の**パラメータが変化**していないか確認する.

参考文献

1) Extracorporeal Life Support Organization：Extracorporeal Life Support Organization (ELSO) Guidelines for Adult Respiratory Failure August, 2017
https://www.elso.org/Portals/0/ELSO%20Guidelines%20For%20Adult%20Respiratory%20Failure%201_4.pdfより2022年2月25日検索
2) 道又元裕監：心臓血管外科の術後管理と補助循環. p.114-121, p.139-159, 日総研出版, 2012
3) 道又元裕監：ICUナースのカテーテル管理. p.58-62, 日総研出版, 2013
4) 道又元裕編：特集 補助循環の理解とケア. 重症集中ケア 11 (3)：34-56, 2012

Memo

離脱できるかのポイント

※離脱基準は施設ごとに異なるため，一例として提示する．

[VV-ECMO]

●人工呼吸器をLung restの設定から，肺の状態に合わせた設定に変更する．

●酸素流量を徐々に下げ，酸素投与を中止しても酸素化と換気が維持できるようになれば離脱が可能である．

[VA-ECMO]

●循環不全の進行がなければ離脱に向け回転数を徐々に下げ，ECMOからのウィーニングを開始する．

●補助流量1.5L/分まで減量しても血行動態に変化がなければ，離脱に向けて心エコーなどの心機能評価を行い，可能であれば補助流量1.0L/分程度まで減量する．

●最終的にはON/OFFテストにより最終評価を行う．離脱基準の一例としては，収縮期血圧＞80mmHg，PCWP＜12mmHg，心係数（CI）2.2L/分/m^2，ガス交換が適正範囲であることが挙げられる．

[VV-ECMO / VA-ECMO 共通]

●カニューレ抜去時は，プロタミン硫酸塩などを使用してACTを適正に戻し止血を行う．この時，外科的に血管縫合や輸血が必要になる場合がある．

VA-ECMOからVV-ECMOに切り替えを検討するポイント

●心機能が回復し，自己心で血液が右→左に回り始めた時，自己肺の酸素化能が低いと，身体を巡る動脈血の酸素化が悪化する．

→脱血流量を上げるか，VV-ECMOに切り替える．

C.心肺補助療法／腎代替療法
血液浄化療法

目的	*循環動態が不安定な患者に，24時間持続的かつ緩徐に行う血液浄化療法 *小分子から中分子までの幅広い除去効果を有する（**図1**）．

しくみ（図2）

①持続緩徐式血液濾過器
● ヘモフィルター・膜と呼ばれる．
● ポリエーテルスルフォン（PES），ポリメチルメタクリレート（PMMA），ポリスルフォン（PS）など，材質や膜面積で分類分けされている．

②血液浄化装置
● 透析，濾過，除水などを設定して行う装置本体．

③血液回路（カテーテルは中心静脈に挿入する）
※カテーテル挿入の準備は中心静脈カテーテルに準じる．
● バスキュラーアクセスカテーテル（動脈側）→持続緩徐式血液濾過器→バスキュラーアクセスカテーテル（静脈側）へと血液が流れるルート．

Memo

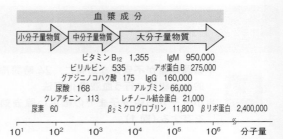

**図1 》 分子量からみた血液浄化法の溶質除去特性
（血液の分子量）**

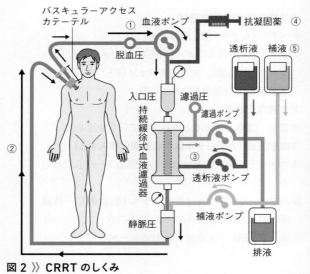

図2 》 CRRT のしくみ

文献 1) をもとに作成

Memo

④抗凝固薬

- 血液は体外に出たり異物に触れると凝固する性質があるため，血液回路や持続緩徐式血液濾過器内で凝固することを防ぐ目的で使用する.

- 未分画ヘパリン，低分子ヘパリン，ナファモスタットメシル酸塩などがある. 出血の危険度や血液浄化療法の選択により使い分けられている.

⑤補液

- 補液・置換液と呼ばれる. 血液濾過時の補液として使用する.

- 持続的血液濾過（CHF）や持続的血液濾過透析（CHDF）時の透析液を補液として代用することもある.

⑥非カフ型カテーテル(バスキュラー用留置カテーテル)

- 緊急に血液浄化が必要な病態に対して，短期間留置し使用することを目的としている.

- アクセス部は右内頸静脈，大腿静脈に挿入することが多い.

- 1本のカテーテルにおいて，血液を体外に引き出す側の**脱血ルーメン**（動脈側：**赤色**），浄化した血液を体内へ戻す側の**送血ルーメン**（静脈側：**青色**）がある. ダブルルーメン，もしくは輸液用のラインがついているトリプルルーメンが主流となっている（**図3**）.

- カテーテルが血管壁に接することによる脱血不良を防ぐため，カテーテルの断面構造や先端形状がさまざまに改良されている（**図4**）.

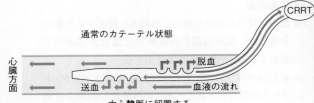

**図 3 》非カフ型カテーテル
（バスキュラー用留置カテーテル）**

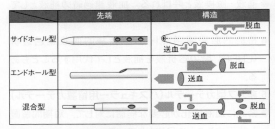

図 4 》カテーテルの先端形状

文献 2)をもとに作成

観察ポイント

● 活性化凝固時間（ACT, 150 ～ 200 秒）を定期的
  に計測する.

自施設の ACT 目標を記載

● 抗凝固薬の投与速度を確認する.

● バスキュラーアクセス挿入部を確認する.

● 創部, ドレーン, 気道, 口腔内, 胃チューブ, 便,
  皮下出血の有無などを確認する.

起こりうるイベントとその対応

[低血圧]

- 血液流量, 除水量を減らす.
- または, 治療を中断 (血液ポンプは停止させない) して血圧上昇を待ち, 上昇しない場合は細胞外液やアルブミンによる輸液の付加や昇圧薬の投与を行う.

[低体温]

- 体外循環に伴う体温の低下をきたす可能性がある.
- 透析液と補液を加温する装置が付属していることもあるので, 中枢温の連続的なモニタリングを行い, 臨床工学技士に連絡し温度のコントロールを依頼するか, 身体の保温に努める.

[出血]

- ただちに血液浄化療法を中断する.
- 血液ポンプを止めてバスキュラーアクセスカテーテルの脱血側と返血側の両方を鉗子でクランプし, 医師か臨床工学技士に連絡する.

[脱血不良]

- 患者の体動や体位変換, 気管吸引などによる咳嗽時に一過性に起こることがある. その場合は, 血液ポンプが停止し一時的に血液の流れが止まり, 回路内が凝固しやすい状態となる.
- バスキュラーアクセス挿入部の位置を調整することで, 解除することが多い.
- カテーテル屈曲や身体の下への敷き込みも脱血不良の原因となる.

● 原因を取り除いても解除されない場合は，血液流量を減らし（30 〜 60mL/hr 程度），医師か臨床工学技士に連絡する．

[回路内への空気の混入]

● 回路内に空気が混入した場合はただちに血液ポンプを停止させ，気泡センサーアラームの消音を行う．

● バスキュラーアクセスの返血側をクランプして体内に空気が注入されるのを防ぎ，ただちに医師や臨床工学技士に連絡する．

● 体内に大量の空気が入ってしまった場合は，空気塞栓を防ぐため，右房に空気がたまるように**左側臥位**，**頭低位**をとり，**100％酸素**の投与を行う．

[圧異常アラーム（図1中の番号とリンク）]

● 回路内の各所の圧異常を知らせる以下のアラームがある．アラームの原因がわからない場合は，ただちに臨床工学技士に連絡し対処を仰ぐ．

・**入口圧上限（①）**：血液濾過器内，動脈チャンバでの血液凝固が考えられる．血液濾過器内の血液凝固の有無の確認，血液ポンプと返血側穿刺部のあいだの回路のねじれ，折れ曲がり，血栓の有無の確認を行う．

・**入口圧下限（①）**：針抜け，回路の離断，血液濾過器内と回路の接続外れが考えられる．脱血側穿刺部の状態の確認，動脈チャンバと脱血側穿刺部のあいだの回路の離断，血液濾過器と回路の接続不良の確認を行う．

・**静脈圧上限（②）**：返血側穿刺部，静脈チャンバの目詰まりが考えられる．返血側の針詰まり，穿

刺不良の確認，静脈チャンバと返血側穿刺部のあいだの回路のねじれ，折れ曲がり，血栓の有無の確認を行う．

- **静脈圧下限（②）**：針抜けや回路の離断，血液濾過器と回路の接続外れが考えられる．返血側穿刺部の状態の確認，静脈チャンバと穿刺部のあいだの回路の離断，接続不良，また静脈圧ラインの外れがないかの確認を行う．
- **膜間圧力差（TMP）上限（③）**：血液濾過器の目詰まりなどが原因と考えられる．血液濾過器と濾過ポンプのあいだの回路のねじれ，折れ曲がりがないかを確認し，アラームが解除されない場合は臨床工学技士に連絡する．
- **膜間圧力差（TMP）下限（③）**：濾過流量より透析液流量が多くなっていることが考えられる．濾過流量と透析液流量の設定を確認する．

［薬剤への影響］

- 使用する血液濾過器によっては，吸着や除去されてしまう薬剤があるため，血液浄化を行う際は薬剤師や医師などに必ず確認する必要がある．
- 吸着・除去される可能性のある薬剤：ニコランジル，アセトアミノフェン，レベチラセタム（イーケプラ），ファモチジン，抗菌薬（バンコマイシン，セファゾリンなど）

Memo

☆コネクタの緩み，接続忘れ
☆ベッドへの挟み込みによる回路の破損
☆体位変換時の回路のねじれ
☆回路内の血液の凝固
☆空気の体内への混入
☆抗菌薬の過剰／過小投与

血液透析（間欠的腎代替療法：IRRT）との違い

血液浄化という目的では，血液透析（間欠的腎代替療法：IRRT）も持続的腎代替療法（CRRT）も同じである．しかし循環動態への影響・治療時間・透析効率・コストに大きな差異があるため両者の中間となる治療法として SLEDD (slow low-efficiency daily dialysis)が考案された．

表 》 各治療法の比較

	IRRT	SLEDD	CRRT
血液流量	150〜200 mL/min	100〜200 mL/min	60〜100 mL/min
施行条件	透析液流量： 500 mL/min	透析液流量： 200〜350 mL/min	透析液流量＋補液： 600〜1000 mL/hr
施行時間	3回/週，4時間	連日， 8〜12時間	24時間連続
フィルタ 膜面積	1.6〜2.0 m²	0.9〜1.1㎡	0.3〜1.3 m²
体外循環量 (回路＋膜)	多い (150〜200mL)	多い (150〜200mL)	少ない (約130mL)

※血液流量-多い，透析液流量-多い，膜面積-広い＝循環変動を起こしやすい

引用文献

1) 持続緩徐式血液濾過について（旭化成メディカル）
   http://www.asahi-kasei.co.jp/medical/pdf/apheresis/CRRT_document.
   pdfより2022年2月25日検索
2) 堀米慎吾：バスキュラーアクセス用留置カテーテルの種類，構造と管理．
   重症集中ケア　11(4)：22-25, 2012

A. 基礎知識
呼吸状態の考え方

● 呼吸運動は，脳幹の呼吸中枢によりコントロールされており，生命維持に必要な運動を調整している．

● 呼吸は，肺でのガス交換を行う**外呼吸**と，組織でのガス交換を行う**内呼吸**に分けられる（**図1**）.

・**外呼吸**：気道を通して吸い込まれた酸素を肺胞で血液中に受け渡し，内呼吸の結果生じた二酸化炭素（CO_2）を受け取って体外へ排出する．これは，換気と拡散を意味する．

・**内呼吸**：外呼吸によって酸素を含んだ血液が循環により各組織に運搬され，各組織細胞内でその酸素を利用して生命維持に必要なエネルギーを産生する．その代謝産物として発生したCO_2は，血液中に排出される（排出されたCO_2は外呼吸によって体外へ排出される）.

● 血液中に溶解しうる酸素量はごくわずかであり，血液中に取り込まれた酸素は**ヘモグロビン（Hb）と結合**することによって運搬される（**図2**）.

● 呼吸は，①肺胞換気，②酸素化・ガス交換，③組織への酸素運搬，④細胞代謝の4つの段階で行われる（**図1**）.この順番にそれぞれの段階のはたらきが達成されなければ，ゴールである細胞代謝まで到達できない．その場合，身体は酸素不足となるため，酸素を何とか取り込もうと努力しはじめる．これが，呼吸状態の変化である．各段階における障害を**表1**に示す．

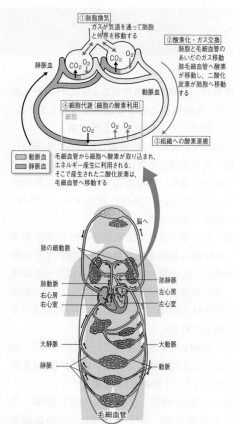

図 1 》呼吸の流れ

Memo

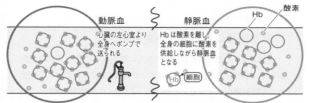

動脈血	静脈血	
心臓の左心室より全身へポンプで送られる	Hbは酸素を離し, 全身の細胞に酸素を供給しながら静脈血となる	Hb 酸素

Hbと酸素が結合した結合酸素は, Hb10個中9個(SaO₂90%)である. 血液中に溶けている酸素(溶存酸素)は, PaO₂ 100mmHg となる.

血液中に含まれる酸素の量は, 結合酸素 (1.34×Hb×SaO₂/100) +溶存酸素 (0.0031×PaO₂) である.

結合酸素 Hb10個中7個は SvO₂ 70%となる. 溶存酸素は, PvO₂ 40mmHg となる.

この式より, 結合酸素のほうが酸素を多く含んでいることがわかる.

図2 》血液中の酸素の取り込みと運搬

表1 》呼吸の段階ごとの障害

①肺胞換気	・肺胞や胸郭の動きが妨げられて換気ができない拘束性換気障害 ・気道抵抗の増大や肺・胸郭の弾力性が低下し, 気道を空気が通りにくくなる閉塞性換気障害
②酸素化・ガス交換	・無気肺などで肺胞にガスが存在しない部分では, 肺毛細血管に血流があってもガス交換ができない(肺内シャント). ・肺胞換気量と肺毛細血管の血流量のバランスが悪く, 有効なガス交換ができない(換気血流比不均衡). ・肺胞と肺毛細血管のあいだに障害があり, ガス移動ができない(拡散障害).
③組織への酸素運搬	・心拍出量が減少し, 酸素と結合したHbを運ぶことができない. ・Hbと酸素が結合できないため, 運搬できない.
④細胞代謝 (細胞の酸素利用)	・敗血症などにより, 組織の毛細血管にシャントが形成され, 細胞に酸素を供給できない.

● 患者の呼吸に関する訴えや呼吸変化に対する原因は1つではなく, さまざまな要因が関連している. そのため, 単に気道や肺の状態を考えるだけでは原因を導き出すことはできない.

COLUMN

貧血が呼吸に影響を及ぼす理由

　貧血とは，ヘモグロビン（Hb）あるいは赤血球の量が正常より少なくなった状態である．ヘモグロビンが減少することによって，運搬できる酸素量も減少する．そのため，より多くの酸素を取り込もうと努力するため，呼吸に影響を及ぼすことになる（**図**）．

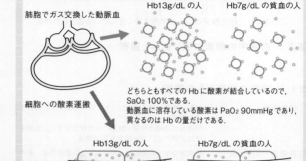

肺胞でガス交換した動脈血

Hb13g/dL の人　　　Hb7g/dL の貧血の人

どちらともすべての Hb に酸素が結合しているので，
SaO2 100％である．
動脈血に溶存している酸素は PaO2 90mmHg であり，
異なるのは Hb の量だけである．

細胞への酸素運搬

Hb13g/dL の人　　　Hb7g/dL の貧血の人

どちらも，Hb が酸素を細胞に渡す割合は同じである．動脈血に
溶存している酸素が細胞まで届くのは極わずかである．
つまり，十分な Hb がないと酸素を運搬できない．
貧血の人は，酸素運搬が不足し，より多くの酸素を取り込もうと努力
するため，呼吸に影響を及ぼす．

図 》 貧血と呼吸の関係

Memo

B.モニタリング
呼吸音の聴診

目的 ＊聴取した呼吸音から患者の状態をアセスメントする.

方法

● 解剖生理を理解し, いつ, 気管・肺の**どの部分**で, **どのような音**がしているのかを把握する.
  1. これから聴診を行うことを患者に説明する. 聴診中は会話を控え, 雑音がない状態で行う.
  2. 聴診器のチェストピースは膜型を使用する.
  3. 胸部の上方向から左右交互に移動しながら, 左右を比較しながら聴診する(**図1**).
  4. 各聴診部位で, 少なくとも1呼吸(吸うー吐く)の聴診を行う.
  5. 聴診の内容を記録に残す.

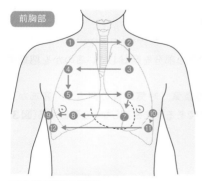

図1 》 聴診の順序

観察ポイント

- 正常呼吸音を理解し，正常とは違う音（異常呼吸音）を発見する．
- 呼吸音を聴取するタイミングは以下である．
  - 初回ラウンド時
  - 気管挿管，抜管直後
  - 吸引・体位変換などのケアの前後
  - 酸素デバイスの変更前後（酸素マスクから高流量鼻カニューラ酸素療法へ変更する前後など）
  - 患者の呼吸状態，バイタルサインが変化した時
- 緊急性が高い．
  - 気管挿管チューブの抜管直後のストライダーは気道浮腫による気道閉塞の恐れがある．
  - 気管挿管後の呼吸音の左右差は片肺挿管の可能性がある．
  - 頸静脈，鎖骨下静脈からの中心静脈カテーテル挿入後の呼吸音の減弱は，穿刺による気胸の可能性がある．

正常呼吸音

- 気管，肺のどの部分を聴診しているのかを把握する（**図2**）．
- 各部位での吸気，呼気の音の割合や，音調から正常呼吸音であるかを確認しながら聴診する（**図3**，**表1**）．

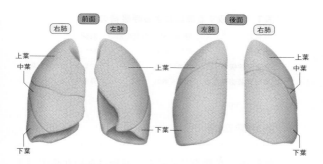

「上葉・中葉・下葉」は解剖学的にみた肺の構造の区分を表すもので,「上肺野・中肺野・下肺野」は身体の表面からみた場所を表しているものである.それぞれで意味することが異なるため,言葉を使い分ける必要がある.

図2 》 肺葉の解剖

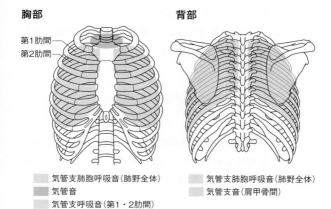

胸部

背部

第1肋間
第2肋間

▨ 気管支肺胞呼吸音(肺野全体)
▨ 気管音
▨ 気管支呼吸音(第1・2肋間)

▨ 気管支肺胞呼吸音(肺野全体)
▨ 気管支音(肩甲骨間)

図3 》 聴診部位

表1 》》聴取する部位による呼吸音の違い

呼吸音	呼気，吸気の音の割合	音調
気管音	呼気＞吸気	強く高い音
気管支呼吸音	呼気＝吸気	やや強くやや高い音
気管支肺胞呼吸音	呼気＜吸気	弱く低い音

異常呼吸音

● 呼吸音が聴取できるか，減弱はないかを確認する．

・**無音**：気管，肺胞への空気の流入がまったくない状態であり，胸水や気胸，無気肺などにより生じる．全肺野で無音の場合は，上気道の完全閉塞（窒息）が疑われる．

・**減弱**：気管，肺胞への空気の流入が減少している状態であり，気道の狭窄や無気肺などにより生じる．全肺野で減弱している場合は，吸気力の減少や上気道の狭窄が疑われる．

● 正常な呼吸音のほかに**呼吸副雑音**が聴取されないかを確認する（**表2**）．

副雑音のアセスメントと介入

● 異常な呼吸音が聴取された場合は，音の鑑別と患者の状態のアセスメントを行い，必要な対応（医師への報告や看護ケアの実施）を考える（**表3**）．

表2 》 異常呼吸音の分類

大分類	名称	音の表現	タイミング	聴取部位	発生機序
連続性副雑音	ロンカイ (rhonchi)	グーグー	吸気と呼気	気管および気管支肺胞音の聴取部位	気管内の異物が振動することで発生
	ウィーズ (wheeze)	ヒューヒュー	主に呼気	気管支肺胞音の聴取部位	気管支の狭窄によって笛のように高い音が発生
	ストライダー (stridor)	ヒューヒュー	吸気	気管音の聴取部位	上気道の狭窄 本来気管が広がるはずの吸気時に狭窄音を聴取するのは緊急性が高い
	スクォーク (squawk)	ギューギュー	吸気	気管支肺胞音の聴取部位	閉塞した細気管支が拡張する際に，気管支壁の振動により発生
断続性副雑音	ファインクラックル (fine crackles)	パリパリ	吸気	肺胞呼吸音の聴取部位	弾力性の低下した細気管支，肺胞が拡張する際に発生
	コースクラックル (coarse crackles)	ブツブツ	吸気と呼気	気管支肺胞音の聴取部位	気管内に貯留した液体が泡立つことで発生

記録の書き方

● 呼吸音は呼吸状態をアセスメントするための，重要な所見であり，経時的な変化を記録に残す必要がある．

● ①聴取部位，②吸気相または呼気相，③音の性状を記録する．

● 聴診部位の表現については，**図4**をもとに記載する．

表3 》 副雑音のアセスメントと基本的な介入方法

副雑音	代表疾患・状態	基本的な介入方法
ロンカイ	肺炎 気道分泌物の貯留	体位ドレナージ 排痰ケア 加圧吸引
ウィーズ	気管支喘息 心不全 肺水腫	報告 気管支拡張剤の検討 HFNC，人工呼吸器等の陽圧換気の導入
ストライダー	気道浮腫 気道不完全閉塞	速やかに報告 気管挿管 気管切開 バックバルブマスク換気
スクォーク	無気肺 喘息 蓄痰	体位ドレナージ 排痰ケア 加圧吸引 胸郭を自重から解放する
ファイン クラックル	IP IPF	新規に聴取した場合は速やかに報告 音の変化の把握が重要であるため，聴取 部位，範囲，強さを記録に残す
コース クラックル	肺水腫 水溶性の気管分泌物	体液量の調整 加湿の調整 排痰ケア

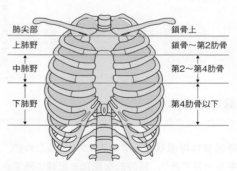

図4 》 聴診部位の表現

Memo

動脈血ガス分析

目的	*血液中にある酸素(O_2)や二酸化炭素(CO_2)を計測し，換気と酸素化を評価 *酸塩基平衡の評価

方法

- 自施設で使用される物品や方法を記載

- 採取した血液は，凝固を予防するために**よく混和**する．
- 血液と空気の接触を防ぐため，**気泡を取り除き**，すみやかに測定する（10分以内に行うべきである）．
- キャリブレーションなどですぐに測定できない場合は，**氷冷水に浸けておく**．
- 現行の酸素濃度での酸素化を正確に評価するために，**気管吸引後や酸素吸入濃度を変更した際は，20～30分時間を空けて**から採血する．
- 検査値は体位と肺の状態による換気血流比の影響を反映する．そのため，時系列で評価する際は採血時の体位を考慮する．

- 動脈を穿刺した場合, 穿刺部からの出血や血腫形成, 刺入部痛がないかを十分注意する.
- 安静が保てない場合は, 出血や血腫形成を起こす危険が高まる. そのため, 患者に意識がある場合は, 安静の協力が得られるように説明する. また, 緊張等で過換気の状態になると検査値に影響を及ぼすため, リラックスできるよう声掛けを行う.
- 動脈カテーテルからの採血後, カテーテル内に血液が残っていると凝固し, カテーテルの閉塞につながる. そのため, ヘパリン加生理食塩液で十分フラッシュされているかを確認する.
- 採血終了後は, **動脈圧波形の確認, 三方活栓の向きの確認**を行う.
- 穿刺部(刺入部)より末梢の冷感やチアノーゼ, しびれの有無に注意して観察する.

Memo

評価のポイント

- 動脈血ガス分析のおもな評価項目と基準値を**表1**に示す.
- 動脈血ガス分析では,**酸素化,換気能,酸塩基平衡(pH)の状態**など,肺全体の機能を評価することができる.

表1 》動脈血ガス分析のおもな評価項目と基準値

	検査項目	基準値
pH	血液の酸性―アルカリ性を示す	7.35～7.45
PaO_2 (動脈血酸素分圧)	血液中に溶解しているO_2の圧力	80～100mmHg
$PaCO_2$ (動脈血二酸化炭素分圧)	血液中に溶解しているCO_2の圧力	35～45mmHg
SaO_2 (動脈血酸素飽和度)	血液中のヘモグロビンが酸素と結合している割合	95%以上
HCO_3^- (重炭酸イオン濃度)	塩基の代表であり,肺で排出できない酸の中和に使われる	22～26mEq/L
BE (塩基過剰)	体液の緩衝系が正常な状態に戻るために必要な酸(あるいは塩基)の量	－2～＋2mEq/L
lactate (乳酸)	低酸素による嫌気代謝で産生される酸	0.5～1.6mmol/L 4.5～14.4mg/dL

酸素化

- 動脈血酸素分圧(PaO_2)の基準値は80～100mmHgだが,加齢とともに低下する.そのため,**$PaO_2 = 109 - 0.43 \times 年齢$**で計算し,患者ごとの基準値を算出する.
- 酸素の大部分はヘモグロビン(Hb)と結合している.そのため,PaO_2値がそのまま動脈血中の酸

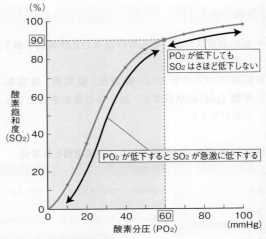

図1 》酸素解離曲線

（グラフ内のラベル）

PO₂が低下しても
SO₂はさほど低下しない

PO₂が低下するとSO₂が急激に低下する

素量を表しているわけではない（p.231「呼吸状態の考え方」を参照）.

● 酸素分圧（PO₂）と酸素飽和度（SO₂）には密接な関連があるが, PO₂を横軸, SO₂を縦軸として両者の関係をグラフで表すと, 直線で表されるような比例関係ではなく, S字状の曲線となる. この曲線を酸素解離曲線という（**図1**）.

● PO₂の値がある程度高くなると, SO₂は大きく変化しない. しかし, PO₂が60mmHgより低くなったあたりから, SO₂は急激に低下する. これは, 細胞組織への酸素供給量が減少していることを示しており, **Hbから酸素が急激に遊離しはじめるために起こる**. そのため, 酸素療法の適応はPO₂≦60 mmHgとなっている.

換気

- CO_2は，O_2にくらべてはるかに早く拡散するため，肺胞において拡散障害があっても，換気が正常であればすみやかに血中から除去される．

- 臨床的には，$PaCO_2$から換気の状態をアセスメントし，$PaCO_2$値が高い場合は肺胞低換気または代謝性アルカローシスの代償，低い場合は代謝性アシドーシスの代償など，CO_2が低くなっている理由を検索する．

酸塩基平衡 (pH)

- 生体には，体液の水素イオン濃度 (H^+) を一定の範囲内にとどめるための調節機構がある．一定に保たれている状態を酸塩基平衡といい，健常人ではpH7.35〜7.45の範囲で保たれている．

- pH＜7.35をアシデミア（酸血症），pH＞7.45をアルカレミア（アルカリ血症）という．

- pHはおもに肺（換気）によるCO_2，腎臓によるHCO_3^-の調整にてバランスを保っている．

Memo

代償作用

　酸塩基平衡が崩れた場合，元の状態に戻そうとする作用がはたらく．この作用を「代償」と呼ぶ（**図**）．呼吸性の異常による$PaCO_2$の変動に対しては，腎臓での代謝性の代償によってHCO_3^-が変動する．また，代謝性の異常によるHCO_3^-の変動に対しては，肺での呼吸性の代償によりCO_2が変動する．

　呼吸性の代償は換気量の調節でよいため数時間で行えるが，代謝性の代償は腎臓におけるHCO_3^-の再吸収，排泄の調節によって行われるため，1〜2日間を要する．

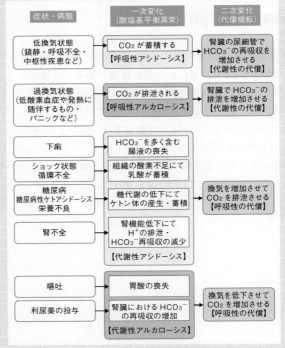

図 》症状や病態別にみた酸塩基平衡異常と代償機転

パルスオキシメトリー

目的	* 経皮的動脈血酸素飽和度 (SpO_2)と脈拍数を非観血的に連続測定する.

構造

● パルスオキシメータは，主に発光部と受光部(センサー)で構成されている(**図1**).

● SpO_2プローブの発光部から出される赤色光と赤外光の2波長のLED光を測定部に当て，組織を透過した光を受光部(センサー)で受け取ることにより，SpO_2を計測している.

● 赤外光は酸素と結合した酸化ヘモグロビンで強く吸収され，赤色光は酸素を放出した還元ヘモグロビンで強く吸収される特徴がある.

● この特徴を利用して，センサーが受け取る赤色光と赤外光の比率をもとに，酸化ヘモグロビンと還元ヘモグロビンの比率を割り出し，SpO_2を求めている.

観察のポイント

● 一般的に，$SpO_2 > 90$％であることを確認する(PaO_2では60mmHg以上). $SpO_2 = 90$％では，$PaO_2 = 60$mmHgを示し，$SpO_2 < 90$％になると急激にPaO_2は低下していく(p.244, **図1**参照).

● SpO_2が低下した場合，身体症状の変化の有無を

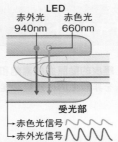

LED

赤外光　赤色光
940nm　660nm

受光部

→ 赤色光信号

→ 赤外光信号

図1 》 パルスオキシメータの原理

確認する．SpO_2は呼吸状態を評価する1つの方法にすぎないため，ともに呼吸状態や循環動態も評価することが重要である．

● SpO_2が高い値を維持していても，安心はできない．PaO_2は300mmHgから100mmHgに低下していることもあり得る．

● 状態が悪くなった時に気づけないこともあるため，酸素投与下でSpO_2 100％で漫然と管理しない．

● パルスオキシメータに，接続部の緩み，センサーの汚れなどの異常はないかを確認する．

● SpO_2値はさまざまな原因による影響を受けるため（**表1**），以下の点を中心に確実に測定できているかどうか確認する．

・装着は正しい位置になっているか（**図2**）．

・発光部と受光部はきちんと向かい合っているか．

・測定部位（指先など）が低灌流のために測定が不安定な場合は，指先を温める，測定部位の変更（耳垂や前額部など）などを試す．

● 脈波を正しく感知できず，異常な値を出すことがあるため，SpO_2をみる時には**脈波をきちんと感知**

表1 》 SpO₂値に影響を及ぼす因子

原因	理由
体動・センサーのずれ	センサー装着部が揺れることで，数値が不安定になる
測定部位の血液低灌流	ショック状態など，末梢循環不全を起こした患者では，測定部分の血液不足により数値が不安定になる
圧迫	センサー部位の圧迫が強い場合，動脈の拍動を消失させてしまう
外光の影響	外光が混入することで値が不安定になる
その他	マニキュアや絆創膏などにより，光が透過しない

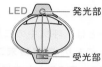

図2 》 正しい装着位置

できているかを同時に確認する.

● 体動や圧迫により測定が不安定な場合は，粘着式センサーを使用して，皮膚に密着させるようにする. 粘着式センサーは，体動による発光部と受光部のぶれからくるノイズが少ない，外光が入りにくい，クリップ式センサーにくらべ，指先が圧迫されにくいといった特徴がある.

● 同一部位で長時間装着していると，医療関連機器圧迫創傷（MDRPU）を起こすことがあるため，時々位置を変える.

Memo

カプノメトリー

目的

* 呼気二酸化炭素分圧（EtCO$_2$）の測定とモニタリング（PaCO$_2$ の推測が可能）
* ICU では，気管チューブが正しく気管に挿入されているかを連続的にモニタリングできる．

構造

- カプノメトリーとは，呼気中の二酸化炭素（CO$_2$）の測定のことであり，**呼気終末二酸化炭素分圧**（end-tidal CO$_2$: **EtCO$_2$**）を非侵襲的・連続的に測定することができる．
- 正常な気道状態であれば，EtCO$_2$ は肺胞内二酸化炭素分圧（P$_A$CO$_2$）に相当する．CO$_2$ の拡散効率は高いため，P$_A$CO$_2$ は動脈血二酸化炭素分圧（PaCO$_2$）とほぼ同じとなり，EtCO$_2$ をモニタリングすることで PaCO$_2$ を推測することができる．
- 正常なカプノグラムを下記に示す（**図1**）．

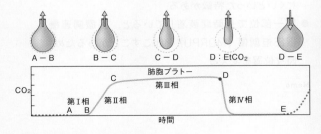

図1 》正常なカプノグラフ
1 呼吸サイクルの CO$_2$ を表示している．

- **第I相** 吸気平坦相（A-B）：吸気と呼気初期の解剖学的死腔内のガスを測定しているためCO_2は上昇しない.

- **第II相** 呼気上昇相（B-C）：肺胞内のCO_2が死腔内のガスと混合されつつ呼出されるため，CO_2が徐々に上昇する.

- **第III相** 呼気平坦相（C-D）：気道内はほぼ肺胞ガスで飽和し，CO_2が一定となり，グラフは平坦になる（肺胞プラトー）．Dが呼気終末点であり，ここが$EtCO_2$である.

- **第IV相** 吸気下降相（D-E）：吸気相となり，急激にCO_2が下降しベースライン（0mmHg）に戻る.

- 肺のガス交換が正常である場合は，$EtCO_2$は$PaCO_2$よりも2〜5mmHg程度低くなる.

- カプノメトリー測定には，メインストリーム型とサイドストリーム型がある（**図2**）.

- メインストリーム型は，気管チューブと人工呼吸器回路のあいだにセンサーを接続し，CO_2濃度を測定する．サイドストリーム型は，人工呼吸器回路にサンプリングアダプタを接続し，呼気ガスの一部をサンプリングしてCO_2濃度を測定する.

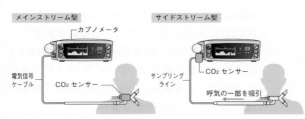

図2 》 カプノメータの種類

● $EtCO_2$ と $PaCO_2$ の乖離が大きくなる場合, 死腔などの増加が原因となる. COPD や肥満患者などでみられることが多い.

● $EtCO_2$ が下降し, $PaCO_2$ との乖離が増加するような場合は, 肺血栓塞栓症を疑う必要がある. 肺血栓塞栓症では, 血栓による一部の肺胞への血流の途絶により, 血中の CO_2 が肺胞へ移行しないため, $EtCO_2$ と $PaCO_2$ に乖離を生じやすい. また, 肺血管床が減少するため, 酸素取り込みも減少し, SpO_2 も低下する. 突然に $EtCO_2$ と SpO_2 が低下した場合には, 肺血栓塞栓症を疑う.

● $EtCO_2$ は絶対的な指標ではなく変化の指標と捉え, 必要に応じて血液ガス分析を行うようにする.

● 緊急の気管挿管時には, カプノメーターを接続することによって気管内にチューブが挿入されていることが確認できる (食道挿管では CO_2 が排泄されないため).

● $EtCO_2$ は肺血流量が減少すると低下する. $EtCO_2$ は心肺蘇生 (CPR) 時の肺灌流の指標として使用されることがある (蘇生開始 20 分後の $EtCO_2$ が 10Torr 未満の場合, 心拍再開および生存の可能性は低く, 予後予測にも用いられている)

● $PaCO_2$ は基礎代謝と骨格筋・心筋の運動量により決定されるため, 代謝が一定 (発熱・体動なし) で分時換気量が適正なのに $EtCO_2$ が上昇 (あるいは低下) する場合, 心拍出量が増加 (あるいは減少) している可能性が高い.

● メインストリーム型で測定できない場合, 受光

部に結露や気道分泌物が付着している可能性がある．必要であれば交換し，再度キャリブレーション（較正）を行う．

● サイドストリーム型では，機械側からガスを吸引しながら測定を行っているため，ラインが水滴などで閉塞する可能性がある．

● カプノグラムの異常から患者の状態をアセスメントすることができる（**表1**）.

表1 》 カプノグラムの異常波形

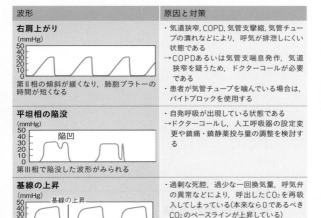

波形	原因と対策
右肩上がり (mmHg) 50 40 30 20 10 0 第II相の傾斜が緩くなり，肺胞プラトーの時間が短くなる	・気道狭窄, COPD, 気管支攣縮, 気管チューブの潰れなどにより，呼気が排泄しにくい状態である →COPDあるいは気管支喘息発作, 気道狭窄を疑うため，ドクターコールが必要である ・患者が気管チューブを噛んでいる場合は，バイトブロックを使用する
平坦相の陥没 (mmHg) 50 40 30 20 10 0 陥凹 第III相で陥没した波形がみられる	・自発呼吸が出現している状態である →ドクターコールし，人工呼吸器の設定変更や鎮痛・鎮静薬投与量の調整を検討する
基線の上昇 (mmHg) 50 40 30 20 10 0 基線の上昇 ベースラインの上昇, 吸気時にEtCO$_2$が0にならない	・過剰な死腔, 過少な一回換気量, 呼気弁の異常などにより，呼出したCO$_2$を再吸入してしまっている(本来なら0であるべきCO$_2$のベースラインが上昇している) →人工呼吸器・回路を点検する ・スパイロメータを用いて一回換気量を測定する
突然の波形消失 (mmHg) 50 40 30 20 10 0 波形が突然消失し，EtCO$_2$が0または0に近くなる	・換気が行われていない可能性がある ・呼吸停止, 人工呼吸器回路の外れ, 気管チューブの事故抜去などが考えられる →呼吸停止であれば，ただちに用手換気により換気を補助し，ドクターコール ・気管チューブの抜去, 人工呼吸器の作動不良の場合も同様に対応する

酸素療法

| 目的 | ＊低酸素血症の改善 |

準備物品

● 自施設で使用される物品や方法を記載

酸素投与開始基準

● 室内気にて$PaO_2 < 60mmHg$または$SpO_2 < 90\%$.

構造と特徴

● おもな酸素供給デバイスの特徴と使用上の注意点を**表1**に示す.
● 低流量システムにおける酸素流量と吸入酸素濃度の関係を**表2**に示す.

表1 》おもな酸素供給デバイスの構造と特徴

	供給器具	実際	注意点
高流量	ネーザルハイフロー®	詳細は p.258「高流量カニューラ酸素療法」を参照	
リザーバーシステム	リザーバーつき酸素マスク	・60％以上の高濃度酸素吸入が必要な患者に使用する ・酸素流量は6L/min以上で使用する ・リザーバーバッグに溜めた酸素を吸入するため，安定した酸素濃度となる	・呼吸様式に留意しCO_2上昇に注意が必要である ・リザーバーバッグの膨らみがあることが重要である ・加湿が不十分となるため，排痰の性状に注意する ・一回換気量に左右される
高流量システム	ネブライザーつき酸素マスク	・ネブライザー（加湿）機能がある ・痰の粘稠度が高い患者に適している ・ベンチュリーマスクより加湿効果は高い	・ガス流量が多いため，眼球への刺激が強い ・加湿水の残量に注意が必要である
高流量システム	ベンチュリーマスク	・高流量であり，一回換気量に左右されずに安定した酸素吸入（24〜50％）が行える ・Ⅱ型呼吸不全患者に最適である	・酸素濃度の調節には，空気取り込み口と酸素流出口の調整が必要である ・酸素流量が多いため，眼球への刺激が強い ・加湿効果は低い
低流量システム	簡易酸素マスク	・標準的な酸素マスクである ・通常，酸素流量は5L/min以上から使用する ・酸素流量4L/min以上で使用する場合は加湿が必要である ・$PaCO_2$上昇の心配のない患者に使用する	・マスク内に貯留した呼気ガスの再吸入を防ぐため，通常は5L/min以上の酸素流量で使用する ・酸素流量5L/min以下の場合は$PaCO_2$の上昇に留意する ・一回換気量に左右される
低流量システム	鼻カニューラ	・装着したままで会話や食事が可能である ・酸素流量6L/min以下で使用する ・酸素流量4L/min以上で使用する場合は加湿が必要である	・一回換気量に左右される ・口呼吸には適さない ・酸素流量6L/min以上では鼻粘膜を傷つける可能性がある

表2 》酸素流量と吸入酸素濃度

吸入酸素濃度の目安（%）	酸素流量（L/min）		
	鼻カニューラ	単純酸素マスク	リザーバーつき酸素マスク
24	1		
28	2		
32	3		
36	4		
40	5	5〜6	
44	6		
50		6〜7	
60		7〜8	6
70			7
80			8
90			9
90〜			10

Memo

COLUMN

低流量システムにおける一回換気量と
吸入酸素濃度の関係

　酸素療法においては，患者は供給される酸素だけを吸入しているのではなく，周囲の大気（酸素濃度21%）も一緒に吸い込んでいる．そのため供給される一回換気量によって吸入酸素濃度が変わる（**図**）．

・酸素流量は流量計で設定する
・配管から流れる酸素濃度は100%である

鼻や口から
大気を吸入

大気 68% / 酸素 32%

一回換気量500mLの場合

3mL/分＋21%大気＝吸入酸素濃度
一回換気量500mL　　　32%

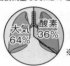

大気 64% / 酸素 36%

一回換気量300mLの場合

3mL/分＋21%大気＝吸入酸素濃度
一回換気量300mL　　　36%

※大気の吸入が少ないため，吸入酸素濃度は上昇する

大気 72% / 酸素 28%

一回換気量700mLの場合

3mL/分＋21%大気＝吸入酸素濃度
一回換気量700mL　　　28%

※大気の吸入が多いため，吸入酸素濃度が低下する

図 》一回換気量と吸入酸素濃度の関係

Memo

高流量カニューラ酸素療法
ハイフローセラピー

目的	*酸素濃度（21〜100%）の供給をする.
	*換気の補助
	*呼吸仕事量の軽減および CO_2 洗い流し効果を期待した流量（FL/分）を行う.

構造, 準備

● 低流量での酸素供給では患者の一回換気量により F_IO_2 が変化するが，高流量（最大60L/min）での酸素供給では一回換気量の影響が小さい.

● 直接鼻咽頭に高流量ガスを供給するため，鼻咽頭腔の解剖学的死腔が洗い流され，同じ一回換気量と呼吸数でも肺胞換気量が増加し，結果として呼吸数が減少し，呼吸仕事量の軽減が期待される.

● 高流量のガスを直接鼻腔に流すため，吸気・呼気ともに気道内に陽圧（平均気道内圧が約1〜3cmH$_2$O増加）が加わるとされるが，その効果は限定的である.

Memo

● ハイフローセラピー（HFT）（**図1**）は，以下の手順で組み立てる．

1. 電源コード，配管（酸素・圧縮空気）を接続する．
2. 加温加湿器と酸素ブレンダーをつなげる．
3. 加温加湿器に蛇腹，コードをつなげる．
4. 蛇腹に熱線をつなげる．
5. 加温加湿器と蒸留水をつなげる．
6. 加温加湿器の電源を入れる．
7. 加温加湿器の自動温度調整のため，酸素流量を上げて酸素を流す．供給ガスが35.5～40℃になったら装着可能である（加温・加湿しない場合は，気管支収縮反応を引き起こしたり，気道抵抗が上昇するため，高流量ではより十分な加温・加湿が必要である）．

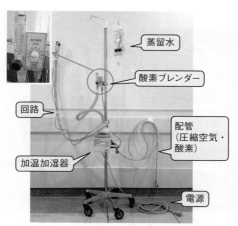

図1 》 **ハイフローセラピーの組み立て例**

1. HFTによる酸素投与について，患者に説明する（温度，高流量であること，騒音などについて）.
2. 回路とカニューラを接続する．鼻カニューラにはいくつかのサイズがあるため，患者の鼻孔の大きさに合わせて選択する（**図2**）.
3. F_IO_2と流量を設定する.

- F_IO_2は，SpO_2やPaO_2に合わせて調整する.
- 吸気流量が大きい患者には高流量が必要とされる.
- 30L/minくらいの低流量から始め，患者の呼吸状態の改善（たとえば呼吸数減少，努力呼吸軽減など）または耐えうる流量に設定する.

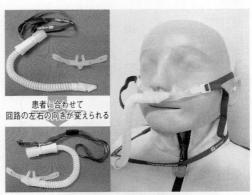

患者に合わせて
回路の左右の向きが変えられる

図2 》 ハイフローセラピーの装着例

ポイント

- 使用開始から15〜60分後に呼吸数の減少, 酸素化の改善, 呼吸困難感の軽減がみられる.

- 口の開閉によって気道内の陽圧効果が変化するため, 口呼吸の患者には鼻呼吸をしてもらうよう協力を得る必要がある.

- 高流量での供給のため, 加湿用の蒸留水の消費が非常に早い. そのため, 蒸留水の水位に十分注意する.

- 鼻カニューラの固定はバンドで調整できるが, 顔面の浮腫や頭囲によっては皮膚を圧迫する可能性がある. とくに, バンドによる耳介の圧迫創傷と, 胃チューブ挿入中の患者での鼻の圧迫創傷に注意する. 皮膚の脆弱な患者では, 被覆材での予防を検討する.

- 呼吸数・換気量が不足していたり, 酸素化や呼吸困難感の改善がみられない, もしくはさらなる悪化がみられるなどの場合は, 流量, F_IO_2 の設定の変更や, 非侵襲的陽圧換気 (NPPV) や挿管による人工呼吸管理への変更を考慮する.
  変更の指標をあらかじめ確認しておく.

- アラームがないため, 必ず SpO_2 をモニタリングし, SpO_2 低下時には回路外れや破損の有無の確認が必要である.

- 患者の体動などで接続が外れやすいので注意する (**図3**).

Memo

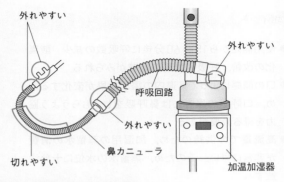

図3 》 接続が外れやすい箇所

COLUMN

気管切開患者では使用できるの？

気管切開患者では，専用のデバイスを用いることにより使用可能である（図）．

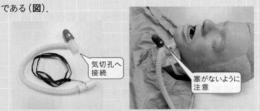

気切孔へ接続

塞がないように注意

図 》 気管切開患者専用のハイフロー セラピー用カニューラ

Memo

D.気道確保と管理
気管挿管

目的	＊確実な気道確保 ＊侵襲的陽圧換気の実施

準備

- 喉頭鏡ハンドルとブレード
  （ライトが点灯するか確認しておく）
- 気管チューブ（男性　　　　mm，女性　　　　mm）
- スタイレット（スタイレットの先端が気管チューブ先端から出ないように，スタイレットを気管チューブ内へ挿入し，形を整えておく）
- 潤滑ゼリー（気管チューブ先端に塗布しておく）
- カフ用シリンジ
- バイトブロック
- 吸引の準備
- 固定物品（　　　　　　　　　　　　　　）
- 薬剤：鎮痛薬（　　　　　　　　　　　　）
　　　　鎮静薬（　　　　　　　　　　　　）
　　　　筋弛緩薬（　　　　　　　　　　　）
※必要時
血圧低下時に使用する薬剤（　　　　　　　　）

手順と介助

●自施設での手順を記載（挿管の準備の指示があったら）

ポイント

● 静脈注射が可能なラインをあらかじめ確認しておく.

● 鎮静薬, 鎮痛薬のなかには鍵で管理されているものがあり, すぐに取り出せない場合がある. 可能な場合は, あらかじめ使用する薬剤を確認し, 準備しておく.

● 鎮静薬の投与で血圧が低下することが多い.

● 挿管手技中は医師は手技に集中しているため, 常に患者のバイタルサインに注意しておく. 動脈カテーテルが挿入されていないのであれば, 頻繁に血圧を測定する.

● 挿管時の介助者の役割と準備のポイントを**図1**に示す.

Memo

万が一,『挿管困難』となった時, どうするか?

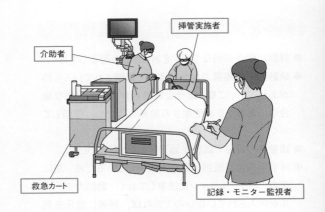

ベッド	・ベッドは平らにし，医師が気管挿管を行いやすいように高さを調整する． ・頭側のベッド柵は外し，ベッド上の不要なものは取り除く．
介助者	・手技がスムーズに進行するよう，次に何をするのかを把握し，物品を準備する． ・介助者は，物品の受け渡しがしやすいよう，挿管実施者の利き手側に立つ． ・喉頭展開中，挿管実施者は目線を声門に集中している．目線をそらしたり，物品を持ち直す必要がないよう，物品を手渡す際は，向きや持つ位置などに注意する． ・処置中はいつでも吸引が行えるように準備しておく． ・緊急挿管の場合は嘔吐する可能性があるため，できるだけ太い吸引カテーテル(ヤンカー)を準備する．
記録・モニター監視者	・つねにSpO₂を監視し，値が低下するようであれば読み上げる． ・必要時は外回りの役割を担う．
救急カート	・患者の状態変化に備え，いつでも緊急薬剤投与や蘇生行動がとれるように準備しておく．

図1 》挿管時の介助者の役割と準備のポイント

COLUMN

挿管困難時の対処法

挿管困難時の対処法として，以下の4つの方法がある．

[BURP（外部喉頭圧迫）法の実施]

喉頭展開で声門が観察できない時は，甲状軟骨を①背面（Backward），②頭側（Upward），③右側（Rightward）に圧迫する（Pressure）．

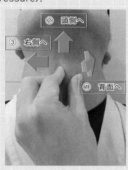

② 頭側へ

③ 右側へ

① 背面へ

図 》BURP法

[気管チューブイントロデューサーの使用]

盲目的経口気管挿管時や，挿管困難症例に使用する．気管に挿入した気管チューブイントロデューサーをガイドワイヤー代わりにして，気管チューブを気管に挿入する．気管チューブイントロデューサーは盲目的に気管に挿入しやすいよう，先端が少し曲がっている．

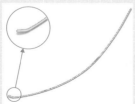

**図 》気管チューブイン
トロデューサー**
（写真提供：スミスメディカル・
ジャパン株式会社）

[ビデオ喉頭鏡の使用]

　喉頭鏡の本体上部に液晶モニターが搭載されており，声門を確認しながら手技が行えるため，容易に気管挿管を行うことができる．

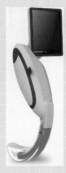

図 》ビデオ喉頭鏡
(写真提供：コヴィディエン ジャパン株式会社)

[気管支ファイバースコープの使用]

　気管内に挿入した気管支ファイバースコープをガイド下に，気管チューブを気管に挿入する．通常の喉頭展開やビデオ喉頭鏡でも声門の確認が不可能な症例においても，比較的容易に声門を観察することができる．実施には熟練した技術が必要である．

Memo

D. 気道確保と管理
気管切開の管理

目的

気管切開の目的
* 気道確保（気道緊急，気管挿管の長期化，頸部外科手術，経口・経鼻挿管困難）

気管切開管理の目的
* 気道のトラブルは生命に直結するため，確実な管理を行うことが必要
* 新規に造設された気道の安定化を図るため，適切な気管切開術後の管理を行うことが必要

気管切開孔の構造

● 通常は第2〜3気管輪間に切開し，気管切開チューブを挿入する（**図1**）.
● 喉頭がんなどでは，声帯の下で気管を切り離し，気管切断面を頸部に開けた穴（永久気切孔）につなぐ食道気管分離術を行う.

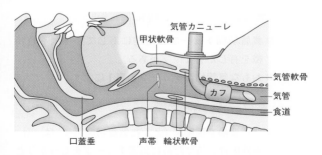

図1 》気管切開チューブの挿入断面図

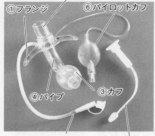

②コネクタ
①フランジ
⑥パイロットカフ
④パイプ
③カフ
⑤カフ上部吸引ライン
⑦スタイレット

①フランジ：頸部の固定に用いる. 可動式のものもある.
②コネクタ：人工呼吸器や人工鼻へ接続する.
③カフ：気管の上部と下部を分離するためのバルーン.
④パイプ：気管切開チューブ本体. 人工呼吸のルートである.
⑤カフ上部吸引ライン：カフ上部の貯留物を吸引するためのライン.
⑥パイロットカフ：カフの膨らみ具合を確認するためのバルーン.
⑦スタイレット：気管切開チューブの挿入を容易にするために用いる. チューブ挿入後はすみやかに抜く.

図2 》代表的な気管切開チューブの構造(カフ上部吸引機能つき)

トラキオソフト™エバック　　　　　(写真提供：コヴィディエンジャパン株式会社)

気管切開チューブの構造

- 気管切開チューブは大きく分けて，「カフつきのもの」と「カフなしのもの」，「単管のもの」と「二重管のもの」，カフつきのものでも「カフ上部吸引機能がついているもの」と「ついていないもの」「特殊な機能をもつもの」がある.
- 代表的な気管切開チューブの構造を示す（**図2**）.

気管切開チューブの種類

- 気管切開チューブは用途に応じて，それぞれ特徴を有したチューブがある.
- おもな気管切開チューブを**表1**に示す.

管理のポイント

- 体位変換や移動時（とくに気管切開直後）は，計画外抜管を防ぐために気管チューブをしっかりと保持する.

表1 》》おもな気管切開チューブ

チューブの種類	特徴
一般的なもの 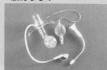 トラキオソフト™ エバック （写真提供：コヴィディエンジャパン株式会社）	・大容量，低圧カフつきの標準タイプ ・写真はカフ上部吸引機能つきのものだが，カフ上部吸引機能がついていないものもある
フランジが移動するもの 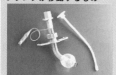 トラキオソフト™ フィット （写真提供：コヴィディエンジャパン株式会社）	・フランジの位置を移動することができるタイプ ・病態に合わせて適切な位置に調整することができる ・とくにネックカラーが必要な患者で使われる ・気管切開孔付近の手当ても容易となる
スピーチタイプ：カフあり 二重管構造（複管） 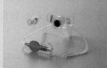 コーケンネオブレス スピーチタイプ （写真提供：株式会社高研）	・パイプの部分が外筒と内筒の二重構造になっているタイプがある ・内筒は外筒を装着したまま取り出して洗浄することができるため，閉塞の予防ともなる ・専用の発声用バルブを装着することにより，挿管中でも発声することができる 〈発声のメカニズム〉  呼気の流れ 発声用バルブが閉じて空気が声門を通過し，口に抜けるため発声できる 吸気の流れ 発声用バルブが開いて，気管切開孔から空気が入る 発声用バルブ 側孔付きカニューレ 高研ホームページをもとに作成 ©2021 KOKEN CO.,LTD.
スピーチタイプ：カフなし 単管 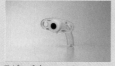 スピーチカニューレ （写真提供：株式会社高研）	

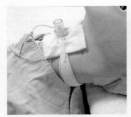

図3 》固定用バンド

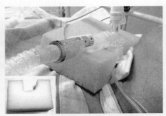

**図4 》蛇管の重みに対する工夫
（スポンジによるクッション）**

気管切開チューブの固定

● 綿テープや固定用バンド（**図3**）で，固定具と頸部のあいだに指1本分程度のゆとりをもたせて固定する．

● チューブの計画外抜管を第一に注意するとともに，頸部の皮膚障害の有無も定期的に観察する．

● 蛇管の重みによる抜管や皮膚損傷に対しては，クッションなどを利用して予防することも可能である（**図4**）．

気管切開チューブのカフ

● カフ圧は，リークが起こらない最低圧に調整する（p.284「カフ圧管理」を参照）．

気管切開孔の消毒

● 気管切開後，創傷感染予防のために気管切開部の瘻孔が完成するまでは，切開孔の消毒が必要である．

● 瘻孔完成後は，皮膚の清潔を保つために清拭を行う．

● 痰や滲出液がある場合は，ガーゼをあてるなど直接皮膚に触れないように管理する．

気管切開チューブの交換

● 分泌物によるチューブ内腔の狭窄や閉塞，カフの損傷，またそれらが疑われる場合，チューブの交換が必要である．

● 気管切開部の瘻孔完成まではチューブの再挿入は非常に困難であり，皮下への迷入のリスクが高い．そのため，最初のチューブ交換は通常は気管切開後1週間を目安に行う．瘻孔完成後は，分泌物の観察により交換間隔を検討し，定期的に交換する．

永久気管孔の注意

● 永久気管孔では，気道が口や鼻から解剖学的に分離しているため，経鼻・経口による気道確保や換気が行えない．患者は永久気管孔を通して換気を行っているため，永久気管孔を塞いでしまうと窒息する．

● 鼻や口を介さない換気のため，加湿を行い乾燥を防ぐ．

● 気管切開患者入室時は，永久気管孔の有無を必ず確認し，永久気管孔患者であることをスタッフのなかで周知徹底する．

● 永久気管孔患者へのバッグバブルマスクの換気

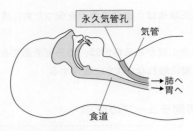

図5 》 永久気管孔

は，必ず気管孔から行う（**図5**）．

計画外抜管・迷入・閉塞時の対応

● 気管切開の方法（縦切開法，I字切開法，H字切開法など）やフラップの有無（逆U字切開など）によって，再挿入困難の程度が異なるため，リスクについて術者に確認しておくとよい．

● 近年多用されるセルジンガー法を用いた経皮的気管切開は，外科的な気管切開とくらべて手技が容易で術時間が短いという特徴があるが，皮膚切開孔が小さく，カニューレが抜けた場合の再挿管が困難だという問題がある．

● 人工呼吸器装着患者では，気管切開チューブの計画外抜管・迷入・閉塞は患者の生命にかかわるため，安易に再挿入せず，発生時の対応についてはフローチャートにまとめるなどして共通の認識をもてるようにする．

● 計画外抜管・閉塞への対応のフローチャートの一例を**図6**に示す．

気管切開チューブの計画外抜管・閉塞の発生

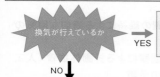

・応援を呼ぶ（自分はその場から離れない）
・酸素投与を行う

換気が行えているか

YES →

①気管切開孔または口から酸素を投与し、医師の到着を待つ
②医師により新しい気管切開チューブを挿入する

NO ↓

気管切開チューブを完全に抜去し、気管切開孔を軽く塞いでバッグバルブマスクによる換気を行う

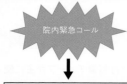

院内緊急コール

・救急カートの準備
・モニターの確認

↓

医師による確認後、再挿管を行う（気管切開後でも原則は経口挿管である）
※気管切開孔が確実に安定しているようであれば、気管切開孔からチューブを挿入する

図6 》計画外抜管・閉塞への対応のフローチャート(例)

北里大学病院RST作成

Memo

気管チューブの取り扱い

目的	*正しい挿入位置の維持による適切な換気の実施 *確実な固定と観察による計画外抜管（人工呼吸の中断）の予防 *適切な管理による皮膚損傷などのトラブルの回避

気管チューブの構造

● 逆円錐型のテーパー型カフ付気管チューブが主に使用される.

● 成人用の従来型の標準的な気管チューブの構造を示す（**図1**）.

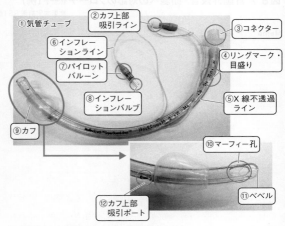

- ①気管チューブ
- ②カフ上部吸引ライン
- ③コネクター
- ④リングマーク・目盛り
- ⑤X線不透過ライン
- ⑥インフレーションライン
- ⑦パイロットバルーン
- ⑧インフレーションバルブ
- ⑨カフ
- ⑩マーフィー孔
- ⑪ベベル
- ⑫カフ上部吸引ポート

図1 》気管チューブの構造

①**気管チューブ**：チューブ本体は気道の役割を果たしている.

②**カフ上部吸引ライン**：カフ上部吸引を行うためのライン.

③**コネクター (スリップジョイント)**：気管チューブと人工呼吸器を接続する部分.

④**リングマーク・目盛り**：挿入長を把握，固定する際に位置の確認に使用する.

⑤**X 線不透過ライン**：気管チューブが適切な位置に挿入されているかを X 線で確認できるように入っている.

⑥**インフレーションライン**：カフとパイロットバルーンをつなぐチューブ.

⑦**パイロットバルーン**：インフレーションラインでカフとつながっており，カフの膨らみ具合を確認する.

⑧**インフレーションバルブ (一方弁)**：パイロットバルーンの先端にあり，カフを膨らませる際のシリンジの接続口．一方向の弁がついており，カフからのエアリークは起こらない.

⑨**カフ**：気管チューブと気管壁のあいだの隙間からのエアリークを減らす．また，唾液などの分泌物が下気道へ流入することを最小限にする.

⑩**マーフィー孔**：先端部分が分泌物などで閉塞してしまった場合に換気できるようにつくられている.

⑪**ベベル**：気管チューブの先端．挿入しやすいように切り口が斜めになっている.

⑫**カフ上部吸引ポート**：カフ上部吸引を行うための孔．カフ上部の貯留物を吸引することで，分泌物の下気道への流入を防ぎ，誤嚥を最小限に留めることができる.

気管チューブの固定

- 経口挿管（**図2**）と経鼻挿管（**図3**）の固定方法の例を示す.
- 気管チューブの計画外抜管を予防するため，患者の状態に合わせたテープ固定を行う.
- 髭があるとテープの粘着性が落ちるため，できるかぎり剃る.
- 潰瘍予防のためにハイドロコロイドドレッシング材や皮膚保護材を使用することもある.
- 長期の留置が見込まれる場合や口腔周囲の損傷，顔面熱傷，気管チューブによる潰瘍形成のリスクがある場合は，口腔ケアや観察を行いやすいという利点からアンカーファスト®（**図4**）などのチューブ固定ホルダーを使用することがある.

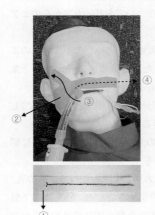

①幅3cmほどのテープを約20cm用意し，Y字にカットする.
②テープの切り込みを口角に合わせ，切り込みの入っていない土台部分を頬部に貼る.
③Y字部分の一方をチューブに巻きつけた後，鼻下に貼る.
④Y字部分のもう一方をチューブに3周ほど巻きつけた後，頬部に貼る.

図2 》 経口挿管の固定方法（例）

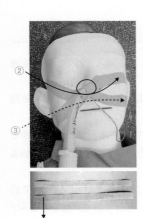

①幅1cmほどのテープ約20cmを2本用意する.
②1本目は頬の上からチューブに3周ほど巻きつけた後,反対側の頬部に貼る.
③2本目は頬の下からチューブに3周ほど巻きつけた後,反対側の頬部に貼る.

図3 》 経鼻挿管の固定方法(例)

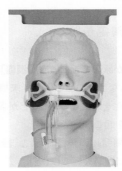

図4 》 アンカーファスト®

Memo

挿入位置の管理

● 気管チューブが正しい位置に挿入されているかを確認する.
● 気管チューブの挿入位置は, 胸部 X 線像で必ず確認する.
● 気管チューブは, チューブの先端が気管分岐部から 2 〜 3cm 上方にあることが適切な位置とされている (**図 5**).
● 門歯から気管分岐部までの長さは成人男性で約 26cm, 成人女性で約 23cm である. 気管チューブ挿入長は患者の性別, 年齢, 体格などで個人差がある. 年齢ごとの気管チューブの内径と挿入長の目安を**表 1** に示す.

皮膚損傷・潰瘍予防

[気管チューブが原因で起こる皮膚損傷]

● クリティカルな状態にある患者は末梢循環不全や栄養状態の悪化を起こしていることが多いため, 容易に潰瘍形成を起こしうる.
● 経口挿管の場合は口角・口唇に, 経鼻挿管の場合は鼻孔周囲に潰瘍を起こしやすい.
● 長期挿管管理になる場合や皮膚トラブルを起こした場合は以下の対応を行う.
・テープの固定位置を変更する.
・潰瘍形成を起こしやすい部位には, あらかじめハイドロコロイドドレッシング材の貼付やテープ貼付前に皮膚保護材の散布を行う.
・経口挿管の場合は, 気管チューブの固定位置を反

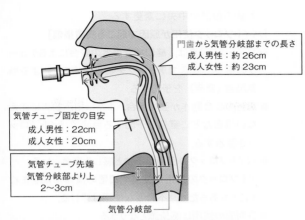

門歯から気管分岐部までの長さ
成人男性：約26cm
成人女性：約23cm

気管チューブ固定の目安
成人男性：22cm
成人女性：20cm

気管チューブ先端
気管分岐部より上
2〜3cm

気管分岐部

図5 》 気管チューブの挿入位置の目安

表1 》 年齢ごとの気管チューブの内径と挿入長の目安

年齢	内径（mm）※		挿入の長さ（cm）	
	カフなし	カフあり	経口	経鼻
1〜6か月	3.5		10〜11	11〜13
6〜12か月	4.0		10〜12	12〜15
1歳	4.5		11〜13	12〜16
2歳	5.0		12〜13	15〜18
3歳	5.0		12〜13	15〜18
4歳	5.5		13〜15	16〜18
5歳	5.5		15〜16	18〜19
6歳	6.0		15〜16	18〜19
7歳	6.0		16〜17	19〜20
8歳	6.5	5.5	16〜19	19〜22
9〜10歳	7.0	6.0	17〜19	20〜22
11〜13歳	7.0	6.0	19〜20	22〜23
14〜15歳	7.5	6.5	19〜21	22〜24
16歳		7.0	20〜22	23〜26
成人女性		7.0〜8.0	21〜24	24〜28
成人男性		8.0〜9.0	22〜26	25〜30

※内径は ID と表記される．外径の OD と間違えないように注意する．

対側の位置や中央に変更する.

[バイトブロック使用が原因で起こる皮膚損傷]

● バイトブロックは，経口挿管患者の咬合によるチューブの損傷，咬合でチューブを噛み潰すことによる換気障害（窒息）を予防する.

● 患者の咬合動作が強い場合，または指示動作に従えない場合などに窒息を予防する目的でバイトブロックを装着する.

● バイトブロックの使用が不快と感じる患者もいる．バイトブロックの使用が歯茎や口唇の潰瘍形成をまねくこともあるため，不必要な使用は避ける.

● 長期間の使用は感染源となりうる.

その他

● MRIが可能なものと，そうでないものがあるので，調べておくと良い（表記変更されていることもあるため，注意が必要である）.

観察ポイント

● **固定テープ**が唾液や水などで**剥がれていないか**，汚染されていないか.

● 気管チューブの固定位置がずれていないか.

● 口腔内で気管チューブのたわみができていないか.

● **胸郭の動きや呼吸音に左右差はないか**
（気管チューブの挿入位置がずれて片肺換気になっていると左右差が生じる）.

● **SpO₂ の低下，一回換気量の低下はないか**.

● **カフ圧は低下していないか**．声が漏れていないか

（声が漏れている場合は，カフ圧の低下や気管チューブの挿入が浅くなっている可能性がある）．

計画外抜管時の対応

● 計画外抜管の原因は，固定テープが汚染され剥がれる，咳嗽による刺激や体位変換，リハビリテーションによる体動，患者がせん妄状態でチューブを引っ張ることなどである．

● 呼吸不全のある患者では計画外抜管によって全身状態が急激に悪化し，危機的状況になる可能性がある．

［対応の手順］

1. 計画外抜管では，まず自発呼吸はあるか，呼吸パターン，呼吸数，SpO_2 を確認する．

2. 自発呼吸がない，もしくは呼吸が弱い場合は，バッグバルブマスクまたはジャクソンリースで換気の補助を行う．自発呼吸があり，換気の補助が必要ない場合は，マスクで酸素投与を行う．

3. 同時にほかのスタッフに応援を要請し，医師へ報告する．

4. 再挿管の準備を行う（気管チューブは使用していたものより一回り小さい内径のものを用意しておく）．

※計画外抜管が起こった場合，必ずしも再挿管が必要となるわけではない．

Memo

カフ圧管理

目的	*正しいカフ圧にすることで換気時のリーク防止 *分泌物の誤嚥防止

準備物品

● 気管チューブ（気管内に留置されている）
● カフ圧計
● ディスポーザブルシリンジ（10mL，あるいは20mL）

構造

● カフは気管チューブや気管切開チューブの先端部分についている風船状のものである（**図1**）．
● パイロットバルーンと呼ばれる部分からシリンジでエアを注入する（**図2**）．
● その後，カフ圧計を接続し，カフ内圧を測定する（**図3**）．
● カフ圧は気体の透過による脱気や，吸引，体位変換などの手技によっても変動することがあるため，定期的な測定が必要である．
● 近年は，自動カフ圧調整機器によるカフ圧管理を実施している施設もある．

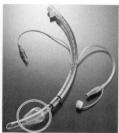 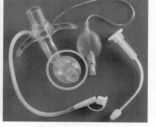

気管チューブ　　　　　　気管切開チューブ

図1 》 カフ

（写真提供：コヴィディエンジャパン株式会社）

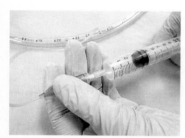

図2 》 パイロットバルーンからのエアの注入

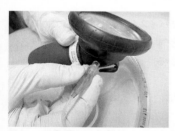

図3 》 カフ圧計の接続

Memo

カフの種類と機能

- カフにはさまざまな大きさや形状があり，大容量・低圧カフや中容量・低圧カフなどの種類がある．
- 一般的に，大容量・低圧カフが最も不顕性誤嚥を起こしにくいと報告されているが，大容量・低圧カフを用いて適切なカフ圧管理を行っても，誤嚥を完全に防ぐことはできない．
- 中容量・低圧カフは，短時間の手術などで用いられることが多い．

カフ圧測定

- カフ圧は，20 〜 30cmH$_2$O の適切な範囲で維持されるよう，カフ圧計を使用して定期的に測定し，調節する必要がある．
- 測定のタイミングについては，始業時点検のほか，口腔ケア前後や体位変換後など，施設ごとの任意のタイミングで行う．
- 近年，自動調節デバイスを使用し，数値でカフ圧の変化をモニタリングすることや，自動的に調節することも可能となっている．

カフ上部吸引とは

- カフ上部吸引機能がついた気管チューブでは，付属の専用ポートからシリンジや吸引チューブを使用してカフ上部にある孔から分泌物を吸引することができ，不顕性誤嚥の防止となる．
- 吸引器を用いて持続吸引する方法や，シリンジを用

いて吸引する方法があるが，20cmH$_2$O（2.6kPa）以下の低圧で吸引する．高圧で吸引すると気管壁に潰瘍を形成する可能性がある．

観察のポイント

- カフ圧は**20〜30cmH$_2$O**の範囲に調整して**リークのない最低圧**とし，**30cmH$_2$O**を超えないように保つ．
- 気管挿管患者では，ゴロゴロした音が聴取される場合や一回換気量が低下している場合は，カフ圧が低下していることが考えられる．
- 低すぎるカフ圧では，気管壁をカフで密閉状態にすることができず，換気時（とくに陽圧換気時）にガスリークが起こる．
- 低すぎるカフ圧では，カフ上部の貯留物が下気道へ垂れ込みやすくなり，誤嚥の危険が高まる．
- 高すぎるカフ圧では，気管支粘膜の血流が阻害されるため，気管粘膜の虚血や壊死，気管食道瘻を形成してしまう．
- カフ圧は自然に変動するため，定期的に測定して適切な圧に保つことが重要であり，経時的に記録する．
- カフにエアを注入してもカフ圧が低下し続ける場合は，カフやパイロットバルーンの破損が考えられる（入れ替える必要がある）．
- 適切にカフ圧を管理しても，分泌物はカフと気管壁のあいだから下気道に垂れ込むため，不顕性誤嚥（silent aspiration）を避けることはできない．

☆カフの破損

・カフ圧を調節しても短時間でリークが生じる場合
は，カフの破損が疑われる．チューブの入れ替え
の準備が必要である．

☆パイロットバルーンの一方弁の破損

Memo

D.気道確保と管理
閉鎖式吸引による気管吸引

*気道の開放性の維持
*ガス交換の改善
*気道抵抗と感染リスクの低下
*検体採取

閉鎖式吸引とは

● 人工呼吸器に接続した状態で使用し,気道を大気に開放することなく人工気道にカテーテルを挿入して行う吸引法.

● 閉鎖式吸引には,メリットとデメリットがある(**表1**).

表1 》メリットとデメリット

メリット	・人工呼吸器を外すことによる低酸素血症の予防 ・人工呼吸器を外し,PEEPが解除されることによる肺胞虚脱の予防と肺容量の低下がない ・回路が閉鎖されたままのため,分泌物の飛沫が少ない ・吸引所要時間の短縮 ・吸引に要する必要物品数の削減
デメリット	・カテーテルの引き抜きが不十分だった場合,洗浄液が気管に流れ込む ・カテーテルを引き抜きすぎると,スリーブ内にガスが流れ込む ・1本あたりのコストが高い ・吸引の感触がわかりにくい

閉鎖式気管吸引カテーテルの種類

● 閉鎖式気管吸引カテーテルには,対象患者や交換頻度によって種類がある(**表2**).

表2 》閉鎖式気管吸引カテーテル

対象患者	気管挿管患者用	成人患者用，新生児・小児患者用
	気管切開患者用	
交換頻度	24 時間使用タイプ	
	72 時間使用タイプ	

準備

● 感染予防対策（必要なものに丸をつける）
　（マスク，ビニールエプロン，手袋，
　ゴーグルまたはフェイスシールド）
● 閉鎖式気管吸引カテーテル
● 滅菌蒸留水または生理食塩水
● アルコール綿
● 自施設の物品を記載

気管吸引前の準備

- 気管吸引のタイミングとそのアセスメント
- 患者への説明
- 感染対策：スタンダードプリコーションを実施する.
- 吸引器の設定：最大 150 mmHg（20 kPa）
- 口腔や鼻腔またはカフ上部に貯留した唾液などがみられる場合，あらかじめ吸引除去する.

適応となる状態

- 患者自身の咳嗽やそのほかの侵襲性の少ない方法を実施したのにも関わらず喀出困難であり以下の所見で気管に分泌物があると評価された場合
  ① **努力性呼吸が強くなっている**（呼吸仕事量増加所見：呼吸数増加，浅速呼吸，陥没呼吸，補助筋活動の増加，呼気延長など）.
  ② **視覚的に確認できる**（気管チューブ内に分泌物がみえる）.
  ③ **胸部聴診で気管から左右主気管支にかけて分泌物の存在を示唆する副雑音**（低調性連続性ラ音：rhonchi）が聴取される，または呼吸音の減弱が認められる.
  ④ **気道分泌物により咳嗽が誘発されている場合**であり，咳嗽に伴って気道分泌物の存在を疑わせる音が聴こえる（湿性咳嗽）.
  ⑤ **胸部を触診しガスの移動に伴った振動が感じられる**.

⑥誤嚥した場合.

⑦ガス交換障害がある.

⑧人工呼吸器使用時:

   a) 量設定モード使用の場合:気道内圧の上昇が
みられる.

   b) 圧設定モード使用の場合:換気量の低下がみ
られる.

   c) フローボリュームカーブで,特徴的な"のこ
ぎり歯状の波形"を認める.

● 喀痰検査のためのサンプル採取のため

※適応となる状態の⑦⑧については,これら単独で
は気管吸引の適応とはならない.あくまで①〜⑥
の状態が存在することが重要な条件であり,これ
ら⑦⑧は付帯的な条件と考えるべきである.

手順

1. コネクティングチューブを吸引コントロールバル
ブに接続し,バルブを180°回転させ,バルブを押
し吸引圧が正しくかかるかを確認する.

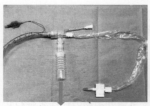

人工呼吸器　　**コネクティングチューブ**

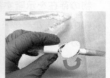

バルブは180°回転させる

2. 人工呼吸器の 100％酸素濃度換気モードで高濃度酸素を投与する.

※徒手的な酸素化は閉鎖式吸引のメリットを失うため人工呼吸器の設定を用いる.

3. 脱落防止のために気管チューブとL字型コネクタの接続部を持つ. 気管チューブと閉鎖式気管吸引システムのコネクタの接続部は外れやすいため, 挿入や引き抜く際はしっかりと押さえ外れないようにする. 接続部が外れると閉鎖回路が開放され, 閉鎖式吸引のメリットが失われるため注意する.

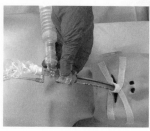

外れやすいので, しっかりともつ

4. カテーテルスリーブをたくしあげながら, 吸引カテーテルを利き手で愛護的にゆっくりと挿入する.

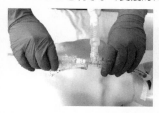

5. 吸引カテーテルの先端を気管チューブの 2〜3cm 先で, 気管分岐部の 1〜2cm 手前まで挿入する.

※吸引カテーテル挿入の目安：気管チューブの目盛りと吸引カテーテルの目盛りを合わせ, ＋2〜3cm の位置

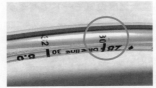

吸引カテーテルと気管チューブの目盛りを確認

6. バルブを押し，吸引圧をかけた状態とし，1〜2cm まではゆっくりと吸引カテーテルを引き戻す．それ以降は早めに引き戻す．吸引時間は10〜15秒以内とする．

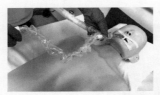

※吸引カテーテルを引き戻す際は，黒い印の部分まで十分に引き戻す．

それ以上に引き抜くと，スリーブのなかにガスが流れ込み，低換気になる恐れがある．逆に，引き抜きが不十分だと，カテーテルの内腔を洗浄する際，気管に洗浄液が流れ込む可能性がある．

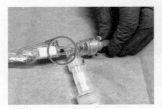

7. 痰の性状を確認する

8. バルブを押し，吸引圧をかけた状態とし，洗浄液注入ポートをアルコール綿で消毒する．

9. 生理食塩水 10mL 程度を注入し，吸引カテーテル

の内腔を洗浄する.

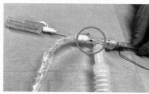

10. 吸引コントロールバルブを 180°回転させロック
    する.
11. 吸引装置のコネクティングチューブを外し, フタ
    を戻す.

吸引後の評価

● **実施前にみられた所見が消失, 改善しているか確
   認する.**

・気道分泌物の除去.
・呼吸音, ガス交換所見, 血行動態, 主観的不快感
 の改善.
・努力呼吸, バッキングの消失.
・気道分泌物の量・性状 (色・粘度)・におい・出
 血の有無.
・気道内圧の低下や換気量の増加, グラフィックモ
 ニタの曲線の変化.
・合併症 (**表 3**).

Memo

表 3 》》 吸引の合併症と対策

合併症	対応
気管, 気管支粘膜の損傷	吸引カテーテル挿入の深さを把握し, 気管分岐部の手前でとどめるようにする. 吸引圧を確認する.
低酸素血症	開放式気管吸引では避けにくい. 事前に酸素化し, 短時間で侵襲を少なく実施する. 閉鎖式気管吸引回路が有効.
不整脈, 心停止, 冠動脈攣縮	ただちに吸引操作を中止し呼吸のフィジカルアセスメントを行う. モニタリングを行い, 安楽な手技をこころがけ, 最小限の時間で行う.
血圧変動, 循環不全, 臓器血流の低下	吸引中だけでなく吸引後も血圧変動に注意する. 循環動態が不安定な場合の排痰は非常に難しい. 気管支鏡を視野にいれる.
咳嗽による疲労	1回吸引するたびに休息する. 気管支拡張薬などの使用を医師に相談する.
嘔吐	口腔内に嘔吐物がないか確認し, 吸引除去する. 誤嚥していないか確認する.
気管支攣縮	ていねいな手技で行う. 発生時は気管支拡張薬などの使用を医師に相談する.
無気肺	頻繁な吸引を避ける. 閉鎖式気管吸引回路が有効.
頭蓋内圧上昇	著しい血圧の上昇を認めたら一旦, 吸引操作を中止する.
分泌物が吸引されない	分泌物が吸引可能な主気管支に存在するのか再度アセスメントを行う. 環境の湿度が適切であるか確認し, 必要時には調整を行う. 患者の水分バランスの評価を行う. 体位ドレナージなど呼吸理学療法を行う.

ポイント

● 気管吸引はルーチンや定められたスケジュールで行うのではなく, 臨床上の適応のある場合にのみ行う.

● 患者に対して, 吸引の必要性や手順を説明することは, 患者の不安を減らし, 協力を引き出すことにつながる.

● 気管吸引では, 吸引カテーテルが到達する気管分岐部より上部に存在する痰しか吸引することができない.

● 吸引カテーテルは太いと低酸素血症や肺胞虚脱をまねき, 細いと痰が詰まりやすくなる. そのため患者に挿入されている気管チューブの内径の 1/2 以下の外径の吸引カテーテルを使用する. ちなみに,

1Fr ≒ 0.33mm であり，12Fr ≒ 4.0mm，14Fr ≒ 4.6mm，16Fr ≒ 5.3mm となる.

● 気管吸引を行ったにもかかわらず，さらに吸引が必要であるとアセスメントされた場合は，1回の吸引操作の後に監視可能な呼吸循環のパラメータが許容範囲にあることを確認した後，次の吸引操作を行う.

● 気管吸引後に低酸素血症が出現しやすい患者は，気管吸引前だけでなく気管吸引後にも酸素濃度を高くすることを考慮に入れる.

[閉鎖式吸引と開放式吸引との比較]

● 閉鎖式吸引と開放式吸引の吸引される痰の量に大きな差はない.

● 閉鎖式吸引システムは，VAP発症率，環境・従事者の汚染など感染防御面においては開放式と同程度である.

● 気道を開放することにより低酸素に陥りやすい急性肺損傷などの呼吸不全患者の人工呼吸中では閉鎖式吸引システムの使用が推奨されている.

Memo

開放式吸引の感染防止

　開放式吸引の場合は気管チューブから人工呼吸器を外す操作により，医療従事者の手指に飛沫や痰という感染性物質が付着する可能性が高い．患者─患者間の感染を防止するため，実施前にはスタンダードプリコーションが必須である．

　CDCガイドラインでは，患者の気道分泌物を吸引するとき，未滅菌の手袋よりも滅菌手袋を着用したほうがよいとする勧告はなく，未解決問題としている[1]．筆者の施設では，開放式吸引を使用する場合は，吸引操作の一連の流れのなかでは，清潔な手袋を着用した状態で不用意に患者や周囲の機器に触れないという意識づけを目的として滅菌手袋を使用している．

　また，吸引カテーテルはセミクリティカル器材であるため，単回使用とすることが望ましい．吸引カテーテルを再挿入する際は，吸引カテーテルに付着した痰を気管に押し込むことのないようにアルコール綿でカテーテルの外側をふき取り，滅菌コップに入れた生理食塩水もしくは滅菌蒸留水を吸引して通水する．なお，使用した滅菌コップは廃棄し，再利用しない．

　吸引する頻度が高くなると，吸引操作にかかる費用が増すことや気道を開放することにより分泌物が飛散する機会が増えることになる．そのため，患者の気道浄化をアセスメントしたうえで，開放式吸引から閉鎖式吸引への変更も考慮する必要がある．

引用文献

1) 満田年宏監訳：医療関連肺炎予防のためのCDCガイドライン2003年版,New Trends in Safety Infection Control No.3:27,2005

参考文献

1) 道又元裕：正しくうまく安全に気管吸引・排痰法．p 30-76,南江堂,2012
2) 日本呼吸療法医学会気管吸引ガイドライン改訂ワーキンググループ：気管吸引ガイドライン2013（成人で人工気道を有する患者のための）,人工呼吸 30（I）：75-91,2013

D.気道確保と管理
抜管（介助）

| 目的 | ＊人工気道からの離脱 |

準備と方法

- 抜管には，吸引しながら行う方法（吸引抜管）と，用手的換気装置で加圧しながら行う方法がある．
- 原則，抜管前に気道浮腫の評価として**カフリークテスト**を行う．
- 緊急事態に備えて，あらかじめ**ほかのスタッフに抜管することを伝えておく**．

準備物品

- 再挿管の準備（p.263「気管挿管」を参照）．
・気管チューブは喉頭浮腫の可能性を考慮して，現在挿入されている気管チューブより小さいものもすぐに出せるように用意しておく．
- 気管吸引に必要な物品
- 酸素マスク
・必要時，非侵襲的陽圧換気の準備
・抜管後の酸素投与に関して医師と相談しておく．
- DAM セット（p.300，コラム参照）

その他，自施設の物品を記載

　　　　　　　　　　　　　　　　　　　　　　　　　　　　

　　　　　　　　　　　　　　　　　　　　　　　　　　　　

　　　　　　　　　　　　　　　　　　　　　　　　　　　　

　　　　　　　　　　　　　　　　　　　　　　　　　　　　

　　　　　　　　　　　　　　　　　　　　　　　　　　　　

　　　　　　　　　　　　　　　　　　　　　　　　　　　　

　　　　　　　　　　　　　　　　　　　　　　　　　　　　

　　　　　　　　　　　　　　　　　　　　　　　　　　　　

　　　　　　　　　　　　　　　　　　　　　　　　　　　　

　　　　　　　　　　　　　　　　　　　　　　　　　　　　

COLUMN

DAM セットについて

　DAM（Difficult Airway Management）とは，気道確保困難症例に対する管理のことである．DAMセットは，気道確保に難渋する症例に対し，気道確保するために必要な資機材をセット化したものである．医療チームで内容を周知し，いつでも使用できるように準備しておくとよい．使用物品，使用方法，対応方法などを日頃からチームで共有することが大切である．

　以下にセット内容の一例を示す．
・気管支ファイバースコープ　・ビデオ喉頭鏡
・ラリンゲルマスク　・輪状甲状靱帯穿刺キット
・緊急気管切開用セット
・チューブエクスチェンジャー　など

カフリークテスト

● 気管チューブの**カフにエアを入れた状態での一回換気量**と，**エアを抜いた状態での一回換気量**をみるテストである．

● エアを抜く前後の換気量の**差が 110mL 以下**，もしくは**吸気量の 10％以下**の場合は，**喉頭浮腫**が生じている可能性が高いと判断する[1]．

● ただし，これらは人工呼吸器のモードに左右されるため，従量式換気の場合は変更する．

● **表 1** の抜管後上気道狭窄のリスク因子がある場合には備える．リスク因子の存在が明らかな場合，あるいは複数存在する場合には，カフリークテスト等により危険性を評価することが望ましい．

表1 》 抜管後の上気道狭窄のリスク因子

長期挿管（＞ 48 時間）
女性
大口径の気管チューブ
挿管困難
外傷症例

文献 2）より引用

● 再挿管のリスクが高い場合には必要に応じてステロイド薬投与を考慮する[2]．

観察ポイント

● 意識レベル（鎮静薬が投与されていた患者であれば覚醒状態であること）

・抜管前の患者の意識レベルが GCS ＜ 8 の場合は注意が必要である．

- ・従命動作がとれるかを確認する.
- ・抜管前に鎮静薬を中止または減量し,自発的に覚醒がみられるか評価する.鎮痛は継続して行う(デクスメデトミジン塩酸塩は抜管後でも使用可能である).
- ● 自発覚醒トライアル(SAT)・自発呼吸トライアル(SBT)が成功したら抜管の検討をする.
- ● バイタルサイン

<呼吸>
- ・抜管前とくらべて頻呼吸になっていないか.
- ・努力呼吸を呈していないか.
- ・呼吸パターンに異常はないか.
- ・異常呼吸音はないか(喘鳴,狭窄音).
- ・肺野の呼吸音に左右差はないか.
- ・舌根沈下はないか.
- ・分泌物の量は正常か.
- ・$SpO_2 \geqq 90\%$ を保てているか.

<循環>
- ・血圧の上昇・低下をきたしていないか.
- ・頻脈,徐脈がないか(20%以上の変化).
- ・危険な不整脈や新たな不整脈の出現はないか.

Memo

● 抜管後の**呼吸の変化は5分以内**に起こりやすく，また，抜管後の**喉頭浮腫は30分以内**に出現することが多い[3]ため，必ずベッドサイドで注意深く観察する．

● 上気道狭窄では呼吸困難を呈し，ストライダー・シーソー呼吸・下顎呼吸・肩呼吸・努力呼吸を認める．

● 呼吸パターンを観察する際は，胸郭だけではなく腹部の動きも同時に観察する．

● 呼吸仕事量増加に伴い，血圧上昇，心拍数上昇，四肢冷感，尿量減少，意識障害を生じていないか．

● 患者の気道の開通性が保たれているかを継続的に観察する．

● 痰を自力で喀出できているかを観察する．

● 咳嗽反射が弱いと自力で痰の喀出を行えず，誤嚥を起こす可能性があるため，咳嗽がしっかり行えるかを確認する．

● 胃内容物があると嘔吐して誤嚥を起こす可能性があるため，胃内吸引を行っておく．

インシデント

☆緊急で再挿管が必要になったが，挿管が困難
➡あらかじめDAMセットを用意しておく．
☆緊急処置に備えて，経管栄養は中止しておく．

Memo

抜管後の再挿管について

多くの研究において気管チューブ抜管成功の定義は，抜管後48〜72時間以内に再挿管を必要としないこととされている．再挿管は回避したいが，抜管は必ず成功するとは限らない．抜管前の評価で「抜管が可能である」と判断された場合でも，10〜15％程度は抜管後に再挿管となる[5]．

抜管後に起こる最も危険な合併症は，上気道閉塞である．その原因としては，喉頭浮腫，舌根沈下，反回神経麻痺，咳嗽反射の減弱・消失による喀痰の貯留などが考えられる．抜管前のカフリークテストをクリアした場合でも，喉頭浮腫や気道狭窄が発生することがあるため，注意が必要である．患者の状態によっては，喉頭浮腫予防のために抜管前からステロイドを投与することもある．

上気道閉塞が生じた場合には，まずバッグバルブマスク換気を行い，迅速に再挿管などの対応を行う．再挿管が困難な場合は，輪状甲状靱帯穿刺や気管切開を行う場合もあるため，万一の事態に備えて必要物品を準備しておく．

また，再挿管になった場合は，なぜ抜管が成功しなかったのかをアセスメントし，原因を除去する必要がある（**表1，2**）．原因が除去できなければ，再度の試みにおいても成功できない．

看護師は抜管の前に再挿管の準備を入念に行い，緊急事態に備えることが必要である．そして，ベッドサイドで患者を注意深く観察し，状態変化を予測して早期に対処することが重要である．そのためには，日ごろから患者をよく観察し，状態を把握しておきたい．また，呼吸困難を呈している患者は不安が強いことが考えられる．必要な処置を進めながら，適時患者への声かけや状況説明，家族への対応を行うことも大切なケアである．

表1 》》 抜管失敗の原因となる病態

- ・低酸素血症　・呼吸不全　・心不全
- ・気道分泌物排泄不良　・上気道閉塞
- ・意識障害　・気道確保困難
- ・高二酸化炭素血症　など

文献5）より改変

表2 》》 抜管失敗の基準

- ・抜管後2時間で呼吸数＞25回/分
- ・心拍数＞140回/分，抜管前から20％以上の変動あり
- ・呼吸筋疲労，呼吸仕事量増加を示唆する症状の出現
- ・$SaO_2 < 90\%$，$PaO_2 < 80mmHg$（$F_IO_2 \geqq 0.5$）
- ・$PaCO_2 > 45mmHg$，抜管前から20％以上増加
- ・$pH < 7.33$

文献6）より引用

引用文献

1) 上条恵：人工呼吸器ウィーニング⑩気管チューブ抜管の条件　看護技術　59（11）：39-41，2013
2) 3学会合同人工呼吸器離脱ワーキング：人工呼吸器離脱に関する3学会合同プロトコル．2015
https://www.jsicm.org/pdf/kokyuki_ridatsu1503b.pdfより
2022年3月18日検索
3) 宮本毅治：抜管前後の観察・評価①抜管後の合併症とケア　看護技術　59（11）：42-45，2013
4) 宮本毅治：抜管前後の観察・評価⑦再挿管時の合併症とケア　看護技術　59（11）：68-69，2013
5) Kulkarni AP et al：Extubation failure in intensive care unit: predictors and management. Indian J Crit Care Med 12（1）：1-9, 2008
6) Boles JM et al：Weaning from mechanical ventilation. Eur Respir J 29（5）：1033-1056, 2007

Memo

人工呼吸器の点検

目的	*安全に正しく作動することの確認 *合併症予防

準備物品

● 点検表（施設の基準に従う）
● カフ圧計

機器の構造

● 人工呼吸器は駆動源，人工呼吸器本体，呼吸
回路の3つからできている（**図1**）.

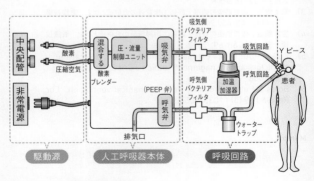

図1 》人工呼吸器の構造

駆動源

- 電源と医療ガス（空気と酸素）を指す.
- 圧縮空気は**黄色**, 酸素は**緑色**でホースが識別されている.
- 気体の種類でホースと配管を接続するピンの角度と数が異なり, 誤接続を防止している（**図2**）.

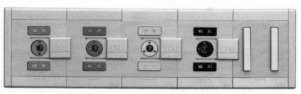

図2 》 気体の種類による接続部の違い

NSVアウトレット

（写真提供：株式会社セントラルユニ）

人工呼吸器本体

- コンピュータにより, 人工呼吸器が設定どおりに作動するよう制御されている.
- 圧縮空気と酸素は, 酸素濃度調節器（酸素ブレンダー）で混合され, 患者に供給される.
- 吸気では, 吸気弁が開き呼気弁が閉じることで, 人工呼吸器から送られるガスが漏れることなく患者に送られる. その後, 吸気弁が閉じて呼気弁が開き, 患者の胸郭と肺の弾性によって肺からガスが大気に吐き出され, 呼気となる.

呼吸回路

....

● 通常の呼吸では，鼻腔や咽頭の粘膜のはたらきにより，吸気は温かく湿った空気となる．また，鼻腔の繊毛には，空気中の細菌やちりを除去するフィルターの役割がある．

● 人工呼吸管理を行っている患者では，気管チューブや回路を通して呼吸を行うため，上記のような生理的な役割を人工鼻や加温加湿器，フィルターで人工的に補っている．

● 加温加湿されていない冷たく乾燥した医療ガスでは，粘膜が乾燥することで痰が固くなり，気道が閉塞する危険がある．

● 人工鼻と加温加湿器は併用してはいけない．人工鼻は適応と禁忌を判断したうえで使用する（**表1**）．

● 加温加湿された吸気は温度が低下すると回路内で水滴となり（結露），貯留する．その水滴を集めて廃棄するために，おもに呼気側にウォータートラップを備えている回路が多い．効率的に水を集めるため，ウォータートラップは回路内の最も低い場所に，下向きに設置する．

表1 》 人工鼻の禁忌または交換すべき条件

・低換気
・低体温
・回路からのリーク
・低加湿

ケアの実際

● 外観の破損がないことと，機能の不具合がないことの両方を確認する．
● それぞれに確認が必要なポイントを示す．

駆動源

● コンセントは非常用電源(赤色)または無停電電源(緑色)に直接，緩みなく差し込まれているか．
● 医療ガスの配管が，所定のガスの供給源に差し込まれているか．
● 内蔵バッテリーの充電は十分か．バッテリーが作動していないか(バッテリーが作動しているということは，電源に接続されていないことを意味する)．

人工呼吸器本体

● 異常な動作音や異臭がしないか．
● 換気は医師の指示どおりに設定されているか．
● 患者の換気は設定どおりに行われ，人工呼吸器と同調しているか．
● 患者の全身状態，呼吸状態に合った適切なアラームが設定されているか．
● 無呼吸時のバックアップは適切に設定されているか．
● アラームの音量は適切に設定されているか．

[アラーム設定]

● アラームの設定は，患者がどのような状態になったことに気づきたいかを考えながら行う．

- とくに**危険性の高いアラーム**は，分時換気量下限ア
  ラーム，気道内圧下限アラーム，無呼吸アラーム，
  電源供給異常アラームである．

呼吸回路

- 吸気と呼気の回路が適切な方向で設置されている
  か．
- 回路はアームなどで固定されているか．
- 回路内のチューブやコネクター類の接続に緩みがな
  いか．
- 回路に汚染，破損，ねじれ，屈曲がないか．
- 温度測定モニターが吸気側の回路に適切に接続され
  ているか．
- 加温加湿器の設定は適切か．実際に加温加湿器の
  チャンバーに触れると温かいか．
- 回路内に適度な量の結露が存在するか．
- 滅菌蒸留水は不足していないか．
- 滅菌蒸留水の接続時に，エアキャップを開放し忘れ
  ていないか．
- ウォータートラップ内の水は廃棄されているか．
- 人工鼻が目詰まりを起こしていないか．

[呼吸回路管理上の注意点]

- 人工呼吸器に関する医療事故・インシデントで最も
  多いものは，回路に関するものであるとされている．
  回路の交換の頻度に関しては，感染予防の観点から
  定期的な交換は推奨されておらず，回路に汚染や破
  損が生じた際に交換する．
- 結露が過剰な場合や，ウォータートラップの水が貯

留した場合は，回路内の水の動きを機械がとらえることで，誤作動を起こすことがある．
● 温度センサーに水が付着すると，加温加湿器による正しい温度管理ができなくなることがある．とくに室温が低いと結露が多くなるため，空調設備を使用している際には注意が必要である．
● ウォータートラップの接続部分からのリークが起こりやすいため，確実に接続する．

その他

● 以下の点についても確認する．
・気管チューブ挿入の長さが前回確認時から変わっていないか（例：口角○○ cm）．
・気管チューブの固定方法は適切か，スキントラブルはないか．
・カフ圧は適切か．
・SpO_2 や $EtCO_2$ のアラーム設定は適切か．
● 人工呼吸器の情報は，患者の換気の状態を示しているのみである．心電図や SpO_2 など，ほかのモニターを併用しながら全身状態の管理を行う．

インシデント

☆人工呼吸器の停止
　➡すぐに用手的換気に切り替える．
☆加温加湿器の電源入れ忘れ
☆加温加湿器の補給水切れ
☆呼吸回路からのリーク

人工呼吸器の各モードの特徴と注意点

目的	*酸素化の改善 *換気の改善（肺胞換気量の維持） *呼吸仕事量の軽減 *人工呼吸器による肺障害の発生 　（人工呼吸器関連肺傷害：VILI）の予防

構造

吸気相と呼気相

● すべての人工呼吸の呼吸周期は，**吸気相**と**呼気相**の2種類に分けられる．呼吸周期は呼吸が始まり，次の呼吸が始まるまでの時間である．

● **吸気相**には，「**吸気の始まり**」「**送気**」「**送気の終了**」がある．

・吸気の始まりは，患者の自発呼吸をとらえ送気を開始する場合と，患者の自発呼吸がないために決められたタイミングで開始する場合がある．前者は，人工呼吸器が患者の自発呼吸をとらえることが送気の"きっかけ"になっているため「トリガー」という．

・トリガーには，患者の吸気努力による気道内圧の低下をとらえる「圧トリガー」と，定常流の変化をとらえる「フロートリガー」，強制換気様式の際，自発呼吸がない場合は，一定の時間が経過すると吸気が始まる「時間トリガー」がある．

・送気の終了を決める方法は3つあり，①予定量を送気した時点で終了する「容量規定」，②予定時間

を送気した時点で終了する「時間規定」，③患者の吸気流速が予定した流量に低下した時点で終了する「流量規定」がある．

・容量規定の場合を従量式換気（VCV）といい，時間規定の場合を，設定した吸気時間，吸気圧をかけることから従圧式換気（PCV）という．

・吸気の始まりと終了を人工呼吸器が決める場合は「強制換気」，吸気の始まりを患者が決めて送気の終了を人工呼吸器が決める場合は「補助換気」，吸気の始まりも終了も患者が決める場合は「自発換気」という．

● **呼気相**は，患者の肺や胸郭の弾性力（縮まろうとする力）によって行われ，人工呼吸器は関与できない．

基本的原理

● 陽圧換気の基本動作は，一定量のガスを肺に送る圧をつくることである．一般的に2種類の陽圧換気法がある．

[従量式換気（VCV）]

● 吸気量（一回換気量）を設定し，肺に目的の容量が送られるまで一定流量で送気される．

メリット
・一定量の一回換気量を肺の力学的性質の変化にかかわらず供給できる．
・気道抵抗が増加した時，あるいは肺コンプライアンスが低下した時，人工呼吸器はより高い圧であらかじめ設定した容量を送ることができる．
・コンプライアンスと気道抵抗のモニタリングが可能である．

デメリット
- 通常, 一回換気量でも, 吸気終末気道内圧 (気道内圧) は VCV のほうが従圧式換気 (PCV) より高くなる.
- 吸気時間が比較的短くなるため, 不均等な肺胞充満になる可能性がある.
- 吸気流量が一定であることから制限があり, 高流量を必要とする患者には吸気流量が不足し, ストレスとなる可能性がある.

[従圧式換気 (PCV)]

● 吸気圧を設定し, 望む一回換気量を送るために操作者が吸気時間を設定する. その吸気圧に素早く到達するために吸気開始時には高流量が送られ, その後, 急速に減少する.

メリット
- 肺胞の過膨張と人工呼吸器関連肺傷害 (VILI) のリスクに最も密接な関係がある最高肺胞内圧を制御できる.
- PCV における初期高流量と長い吸気時間によって, PCV は VCV よりも患者の快適性が増加する可能性がある.

デメリット
- 気道抵抗の上昇時や肺コンプライアンスの低下時に肺胞容量が減少する可能性がある.
- 気道抵抗のモニタリングが困難である.

Memo

基本的なモード

● 人工呼吸器のモードとは，「どのように患者の呼吸の補助を行うのか」ということである．そのため，人工呼吸を開始する際には，与えられた医療環境と患者の呼吸状態から最適な呼吸補助方法を決めなければならない．

● 基本的なモードは 3 種類ある．
  ① A/C：補助—調節換気
  ② SIMV：同期式間欠的強制換気
  ③ PSV：プレッシャーサポート換気

● この 3 種類の人工呼吸を組み合わせて，さまざまなモード（SIMV ＋ PSV など）も施行可能である．また，PEEP もあわせて施行できるようになっている．

[A/C（図 1）]

● 患者の自発呼吸がなくても使用できるモードである．

● 患者の自発呼吸がない場合には，設定された呼吸回数の分だけ強制換気（assist：調節）を行い，自発呼吸がある場合には自発呼吸の分だけ補助換気（control：補助）を行う．

● VCV と PCV の両方が使用できる．

● 設定された換気を常に行うため，患者の呼吸仕事量の軽減に最もすぐれたモードといえる．

Memo

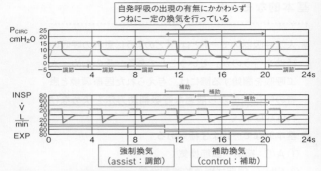

自発呼吸の出現の有無にかかわらず
つねに一定の換気を行っている

図 1 》 A/C 設定時のグラフィックモニター

[SIMV（図2）]

- 患者の自発呼吸がなくても使用できるモードである.
- 患者の自発呼吸がない場合は, 設定された呼吸回数の強制換気を行う（A/C でも同じ）.
- 患者の自発呼吸がある場合は, それに合わせて設定された呼吸回数分の補助換気が行われる. ただし, この補助換気が行われるのは, トリガーウィンドウといわれる自発呼吸をトリガーする範囲に自発呼吸が出現した場合である.
- トリガーウィンドウ以外に自発呼吸が出た場合は, 強制換気も補助換気もされない. そのため, 通常 SIMV を使用する時には, PS（プレッシャーサポート）を付加させ, SIMV + PSV という形で使用する. その結果, 自発呼吸時の呼吸仕事量を減少させることができる.

[PSV（図3）]

- 自発呼吸がないと使用できないモードである.
- 人工呼吸器が患者の吸気努力を検知すると, あらか

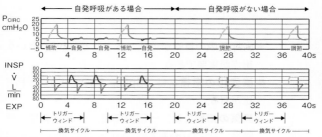

図 2 》》 SIMV 設定時のグラフィックモニター

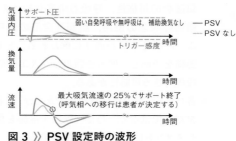

図 3 》》 PSV 設定時の波形

じめ設定した吸気圧を自発呼吸に合わせて供給する
モードである.

● 患者の吸気に合わせて PS がかけられ自発換気がさ
れ, 気道内圧の上昇, 換気量の増加, 吸気流速の
上昇が起こる. そのため, 呼吸仕事量を軽減できる.

● 吸気流速の低下を感知して, 呼気に移行する.

● 最大吸気流速の何%に低下した時に呼気に移行する
かを設定できる機種もあり, 呼気感度, あるいはター
ミネーションクライテリアなどの用語で呼ばれる (通
常, 患者の吸気初期流速が 25 〜 30%未満となっ
た時点で補助は減少する).

- 人工呼吸の目的が達成できているかどうかという視点が重要である.

- **酸素化の指標**には, SpO_2, PaO_2, SaO_2, P/F比がある.

- **換気の指標**には, 一回換気量, 分時換気量, 呼吸数, $PaCO_2$ がある.

- **呼吸仕事量の指標**には, 呼吸パターンの変動, 胸郭運動の対称性, 呼吸数の変化やリズムの変動, 補助呼吸筋の使用, 胸鎖乳突筋の使用などがある. 呼吸仕事量が適正に保たれることで, 廃用性萎縮を予防し, 疲労を回避し, 人工呼吸器期間を短縮できる可能性がある.

- 各パラメータの指標は重要であるが, これらのデータだけではなく, 打診・聴診・視診を併用し, アセスメントしていくことが重要である.

- 人工呼吸器との同調性が良いか観察をする. 非同調が頻回に起こるようであればすぐに医師に報告する必要があり, 非同調の原因を検索しトリガーや流速, 吸気時間など患者の呼吸に合った設定に変更する必要がある.

- 必要であれば, 鎮静・鎮痛を検討し苦痛の軽減を図る.

- 人工呼吸管理は循環への影響を考慮する.

[A/C の観察ポイント]

- 鎮静や筋弛緩により人工呼吸器に同調していたとしても, 設定した換気量や吸気圧によっては低換気や過換気になっている可能性もある.

[SIMV の観察のポイント]

● 初期の自発呼吸出現時は，自発呼吸に対する人工呼吸器からのサポートは不十分な設定をしてはいけない．

● 自発呼吸がなければ PS はできない．そのため，自発呼吸が出てから PS にし，目標の一回換気量，呼吸回数にするための PS を設定する．

[PSV の観察のポイント]

● 十分なサポート（一回換気量）が得られるよう PS を設定する．

● 自発呼吸がない場合は使用できず，無呼吸になる場合には A/C，SIMV といった換気を保証できるモードに変更する．

● 無呼吸になった時は，バックアップ換気が作動するようになるため，バックアップ換気設定や換気量下限アラームを設定する．

引用文献

1) コヴィディエンジャパン：呼吸ケアー人工呼吸器
https://www.medtronic.com/covidien/ja-jp/clinical-education/catalog/respiratory-care-basic-1.html より 2022 年3月18日検索

参考文献

1) 竹内宗之ほか編：人工呼吸器．INTENSIVISIT 10(3)，2018
2) 丸山一男：人工呼吸器の考え方かた．南江堂，2010
3) 道又元裕ほか編：人工呼吸器管理実践ガイド．照林社，2009
4) 集中治療医療安全協議会監：FCCS プロバイダーマニュアル．第3版，メディカルサイエンスインターナショナル，2018
5) JSEPTIC CE 教材シリーズ：人工呼吸器のグラフィックモニター
http://www.jseptic.com/ce_material/update/ce_material_12.pdf より 2022 年3月18日検索

二相性のPEEP（CPAP）

　人工呼吸器のメーカーの違いで，BIPAP，BILEVEL，Bi-vent などという名称で呼ばれ，高圧相・低圧相の2つのPEEPを設定し換気を行うモードである．二相性のPEEPは，自発呼吸がある際に発揮される．設定した圧を中心に自発呼吸でも換気ができるようになるため，患者は自由に呼吸することができ，ファイティングを引き起こすことがない．

　高圧相の時に患者の呼気が出現しても，呼気弁がすみやかに開放され，気道内圧を一定に保とうとする．また，高圧相，低圧相の圧力差によって強制換気を送ることができ，換気の増大が期待できる．さらに，高圧相の調整により，酸素化の改善が期待できるモードである．

　二相性のPEEPは，高圧相の時間が短く，低圧相の時間が長いのが特徴であり，高圧相の時間が長く，低圧相の時間を極端に短くする場合はAPRVというモードになる．

自発呼吸あり

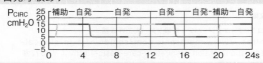

・高相PEEPおよび低相PEEPの両相で自発呼吸が可能
・PEEP圧の切り替えは設定時間を基本にするが，両相への移行は自発呼吸に同調するため患者同調性に優れている

自発呼吸なし

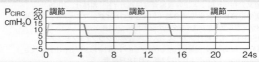

・自発呼吸がない場合は，PCと同様の働きをする
（高相PEEP＝PCの吸気，低相PEEP＝PCの呼気に相当）

図 》二相性のPEEP（CPAP）設定時のグラフィックモニター
文献1）より引用

E. 人工呼吸療法
人工呼吸器からのウィーニング

目的	＊人工呼吸管理における侵襲や合併症から のできるだけ早い離脱

ウィーニング開始にあたって必要な条件

1) **人工呼吸器が必要となった病態が改善傾向にある.**
   ➡炎症の沈静化, 出血がコントロールされている
   など
2) **呼吸・循環動態を含む全身状態が安定化している.**
   ➡酸素化が十分, 循環作動薬の使用がないか少量,
   新たな不整脈の出現がない　など
3) **精神状態が安定化している.**
   ➡不穏がない, 指示動作が可能, 鎮静薬が必要な
   い　など

人工呼吸器からの離脱の方法

● 主流：人工呼吸器から離脱できるかどうかを実際に
  試験してみる自発呼吸トライアル（SBT）
● SIMV で補助呼吸を減少させる方法
● PSV で PS を徐々に減らす方法

Memo
_____

_____

_____

- 人工呼吸による補助や気管挿管がなくなるため, 以下の点を観察する.
  - 酸素化
  - 換気
  - 呼吸仕事量
  ➡ ウィーニング中は, これらの人工呼吸器からのサポートが減少していく.
  - (抜管に際して) 気道の確保

酸素化

- 酸素化の規定因子は, F_IO_2, MAP である.
- 酸素濃度に関しては, 人工呼吸器離脱後も酸素マスクで補うことができる.
- 人工呼吸器離脱後は PEEP がなくなるので, その分酸素化は悪化する (抜管はできたが, NPPV で人工呼吸を継続する場合がある). よって, 現在の酸素化が人工呼吸器離脱後にも保てるわけではない.
- 持続的に SpO_2, P/F を観察する.

換気

- 人工呼吸器から離脱するため, 換気補助がなくなる.
- 換気の指標として重要なのは, 一回換気量, 呼吸数, $PaCO_2$ である. とくに $PaCO_2$ 上昇は換気が不十分な状態を示しているので, 人工呼吸器からの離脱が困難であることの重要な指標となる. 人工呼吸補助を下げた時には, これらの換気状態を示す指標を必

ず確認する.

● 換気不全が起こるのは，呼吸筋の活動が不十分，呼吸筋疲労，また，呼吸筋力が十分であっても肺や胸郭が硬い，さらに覚醒不良などで起こる.

● 鎮静薬が遷延している時は，呼吸抑制作用がある鎮静薬のミダゾラムやプロポフォールは減量あるいは中止してから行う.

● $PaCO_2$ 上昇があっても，それは代謝性アルカレミアを代償しているだけかもしれない（その場合，pH は 7.4 より高いはずである）.

● 呼吸仕事量増加を示すようなサインに注意する.具体的には，呼吸数の増加，肋間の陥没呼吸，胸鎖乳突筋などの呼吸補助筋の使用，胸骨上窩の陥没などである.

● 換気が不十分でウィーニングに失敗する際には，浅く，速い呼吸になることが通常である〈RSBI の観察（後述）〉.深く，早い呼吸は換気不良ではなく，不安や不穏を示している場合がある（その場合は $PaCO_2$ は上昇しない）.

Memo

浅速呼吸係数（RSBI）

- ウィーニング失敗を予測する指標である.
- Rapid（速い），Shallow（浅い），Breathing（呼吸）を示す.
- 呼吸回数 / 一回換気量（L）で求められ，＞105で人工呼吸器からの離脱に失敗する可能性が高い.

循環

- ウィーニング中は呼吸負荷などにより循環が変調しやすい状態である.
- 心拍数，不整脈，血圧をモニタリングして，変化を観察する.

Memo

自発呼吸トライアル (SBT)

SBTとは，人工呼吸器からのサポートが最小限の状態（自発呼吸モード＋PS），あるいはサポートがない状態（Tピース）で患者の自発呼吸を評価する方法である．患者個々の病態・病期により，決められた開始基準に該当した場合に実施する．

SBTは1日1回までとすることが一般的である．実施時間は30〜120分で行うことが多い．SBTに失敗する場合，バイタルサインの変化は開始直後ではなく徐々に現れる（呼吸数の上昇は開始から15分程度で生じる）．

[SBTの成功基準]

人工呼吸器離脱に関する3学会合同プロトコル[1]では，以下の条件を満たすときに合格と判断すると示されている．

- 呼吸数＜30回/min
- 開始前とくらべて明らかな低下がない（たとえば$SpO_2 \geqq 94\%$，$PaO_2 \geqq 70mmHg$）
- 心拍数＜140bpm，新たな不整脈や心筋虚血の徴候を認めない
- 過度の血圧上昇を認めない
- 以下の呼吸窮迫の徴候を認めない（SBT前の状態と比較する）
  1. 呼吸補助筋の過剰な使用がない
  2. シーソー呼吸（奇異性呼吸）
  3. 冷汗
  4. 重度の呼吸困難感，不安感，不穏状態

[SBT合格と判断した場合]

- SBTで離脱可能と判断された場合には，気管チューブの抜去の手順に進む．
- 抜管までしばらく時間がある場合には，抜管するまでのあいだは呼吸補助を再開する．

[SBT不合格の場合]

- トライアル前の呼吸補助のレベルまで戻す．
- 翌日以降にSBTを再企図する．

自発覚醒トライアル（SAT）

　SATとは，鎮静薬を中止または減量し，自発的に覚醒が得られるか評価する試験のことである．

[SAT成功基準]

　①②ともにクリアできた場合を「成功」，できない場合は「不適合」として翌日再評価とする．

①RASS：−1〜0

　口頭指示で開眼や動作が容易に可能である．

②鎮静薬を中止して30分以上過ぎても，以下の状態とならない

　□興奮状態

　□持続的な不安状態

　□鎮痛薬を投与しても痛みをコントロールできない

　□頻呼吸（呼吸数≧35回/分 5分間以上）

　□ SpO_2 ＜90%が持続し対応が必要

　□ 新たな不整脈

引用文献

1) 日本集中治療医学会，日本呼吸療法医学会，日本クリティカルケア看護学会：人工呼吸器離脱に関する3学会合同プロトコル2015

Memo

E. 人工呼吸療法
NPPV（非侵襲的陽圧換気）

目的

＊気管挿管や気管切開などの侵襲的な手技を
加えず，マスクを用いて行う陽圧換気療法で
ある（図1）．

＊酸素化の改善，換気の改善，呼吸仕事量の
軽減が期待できる．

メリット

● 非侵襲的陽圧換気（NPPV）のメリットは以下のとお
りである．

・侵襲的な手技によるトラブルを回避できる．

・人工呼吸器関連肺炎（VAP）や人工呼吸器誘発肺傷
害（VILI）などの侵襲的陽圧換気（IPPV）合併症を
減少させることができる．

・導入や中断が容易である．

・会話や食事も可能である．

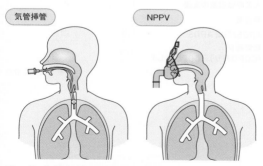

気管挿管　　　NPPV

図1 》 気管挿管とNPPVの違い

デメリット

....

- NPPV のデメリットは以下のとおりである.
  - 患者の協力が必要不可欠である.
  - 気道確保は保証されない.
  - マスク装着による医療関連機器圧迫創傷 (MDRPU) のリスクがある.
  - マスクという見た目から病状が過小評価される傾向がある.

エビデンスレベルと推奨度 (表 1)

....

- 急性期 NPPV において，慢性閉塞性肺疾患 (COPD) 増悪と心原性肺水腫については，エビデンスが確立している.

表 1 》エビデンスレベルと推奨度

疾患	エビデンスレベル	推奨度
COPD増悪	I	A
心原性肺水腫	I	A
喘息	II	C1
人工呼吸離脱の支援	I	B
周術期	II	B
ARDS/軽症 ARDS	I /II	C1/B
重症肺炎 (COPDあり)/(COPDなし)	II /IV	B/C2

文献 1) をもとに作成

Memo

_____

_____

_____

_____

非適応基準（適応にならない基準）

- 以下の場合，NPPVの適応とならない．
- ・自発呼吸がない．
- ・マスクが着けられない（患者の非協力，頭部・顔面の外傷など）．
- ・気道確保が困難である（大量の気道分泌物など）．
- ・バイタルサインがきわめて不安定である（ショック，コントロールできない心臓虚血・不整脈，大量の上部消化管出血など）．
- ・ドレナージされていない気胸がある．

モードと設定

bilevel PAP

- NPPV専用機の多くは，吸気時に吸気圧（IPAP），呼気時に呼気圧（EPAP）をかける方式を採用している（**図2**）．
- IPAP-EPAPは，PS（プレッシャーサポート）圧となる．

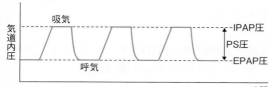

図2 》》 IPAP-EPAP

表2 》 IPAP と EPAP の効果

[IPAP]	・肺胞換気量の増加(PaCO₂の低下) ・呼吸仕事量の軽減
[EPAP]	・肺胞虚脱の改善と予防(FRC増加によるPaO₂の改善) ・静脈還流量の減少による前負荷と壁内外圧差(transmural pressure)低下による後負荷の軽減 ・内因性PEEPの相殺(吸気トリガーの改善)

表3 》 おもなモード

S (spontaneous)	・自発呼吸をトリガーし,補助換気を行う
T (timed)	・設定した換気回数とIPAP時間で強制換気を行う
CPAP (continuous positive airway pressure)	・吸気,呼気ともに設定した一定の陽圧(気道内圧)をかける ・酸素化改善の目的で使用される ・換気改善の効果はないため,二酸化炭素を排出する効果は期待できない
S/T (spontaneous/timed)	・SモードとTモードを組み合わせたモードであり,よく使用されるモードである. ・一定時間内に自発呼吸をトリガーした時にはSモード(補助換気)が作動し,一定時間内に自発呼吸をトリガーしない時にはTモード(強制換気)が作動する ・酸素化改善と換気改善の効果が期待できる

IPAP と EPAP の効果

● IPAP と EPAP の効果は**表2**に示すとおりである.

おもなモード

● NPPV の換気モードには S モード,T モード,CPAPモード,S/T モードがある(**表3**).

モードの選択

● 二酸化炭素貯留を伴わない I 型呼吸不全(低酸素血症が主体)では,CPAP モードが選択される.

表 4 》 設定例

モード	S/Tモード
換気数	15 回/分
IPAP	8 ～ 15 cmH2O
EPAP	4 ～ 5 cmH2O

● 二酸化炭素貯留を伴う II 型呼吸不全（肺胞低換気が主体）では，換気補助が必要であるため，S/T モード（または PCV モード）が選択される.

急性期における一般的な初期設定

● 急性期においては，NPPV は低めの設定値から開始し，患者の忍容性を確認しながら，徐々に目標設定値を目指すことが重要である（**表 4**）.

マスク（インターフェイス）の種類

● NPPV のおもなマスクを**表 5** に示す. それぞれのメリット，デメリットを理解し，患者の状態に合ったマスクを選択することが重要である.

観察のポイントとケアの実際

導入時の援助

● 患者を安楽な体位に整え，治療についてていねいに説明し同意を得る.
● 適切なマスクを選択する.
● マスクからの陽圧を患者に手などで実際に感じてもらいながら，マスクについてていねいに説明する.

表5 》》 NPPV マスクの種類

	鼻マスク	フルフェイスマスク	トータルフェイスマスク
適応	慢性期向き	急性期向き	急性期向き
メリット	・会話や食事ができる（病状が安定していれば） ・圧迫感が少ない ・顔の形に影響を受けにくい（リークが生じにくい） ・死腔量が少ない ・マスクを外さずに痰が出せる	・口呼吸にも対応可 ・高い圧にも対応可	・口呼吸にも対応可 ・高い圧にも対応可 ・ワンサイズのため顔の形に影響を受けにくい（リークが生じにくい）
デメリット	・口呼吸には対応不可 ・鼻閉塞があると不可 ・高い圧には対応不可	・圧迫感があり、皮膚異常のリスクも高い ・顔の形に影響を受けやすい（リークが生じやすく、フィッティングが難しい）	・マスクが重い ・顔全体を覆うため恐怖感や不快感を生じることがある ・眼の乾燥に注意が必要である ・死腔量が多い

（写真提供：株式会社フィリップス・ジャパン）

いきなり装着させてはいけない.

● 患者がマスクや陽圧に慣れるまで, 医療スタッフがマスクを手で支える.

● NPPV との同調性（送気のタイミングに合わせて胸郭が挙上するか）を確認し, ストラップでマスクを固定する.

● 導入後は, しばらく患者に付き添い, バイタルサインの変化や同調性を観察する. また, 声かけやタッチングによる不安の軽減に努める.

マスク装着の手順（フルフェイスマスク）

1. サイジングシートを用いて，患者に最適なサイズを選択する．
2. 額アームを最大長まで伸ばし，マスクを患者の下顎側から優しく押し当てる．
3. ヘッドギアを被せ，上下のストラップを左右均等に優しく引っ張ってマスクの位置を調整する．
4. マスクと顔が平行となるように額アームの角度を調整する．
5. 最後に，首振りや開口により容易にズレが生じない程度に調整する．

マスクフィッティングのポイント（図3）

- マスクの過度な締め付けは MDRPU 発症のリスクを増大させ，不快感による忍容性の低下にもつながる．
- リーク量にとらわれすぎず，同調性を最優先に，可能な限り**「緩めのフィッティング」**を心がける．

観察項目

- NPPV 装着中の観察項目を**表6**に示す．

マウスケア

- 口腔内の乾燥は，口腔内環境を悪化させるとともに，不快感による忍容性の低下につながる．
- こまめなマウスケアによる清潔保持と保湿（ジェルやスプレー）が重要である．

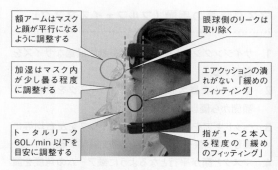

額アームはマスクと顔が平行になるように調整する

眼球側のリークは取り除く

加湿はマスク内が少し曇る程度に調整する

エアクッションの潰れがない「緩めのフィッティング」

トータルリーク60L/min以下を目安に調整する

指が1〜2本入る程度の「緩めのフィッティング」

図3 》 マスクフィッティングの注意点

表6 》 NPPV 装着中の観察項目

意識	意識レベル，表情
循環	脈拍，血圧，冷汗
呼吸	呼吸数，胸郭の動き(同調性)，呼吸音，SpO_2，努力呼吸，呼吸補助筋の緊張，呼吸困難感(Borgスケール)，排痰状況，動脈血ガス分析
NPPV モニター	リーク量，一回換気量，分時換気量，気道内圧，グラフィック
その他	マスクフィッティング，皮膚トラブル，口腔内環境，腹部膨満，浮腫，水分出納，排便状況，睡眠状況，栄養状態

MDRPU 好発部位と予防

- 各種マスクによる MDRPU 好発部位と皮膚保護材による予防方法の一例を**図4**に示す．
- MDRPU 予防のための観察ポイントを**図5**に示す．
- 「皮膚保護材の貼付＝安心」ではないことに十分注意し，こまめな観察を心がける．
- 顔型や皮膚の状態を観察し，清潔保持と保湿が重要である．

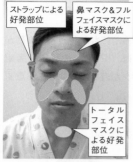

各種マスクによる好発部位

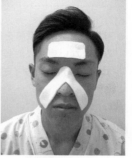

予防方法の一例

図4 》 **MDRPU 好発部位と皮膚保護材による予防方法の例**

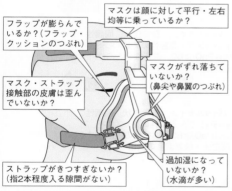

図5 》 **MDRPU 予防のための観察ポイントの例**

Memo

評価（図6）

● 導入後，種々の調整を行ったにもかかわらず改善がみられない患者に対しては，IPPVへの移行を考慮する必要がある（タイミングが遅れないように注意する）．

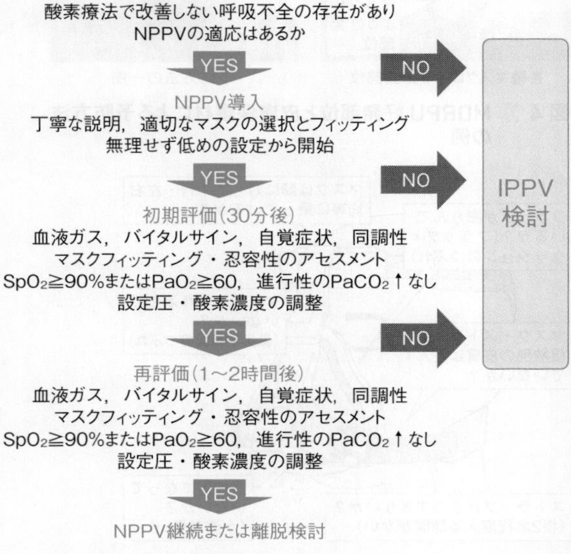

酸素療法で改善しない呼吸不全の存在があり
NPPVの適応はあるか

YES　　　　　　　NO

NPPV導入
丁寧な説明，適切なマスクの選択とフィッティング
無理せず低めの設定から開始

YES　　　　　　　NO

初期評価（30分後）
血液ガス，バイタルサイン，自覚症状，同調性
マスクフィッティング・忍容性のアセスメント
SpO$_2$≧90%またはPaO$_2$≧60，進行性のPaCO$_2$↑なし
設定圧・酸素濃度の調整

YES　　　　　　　NO

再評価（1〜2時間後）
血液ガス，バイタルサイン，自覚症状，同調性
マスクフィッティング・忍容性のアセスメント
SpO$_2$≧90%またはPaO$_2$≧60，進行性のPaCO$_2$↑なし
設定圧・酸素濃度の調整

YES

NPPV継続または離脱検討

IPPV
検討

図6 》 IPPV 移行検討フローチャート

引用文献

1) 日本呼吸器学会NPPVガイドライン作成委員会：NPPV（非侵襲的陽圧換気療法）ガイドライン．改訂第2版，南江堂，2015

参考文献

1) 日本集中治療医学会看護テキスト作成ワーキンググループ：集中治療看護師のための臨床実践テキスト（療養状況と看護編）．新興貿易，2019

消化器の考え方

消化器の構造と機能

● 消化器は，咽頭・食道・胃・小腸・大腸などの消化管と，肝臓・胆嚢・膵臓などの実質臓器，分泌腺から成る器官群の総称である（**図1**）.

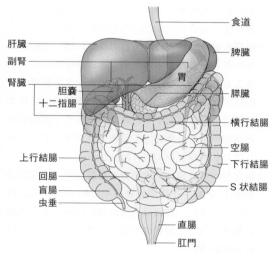

器官	はたらき
口腔から食道	食物は口腔で咀嚼され唾液と混じり，嚥下後は食道を通過して胃に運ばれる
胃	胃内の食物は胃液により消化され，十二指腸へ運ばれる
小腸（十二指腸，空腸，回腸）	小腸は 6〜7 m に及ぶ臓器であり，栄養素はおもに小腸で吸収される．十二指腸では食物と膵液や胆汁が混じり合い，消化される
大腸・肛門	大腸は盲腸，結腸（上行結腸，横行結腸，下行結腸，S 状結腸），直腸に分けられる．水分の吸収や糞便の形成が行われる

図1 》消化器の構造と各器官のはたらき

- 消化管は口から肛門に続く1本の管であり，外界と交通している．上部消化管（口腔から十二指腸まで）と下部消化管（小腸から大腸まで）に大別される．
- **消化酵素を含む消化液**（p.343，コラム参照）が食物の消化・吸収を助け，消化された栄養素は主に小腸から吸収されて門脈に入り，肝臓で蓄えられる．水分は主に小腸・大腸で吸収される．
- 肝臓，胆嚢，膵臓は，消化液である胆汁と膵液を合成し，消化管に分泌するとともに，糖代謝，脂質代謝，蛋白合成などの代謝の中心臓器である．
- **腸管の粘膜・粘液**には多数のリンパ球や免疫細胞が存在し，外界からの細菌や毒素が体内へ侵入することを阻止するはたらきがある．この腸管の防御機能が破綻することによって，腸管内に常在する細菌や毒素が血中など体内に侵入して敗血症や多臓器不全を引き起こす現象をバクテリアルトランスロケーション（BT）という．
- **消化管への血流**は，大部分が腹腔動脈，上腸間膜動脈（SMA），下腸間膜動脈（IMA）から供給されている．また，血流は直接心臓には戻らず，門脈に集められて栄養素の貯留，合成や老廃物の処理が行われる．
- 腹部には，**腹膜（漿膜・外膜）で囲まれた空洞（腹腔）がある**．ほとんどの臓器が腹膜に包まれており，腹腔臓器と呼ばれる．**膵臓や腎臓，十二指腸は後腹壁に付着しており，後腹膜臓器と呼ばれる**．消化管穿孔により消化液が腹膜に漏出することにより生じるのが腹膜炎である．

腹部のフィジカルアセスメント

● 腹痛を主訴とする疾患のなかには，生命危機に陥るおそれがあり緊急に治療を要するものがある．それらの異常を早期に発見するためにも，フィジカルアセスメント（**表1**）は重要である．

● バイタルサインの変化，ショック症状の観察もあわせて行う．

腹痛を主訴とする病態

● 腹腔内には消化器系の臓器のほか，血管，筋肉，泌尿器系，婦人科系の臓器が重なり合っており，いずれかの臓器に障害が起こると腹痛を主訴とした症状を呈する．

● 一般的に，腹痛の強さは重症度と関連し，発症してから長く持続するものは緊急手術を要する場合が多い．

Memo

表1 》 腹部のフィジカルアセスメント

	確認のポイント	症状の特徴
問診	・痛みの部位，発症機序（いつからか？突発的か？徐々に強くなったのか？），持続時間（どのくらい続くか？持続的か？間欠的か？），痛みの性質 ・消化器疾患や開腹手術の既往歴の有無 ・その他の随伴症状（悪心，嘔吐，血便，下痢，便秘など）の有無 ・食歴 ・外傷の有無	・消化器疾患はくり返すことが多い． ・開腹手術後では癒着性イレウスが疑われる
視診	・腹部膨隆の有無 ・手術痕，鼠径部膨隆の有無 ・皮膚色の変化 ・静脈怒張の有無	・腹部膨隆は，腸管ガスの異常貯留や腫瘤，腹水貯留などが疑われる ・手術痕がある場合には癒着性イレウスを疑う ・静脈怒張は，上下大静脈や門脈の狭窄，閉塞が疑われる．肝硬変や肝臓がんなどによって門脈圧が亢進すると臍を中心に放射線状の血管拡張（メデューサの頭）が見られることもある．
聴診	・腸蠕動音の亢進，減少，消失の有無 ・金属音聴取の有無 ・血管雑音の有無	・機械性イレウスでは腸蠕動音が亢進し，「キーン」という金属音が聴取される ・消化管穿孔などによる腹膜炎や腸管壊死では腸管麻痺となり，腸蠕動音が減弱あるいは消失する
触診	・腹膜刺激症状（圧痛，反跳痛，筋性防御）の有無 圧痛：腹壁を圧迫したときに生じる痛み，疾患ごとに特徴的な部位に生じることがある 反跳痛：局所を静かに圧迫し，急に手を離すときに痛みが増強する 筋性防御：軽度の触診で反射的に腹壁筋層が過緊張となり，硬くなる	・急性虫垂炎では McBurney 圧痛点に痛みを感じる ・筋性防御は腹腔内の炎症が腹壁腹膜まで及び腹膜炎になると生じる．症状が進行すると板のように硬くなる板状硬となり，これは汎発性腹膜炎を疑う所見となる
打診	・鼓音の有無	・イレウス時に腸管ガスが貯留していると鼓音を認める

Memo

種類と病態

- **内臓痛**：腹部臓器の炎症や感染により，痛みを知覚する局所のはっきりしない痛みである．原因となっている臓器の位置に関連なく痛みを感じることがある．体位によって痛みは変化しない．鈍痛やキリキリとした間欠的な痛み(仙痛)である．
- **体性痛**：壁側腹膜の炎症，消化液や出血により痛みを知覚する局所に鋭く刺すような痛みを持続的に生じる．体位の変化により痛みは増強する．一般的に，体性痛をきたす状態の多くは緊急手術が必要となる．
- **関連痛**：内臓痛や体性痛の刺激で起こる原因のある部位とは離れたところに感じる痛みである．胆石の右肩の放散痛や急性虫垂炎初期の心窩部痛などがそれにあたる．

Memo

341

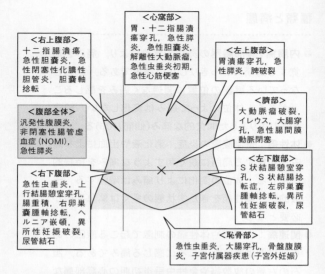

図2 》腹痛の部位から疑われる急性腹症疾患

文献1)をもとに作成

部位

- 腹痛の部位は、ほぼ異常部位と一致する（**図2**）.
- 急性虫垂炎は、発症初期は心窩部痛や臍周囲部痛だが、時間経過とともに右下腹部痛へと変化する.
- 時間経過とともに痛みの性質や部位が変化することもあるため、経時的な観察が必要である.

引用文献

1) 加藤治文監修：急性腹症. 標準外科学, 第13版, p125-133, 医学書院, 2013

COLUMN

消化液の正常な量とはたらき

消化液は消化腺から分泌され，消化酵素により食物の分子を分解し，吸収しやすい物質へと変化させる（**図**）．

唾液は1日に約1〜1.5L分泌され，アミラーゼにより炭水化物を二糖類に分解する．胃液は強酸性で1日に約2L分泌され，ペプシンにより蛋白質を分解する．胆汁は消化酵素を含まず，1日に0.5〜1L分泌され，脂肪を乳化してミセルを形成し，酵素の作用を受けやすくする．膵液は弱アルカリ性で1日に1〜1.5L分泌され，3大栄養素（炭水化物・蛋白質・脂質）のすべてを分解する．腸液は1日に2〜3L分泌され，小腸から吸収しやすいように炭水化物は単糖類に，蛋白質はアミノ酸に分解する．

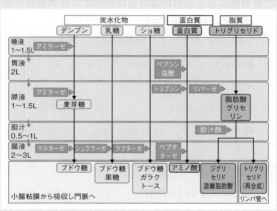

図 》栄養素の分解過程

Memo
_____

_____

_____

_____

胸腔ドレナージ

目的

* 胸腔内に貯留した液体（血液, 胸水, 膿など）の排液や空気（気胸）の脱気

* 持続的に胸腔内を陰圧に保つことによる肺の拡張

* 術後の滲出液の性状観察, 気胸・気管支瘻のエアリークの監視

準備物品

1. 感染予防対策（必要なものに丸をつける）
   （マスク, キャップ, 滅菌ガウン, 滅菌手袋）

2. 胸腔ドレーン穿刺セット, シリンジ, 針

   局麻：

   小切開物品：剪刀（　　　　　　　）, ペアン

   縫合物品：針, 持針器, 糸（　　　　　　　）,
   はさみ

3. ドレナージボトル

4. 吸引システム（必要時）

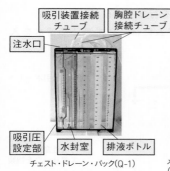

吸引装置接続チューブ
胸腔ドレーン接続チューブ
注水口
吸引圧設定部
水封室
排液ボトル

チェスト・ドレーン・バック(Q-1)

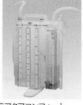

メラアクアコンフォート
(写真提供：泉工医科工業株式会社)

図1 》胸腔廃液用装置
（中央配管の吸引器を使用するタイプ）

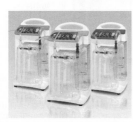

メラサキューム
(写真提供：泉工医科工業株式会社)

図2 》電動式低圧吸引器

構造

吸引方法の種類

- 吸引法には，水封式サイフォン法と低圧持続吸引法がある．
- 低圧持続吸引法は，持続的に低圧で吸引をかけて排液を促す．中央配管の吸引器に接続する方法（**図1**）と，電動式低圧吸引器（　　　　　）を使用する方法（**図2**）がある．
- 胸腔ドレーンでは，古典的三びん法（3連ボトル

システム）で排液を行っている（**図3**）．
● ドレナージシステムには，必ず滅菌蒸留水を入れて準備する

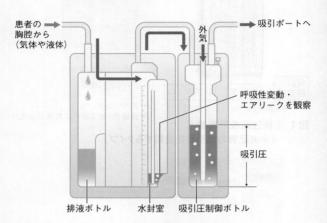

排液ボトル	患者から血液や滲出液を除去するボトル
水封ボトル	水は空気より重いため，空気の通り道に水を溜めて蓋をし，外気が胸腔内に入らないようにする．チューブは水面下1〜3cmに留置する．吸気時には，チューブ内に水が移動して，外気が胸腔内に入るのを阻止する．呼気時は，この水圧を超えた胸腔内の空気が泡となり排出される
吸引圧制御ボトル	胸腔内にかかる吸引圧が設定した水圧を超える場合に，外気を吸い込むチューブから空気が吸い込まれ，設定した水圧以上にならないよう制御される

図3 》胸腔ドレーンのしくみ

Memo

穿刺部位

- ドレーンは胸腔内に留置する(**図4**).
- 脱気目的の挿入部位はさまざまな部位が提唱されているが,一般的には気胸・血胸にかかわらず第4〜5肋間,気胸・血胸にかかわらず第4〜5肋間,腋窩を頂点として,大胸筋と広背筋の辺縁と乳頭の高さで形成される三角形(triangle of safety)とする(気胸のみの場合は,第2肋間鎖骨中線を選択することもある)[1)2)]. また,皮膚切開部位は挿入部位よりも1肋間下部の第5〜6肋間とする[1)].
- 排液目的では,胸部CTや超音波検査により穿刺部位を確認し,貯留しやすい胸腔背側か横隔膜上へ挿入する.

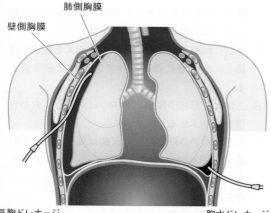

肺側胸膜
壁側胸膜
気胸ドレナージ
胸水ドレナージ

図4 》》胸腔ドレーンの挿入位置

ケアの実際（挿入時の介助）

1. **胸腔ドレーン接続前に気密性の確認を行う.**
   クランプするタイミングや吸引装置を作動させるタイミングは各製品の添付文書に従う. ドレナージシステムの吸引圧がかかるか, もしくは電動式低圧持続吸引器が作動するか, 胸腔ドレナージボトルの水封室には滅菌蒸留水が入っているかを確認する.

2. 処置時には, 患者の状態変化を観察できるようにモニタリングを装着し, 緊急処置が必要となる場合に備えて救急カートを準備する.

3. **体位**は, 血胸や胸水の場合に坐位や, 気胸の場合に仰臥位や頭部を 30°挙上して施行することが多い. 必ず医師に確認する.

4. 患者の苦痛や不安を軽減させるために声かけを行う. 不穏状態であったり協力が得られない場合は, 抑制や鎮静薬の使用を検討する.

5. 事前に**胸腔ドレーンの種類とサイズを医師に確認**し, 清潔野に無菌操作で必要物品を準備する.

6. 医師は, 穿刺予定部位を中心に消毒し, 穴あき覆布をかぶせる.

7. 局所麻酔の介助を行う. 医師は局所麻酔を穿刺部位周囲へ注入する. 看護師はアナフィラキシーショックの出現に注意し, バイタルサインの変化, 痛みの有無を観察する.

8. 医師は局所麻酔の効果を確認後, 皮膚を**小切開しドレーンを挿入する**. 肋間を穿刺し鉗子で胸膜を穿破する際に患者が疼痛を訴えることがあ

るため，疼痛や苦痛の有無を確認し，不安の除去に努める．

9. 医師はドレーンを挿入後にコネクターつき接続管に接続する．看護師は，接続管のもう一方の先端を受け取り，ドレナージシステムに接続する．水封もしくは設定圧を確認し，吸引を開始する．

10. **排液または排気を確認する**．急激な排液や排気により呼吸や循環動態が変動することもあるため，バイタルサインの変化を観察する．

11. ドレーンの縫合固定後，看護師は何針で固定されたか確認する．挿入部に，固定用テープもしくは，滅菌透明フィルムドレッシング材を貼付する．

12. ドレーンとチューブの接続部をテープや結束バンドで**固定する**．胸腔ドレーン接続チューブは体に沿って固定用テープで2ヵ所以上固定する．皮膚障害予防のため，直接ドレーンが肌に当たらないように固定する．また，抜去の確認のために，ドレーンと皮膚にマーキングを行う（**図5**）．

13. 胸部X線で**ドレーン先端の位置**が正しいか，新たな気胸がないかを医師と確認する．

14. 処置の内容，挿入した胸腔ドレーンの太さ，長さ，何針で固定されたのかをカルテに記録する．

Memo

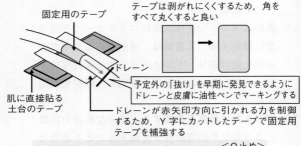

＜土台を用いた固定法＞

固定用のテープ

テープは剥がれにくくするため，角を
すべて丸くすると良い

ドレーン

肌に直接貼る
土台のテープ

予定外の「抜け」を早期に発見できるように
ドレーンと皮膚に油性ペンでマーキングする

ドレーンが赤矢印方向に引かれる力を制御
するため，Y字にカットしたテープで固定用
テープを補強する

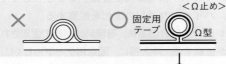

＜Ω止め＞

固定用
テープ

Ω型

ドレーンの固定強化とド
レーンの動きの「遊び」を
確保するため，固定用の
テープはドレーンに対し
Ω型で貼り付け固定する

図5 》ドレーン固定のポイント

観察のポイント（管理中）

● **ドレーン挿入**部の**出血**，**発赤**，**腫脹・皮下気腫**
の有無，ドレーンと皮膚接地面の皮膚トラブル
の有無を確認する．

● **ドレーンの固定**，マーキングのずれ，**接続部の
外れや緩みの有無**，ドレーンのねじれや屈曲，
圧迫，**閉塞の有無**を確認する．

ドレナージシステム側の観察（図4）

● チューブ内に液体の貯留はないか，ドレーンの
抜けや固定の緩みはないかを確認する．コアグ

ラなどで詰まりやすい場合は，状況に応じてミルキングを行う．

● 水封部の液面が呼吸性に変動するかをみることによって，胸腔ドレーンが正常に機能しているかを行うことができる．その他，水封部の気泡の増減，設定した吸引圧の確認，吸引バッグは患者の胸腔より低い位置に倒れないように設置されているか，水封部の滅菌蒸留水は足りているかを確認する．

● **エアリーク**の有無（気胸，気管支瘻，ドレーンの破損，接続部の緩みなどが原因）や**呼吸性変動の消失**（屈曲や閉塞，先端位置の不良などが原因）を確認する．

● エアリークが継続しているのであれば，一度医師に報告する．また，呼吸性変動の有無に関しても同様に対処する．

● リークがあるべきか否かは，**ドレナージの目的による**．肺損傷があり，リークがなくなると呼吸状態が悪くなるタイプもあるため，そのような場合はリークがあることが重要である．

排液の観察

● 急激な血性の排液（術後数時間で200 mL/時以上）は出血している可能性があるため，緊急手術を要する場合がある．ただちに医師に報告する．

Memo

☆事故抜去

- SpO₂モニターを装着して，ただちに医師に報告する．
- 早急に新しいドレーン挿入準備と急変に対応できるよう準備する．

☆クランプの開放忘れ

➡胸腔ドレーンは吸引により肺の拡張を促している．そのため，クランプにより吸引が滞ると陰圧が維持されず，呼吸状態が悪化する．クランプは，移動時など排液システムが患者より高くなるときや排液バッグの交換時，ドレーン抜去時に限って行う．

☆ドレナージボトルが倒れる

➡ドレナージボトルが倒れると，水封室の水が足りなくなったり，多くなることがあるため，倒れないように注意する．また，ベッドを上下する際に破損しないように注意が必要である．

引用文献

1) 飯田淳義ほか：胸腔ドレーン挿入．救急診療指針 改訂第5版（日本救急医学会指導医・専門医制度委員会ほか編），p.134-137，へるす出版，2018
2) 日本外傷学会外傷初期診療ガイドライン改訂第6版編集委員会編：改訂第6版 外傷初期診療ガイドラインJATEC．p.94-95，へるす出版，2021

Memo

胸腔穿刺

| 目的 | *診断：胸腔内に貯留した空気（気胸），液体（血液，漏出液，膿汁など）の性状を確認する試験穿刺による診断
*治療：気胸，血胸，胸水，膿胸などによる呼吸・循環障害に対する貯留物の排除 |

準備物品

1. 感染予防対策（必要なものに丸をつける）
   （マスク，キャップ，滅菌ガウン，滅菌手袋）
2. 胸腔穿刺セット
   (1) 専用キット（トロッカー アスピションキット®）など
   (2) 専用キットを用いない場合（施設の基準に従い使用）
      ・16〜20G 静脈留置針など
      ・三方活栓
      ・シリンジ
   持続ドレナージが必要な場合は，ドレナージボトル
   その他，検体採取容器，排液用容器など

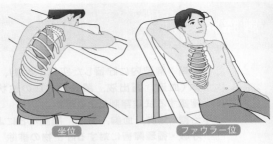

坐位 ファウラー位

図1 》 穿刺時の体位

構造(穿刺部位)

● p.344「胸腔ドレナージ」を参照

ケアの実際(穿刺時の介助)

1. 穿刺時の体位は，ベッドサイドや椅子に腰かけて坐位となり，机やオーバーテーブルに腕を乗せてもたれかかった状態とする．坐位が困難であれば，仰臥位あるいはベッド上ファウラー位で行う場合もある(**図1**)．穿刺時の体位は，目的によって異なるため，看護師は必ず医師へ確認し，患者へ説明し準備する．

2. 患者の苦痛や不安を軽減させるため声かけを行う．不穏状態であったり協力が得られない場合は，抑制や鎮静薬の使用を検討する．

3. 清潔野に無菌操作で必要物品を準備する．

4. 医師は，穿刺予定部位を中心に消毒し，穴あき覆布をかぶせる．

5. 局所麻酔の介助を行う．医師は局所麻酔を穿刺部位周囲へ注入する．看護師はアナフィラキシーショックの出現に注意し，バイタルサイン

の変化，痛みの有無を確認する．

6. 穿刺部位から 20 mL シリンジを接続した 16 〜 20 G 静脈留置針を肋骨上縁に沿って軽い陰圧をかけながら胸腔に進める．専用キットを使用する場合は，胸水がひけたら内筒を抜去し，外筒のみを進める．気胸であれば空気が，胸水であれば貯留液体が吸引される．胸水の場合，排液は三方活栓を静脈留置針に接続し，シリンジやドレナージセットに接続し，目的の分量を排液する．終了後は抜去し滅菌ガーゼで穿刺部を覆う．

7. 胸腔から脱気や排液を確認したら，排液の性状，バイタルサイン，不整脈の有無などを確認し，患者を観察する．

8. 抜去後は胸部 X 線検査を行う．

観察のポイント

● 出血傾向（血小板数 20,000/μL 以下[1]，プロトロンビン延長）のある患者は相対的禁忌であるため，事前に出血傾向の有無を確認する．

● 施行中に痛みの増強の有無を確認し，必要時は鎮痛薬の使用を考慮する．

● 合併症の併発により循環動態に変動をきたす可能性があるため，血圧，脈拍，呼吸，意識状態，SpO_2 などのモニタリングを行い，経時的にバイタルサインを確認する．

● 施行中に，気胸の悪化や呼吸状態の悪化から急変する可能性がある．そのため，輸液ラインを確保し，バイタルサインの急激な変化に対応できるよ

う，心電図モニター，SpO₂ モニター，観血的も
しくは非観血的血圧モニターを装着してモニタリ
ングを行いながら施行する.

● 一度に大量（1,000mL 以上）の胸水をドレナー
ジすると，再膨張性肺水腫が起こり呼吸状態が悪
化することがあるため注意する必要がある.

● 酸素投与，救急カート（救急薬剤，気管挿管の必
要物品など）を準備して緊急時に備える.

● 排液の性状，量を観察する.

ドクターコール

☆以下の合併症が起こる可能性があるため，徴候が
認められたら，ただちにドクターコールする.

・気胸，血胸，皮下気腫，肺損傷：胸部 X 線像に
て評価する.呼吸状態，SpO₂ 低下の有無を確認
する.

・肋間神経損傷，肋間動静脈損傷，内胸動脈損傷

・再膨張性肺水腫

引用文献

1) Patel IJ et al：Society of Interventional Radiology Consensus
Guidelines for the Periprocedural Management of
Thrombotic and Bleeding Risk in Patients Undergoing
Percutaneous Image-Guided Interventions-Part II:
Recommendations: Endorsed by the Canadian Association
for Interventional Radiology and the Cardiovascular and
Interventional Radiological Society of Europe. J Vasc Interv
Radiol 30（8）：1168-1184, 2019

Memo

心嚢穿刺

| 目的 | *治療：心嚢内に貯留した血液または空気により，心拡張が障害され心拍出量が減少する心タンポナーデの解除（急性）
*診断：心外膜炎，悪性腫瘍などの貯留液の採取による診断 |

準備物品

1. 感染予防対策（必要なものに丸をつける）

   （マスク，キャップ，滅菌ガウン，滅菌手袋）

2. 心嚢穿刺

   ①心嚢穿刺セット

   ②心嚢穿刺セットがない場合
   （施設の基準に従い使用）
   ・試験穿刺用カテラン針（20 ～ 22 G）
   ・静脈内留置針（内筒外筒付き）（16 ～ 18G）
   ・シリンジ（穿刺用10mL，排液用20～30mL）

3. 持続ドレナージ

　①接続ドレナージを行わない場合：エクステン
　　ションチューブ，三方活栓

　②持続ドレナージが必要な場合：ドレナージ用
　　カテーテルセット（アスピレーションセルジ
　　ンガーキット® など），排液バッグもしくは
　　低圧持続吸引器など

4. エコー

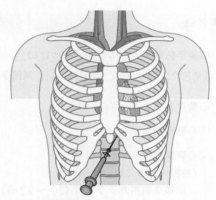

図1 》穿刺部位

構造（穿刺部位）

● 一般的に，剣状突起左縁と左肋骨弓の交叉する
　点（Larry's point）から1横指下に左肩に向け胸
　壁に対し30〜45°の角度で穿刺する（**図1**）．他
　に心尖部や胸骨左縁から行われることもあり，
　穿刺部位については医師に確認する．

ケアの実際（穿刺時の介助）

1. 患者の呼吸や循環が許す限り，貯留液を下方に移動させるために 30〜45°の半坐位とする．ショックなどで全身状態が安定しない場合は，仰臥位で行う．

2. 患者の苦痛や不安を軽減させるため，声かけを行う．不穏状態であったり協力が得られない場合は，抑制や鎮静薬の使用を検討する．

3. 清潔野に無菌操作で必要物品を準備する．

4. 医師は心エコーにて，心嚢液貯留部位を確認し，穿刺部位を決定する．そのため介助を行う．施行中も心エコーを使用する場合は，滅菌プローブを準備する．

5. 局所麻酔の介助を行う．医師は局所麻酔を穿刺部位周囲へ注入する．看護師はアナフィラキシーショックの出現に注意し，バイタルサインの変化，痛みの有無を確認する．

6. 医師は心エコーで決定した穿刺角度，深さで穿刺する．皮膚から約 4〜5cm の深さで心嚢膜を貫き，心嚢内の血液が吸引される．

7. 吸引後は穿刺針を抜去し，穿刺部をガーゼで押さえる．持続的にドレナージが必要な場合は，静脈内留置針の内筒を抜き，外筒とエクステンションチューブ，三方活栓を接続して排液する．もしくは，セルジンガー法によりガイドワイヤーを用いて，ドレナージキットを接続する．

8. 心嚢から心嚢液が吸引できたことを確認したら，排液の性状，バイタルサイン，不整脈の有無などを確認し，患者を観察する．

● 出血傾向（血小板数50,000/μL以下，プロトロンビン延長）のある患者は相対的禁忌であるため，事前に出血傾向の有無を確認する．

● 心嚢液貯留の原因には，外因性では心損傷，大血管損傷，内因性では心筋梗塞（に合併した心破裂），胸部大動脈解離，心内膜炎，悪性新生物などがある．

● 心タンポナーデによってBeck3徴候（頸静脈怒張，血圧低下，心音の減弱）があり，ショックを呈している場合は緊急度が高い．心嚢穿刺による数mLの穿刺で救命が図れる場合がある．

● 貯留物を持続的に排液する場合は排液バッグを接続し，心嚢ドレナージが必要となる．

● 急激に循環動態が不安定になる可能性があるため，心電図モニター，SpO_2モニター，観血的もしくは非観血的血圧モニターを装着してモニタリングを行いながら施行する．心音，呼吸音，呼吸状態を観察し，心タンポナーデ，心損傷，気胸，血胸の徴候を確認する．その他，中心静脈圧，ショック徴候などを経時的に観察する．

● 緊急時に施行することが多く，また施行中に急変する可能性がある．そのため，輸液ラインを確保し，酸素投与，救急カート（救急薬剤，抗不整脈薬など），除細動器を準備して急変時に備える．

Memo

ドクターコール

● 以下の合併症が起こる可能性があるため，徴候が
認められたら，ただちにドクターコールする.

・不整脈：穿刺針が心筋に触れると不整脈を生じる
ことがある.

・心筋損傷，心腔内穿刺，冠動静脈損傷：急激な血
圧低下，脈拍上昇，出血性ショック，心原性
ショックの徴候がないかを確認する.

・気胸，血胸，縦隔血腫：胸部X線像にて気胸，
血胸，縦隔陰影の拡大を評価する．呼吸状態，
SpO_2 低下の有無を確認する.

Memo

ポータブル低圧持続吸引システム
J-VAC®ドレナージシステム

| 目的 | *術後に体内に留置し，創部の血液や滲出液などを持続的に体外に吸引・排出する |

準備物品

● J-VAC®ドレナージシステム法を記載

その他の必要物品など

構造

- 閉鎖式吸引機能をもつ排液バッグとドレーンチューブがセットになっている.
- スタンダード型とバブル型の2種類がある.

スタンダード型 (図 1)

- 金属製のスプリングを排液バッグに内蔵しており, その圧力でバッグを圧縮して陰圧を発生させて排液を吸引する.
- 初期の陰圧は **40 mmHg 程度**で, その後は **20〜40 mmHg 程度**の陰圧が持続的にかかるが, 吸引圧の設定はできない.
- 排液バッグの容量は **150 mL**, **300 mL**, **450 mL** の3タイプである.
- 2本のドレーンを接続できる. 1本だけで使用する際はY字コネクターを閉じて使用する.

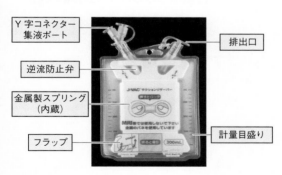

図1 》 **スタンダード型**

(写真提供：ジョンソン・エンド・ジョンソン株式会社)

バルブ型（図2）

....

- シリコーン製の容器の弾性の反発力によって陰圧を発生させ，排液を吸引する．
- 排液バッグの排液口を閉めて握りしめ，陰圧を保つ．
- 最高吸引圧はバルブ型のほうが高い．
- 排液バッグの容量は 100 mL である．

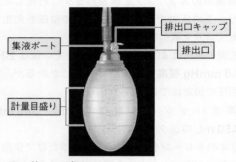

図2 》バルブ型

（写真提供：ジョンソン・エンド・ジョンソン株式会社）

Memo

ケアの実際

● 感染予防のため，手洗い，手指衛生を行い，手袋を装着して行う．

● すでに手術室で挿入されて装着した状態となっているため，排液バッグの吸引が開始されていることを確認する．ドレーン刺入部のマーキング位置を確認し，ドレーンが縫合されている場合，固定糸が確実に固定されているか確認する．

● ドレーンは屈曲やねじれがなく，挿入口からなるべく直線になるよう皮膚に固定する．

● 挿入部や挿入部周囲の皮膚に異常がないかを観察する．

● 排液量，性状を観察する．術後は1時間ごとの観察が必要である．

● スタンダード型に内蔵されているスプリングは磁性体のため，**MRI 検査に影響を与える場合がある**．MRI 検査の際には，排液バッグを外す必要があるため，医師に確認する．

● ドレーンはシリコーン製のために傷つきやすい．ミルキングローラーによるミルキングは破損する可能性があるため行わない．

Memo

排液方法

※ジョンソン・エンド・ジョンソン　BLAKE SILICONE DRAINSポータブル低圧持続吸引システム J-VAC®ドレナージシステム商品カタログを参考に作成

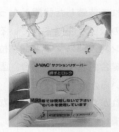

1. 排出口を開けると排液バッグ内に空気が入り，内蔵のスプリングが伸びてバッグが全開になる．逆流防止弁がついているため，ドレーンをクランプする必要はない．

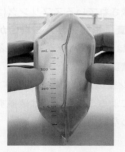

2. 排液バッグを垂直にして，排液量を側面の計量目盛りで計測する．

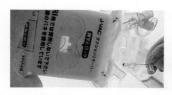

3. 排液バッグを傾け，排液を排出口から廃棄する．

再作動の準備

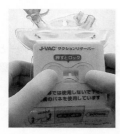

1. 排液バッグの親指マークの部分を両手の親指で上のほうにずらすように押し，スプリングを圧縮してロックをかける．

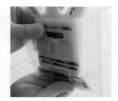

2. 血液などで滑ってロックが外れることを防止するため，ロックが確実にかかるようにフラップを後ろ側に折り曲げる（フラップダウン）．

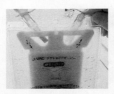

3. 排出口のキャップを閉める.

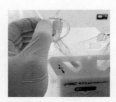

4. 確実にドレーンとアダプター, アダプターとY
字コネクターが差し込まれていることを確認す
る.

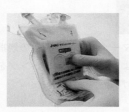

5. フラップを手前側に折り曲げる（フラップアッ
プ）と, ロックが解除され, 内蔵のスプリング
が伸びて吸引が開始される.
フラップアップの直後に排液バッグが全部膨ら
む場合は, エアリークもしくはドレーン抜去の
可能性があるため, 確認が必要である.

観察のポイント

● スタンダード型ではフラップアップされロックが解除されているか，バルブ型では排液バッグがつぶれて吸引されているかを確認する．

● ドレーン挿入部の皮膚，挿入部周囲の皮膚の状態を確認する．

● ドレーンが抜けてきていないかをマーキングで確認する．

● ドレーンが屈曲していないかを確認する．ADL拡大に伴いドレーンにテンションがかかりやすくなるため，排液バッグとドレーンの接続外れに注意する．ドレーンの巻き込みや排液バッグが引っ張られることがないよう，患者に説明する．

● 排液の漏れによる挿入部周囲の皮膚炎を，ガーゼ皮膚保護材で予防する．

● 排液バッグ内の排液量が多くなると陰圧がかかりにくくなるため，排液は適宜廃棄する．

● 排液の量，性状，色調，においを観察する．

Memo

● **排液の変化**

➡術後のドレーンからの排液量は，徐々に減少し
てくる．しかし，急に排液量が増加した場合は
新たな出血，急に排液量が減少した場合はド
レーンの閉塞などが考えられる．

➡排液の色調は，術直後は血性だが，次第に淡血
性から漿液性へ変化する．血性の排液が増加し
たり，鮮血色に変化した場合は，新たな出血の
可能性がある．このほかの色調を示す場合には，
何かの異常が起こっている可能性がある．ショッ
ク症状に注意し医師へ報告する

● **縫合不全**

➡滲出液が術後 3～5 日ごろから膿性や混濁に変
化した場合は，縫合不全や感染の可能性があ
る．刺入部の発赤，腫脹，疼痛の有無，全身の
感染徴候（発熱，頻脈，検査所見など）とあわ
せて医師へ報告する．

● **エアリーク**

➡吸引の直後に排液バッグが全部膨らむ場合は，
エアリークの可能性がある．ドレーン抜去がな
いか，ドレーンの破損がないかを確認し，医師
へ報告する．

☆**事故抜去**

➡体内への残存がないかを確認し，すみやかに刺
入部を清潔なガーゼで保護する．ドレーンが完

全に脱落していない場合は，消毒後に固定し，
医師へ報告する．

☆**ドレーンの破損**

➡ ミルキングや鉗子によるチューブの断裂や破
損，同一部位の屈曲による疲労性損傷が起こっ
た場合は，逆行性感染のおそれや必要な陰圧が
維持できない可能性がある．クランプし，医師
へ報告する．

COLUMN

その他のドレナージシステム

ドレナージシステムはほかに，ゴム球（40mL）を押しつぶすこと
によってその復元力で陰圧を発生させる「クリオドレーンバック®」や，
ゴム球によりバルーンを膨らませて萎む際の力を利用して陰圧を発
生させる「SBバック®」などがある．

Memo

脳室ドレナージ

＊脳脊髄液や血液を排出させて，頭蓋内圧をコントロールし，脳ヘルニア等の不可逆的な症状を回避する．

適応

● 脳腫瘍・脳内出血（脳室内出血）またクモ膜下出血による脳脊髄液の通過または吸収障害による急性水頭症．
● 頭蓋内圧亢進によって，脳ヘルニアへの移行が予測される状態．
● 脳室内の感染や血腫などに対し，薬剤投与が考慮される状態．

構造（図1）

● 脳室ドレナージには大気圧と交通部分のある開放式ドレナージ回路が用いられる．
● 脳室ドレナージは圧較差とサイフォンの原理を利用し髄液を排出する．

ケアの実際

ドレーンの固定

● ドレーン挿入部の長さを勤務交代時や処置の前後で確認する．
● ドレーンはループをつくり，テンションがかからないよう固定する．

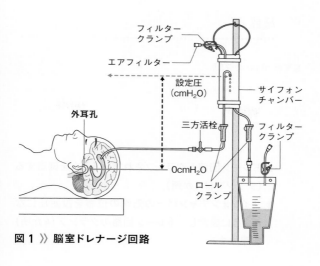

図1 》脳室ドレナージ回路

(なぜかというと: ....)

● サイフォンチャンバーや排液バッグは落下しないようにする.

Memo

圧設定

基準点（0点）の決まり

（空欄）

● ドレーン回路がクランプされていることを確認する（クランプは4か所）.
● サイフォンチャンバーの先端の位置を設定圧になるように設定し, ドレーン回路のクランプ（4か所）を開放する.

クランプの閉鎖・開放（図2）

● 正しい順序でクランプの閉鎖・開放を行う必要がある.

[クランプの閉鎖手順]
①患者側の三方活栓・クレンメを閉じる.
②排液バッグ側のクレンメを閉じる.
③排液バッグ側のフィルタークランプを閉じる.
④ドリップチャンバー側のフィルタークランプを閉じる.

[クランプの開放手順]
❶ドリップチャンバー側のフィルタークランプを開ける.
❷排液バッグ側のフィルタークランプを開ける.
❸排液バッグ側のクレンメを開ける.
❹患者側の三方活栓・クレンメを開ける.

※フィルターが血液等で汚染されると, クランプ状態（閉塞）になるため注意する.

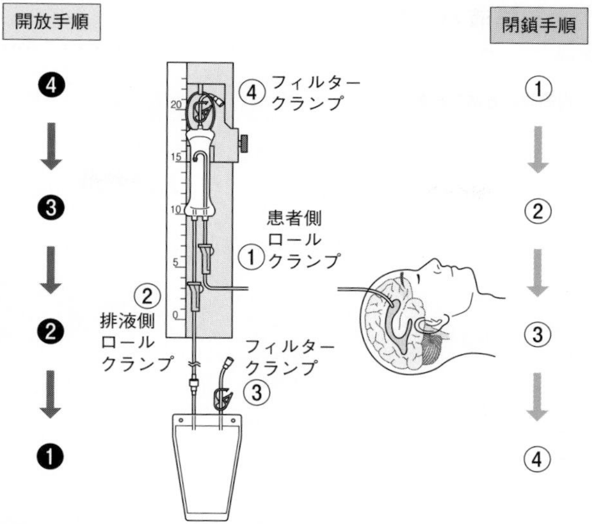

図2 》 脳室ドレナージの開放・閉鎖手順

文献 1) をもとに作成

- 患者側の三方活栓を開放したままフィルタークランプを閉鎖すると，サイフォンの原理によりオーバードレナージになるため注意が必要である．
- 検査搬送時や離床時はドレーンが確実にクランプされていることを確認する．また終了時はドレーンの開放し忘れがないように注意する．

COLUMN

脳脊髄液（髄液）

　脳室，クモ膜下腔は髄液で満たされており，その容量は約150mLである．髄液は1日に約450mL生産されて循環しており，1日に3回程度入れ替わっているイメージである．

排液バッグ

自施設の方法を記載

COLUMN

オーバードレナージ

　オーバードレナージとは，髄液が過剰に排出されることである．オーバードレナージでは，頭痛，嘔気，嘔吐，めまい等の低脳圧症状が出現する．また症状が進行した場合，脳室の狭小化に伴う脳ヘルニアや急性硬膜下血腫を起こし，生命の危機へと移行することがある．

Memo

排液観察のポイント

拍動

....

- ドレーン管理が効果的に行われているか，液面の拍動 (fluctuation) の有無と交通性の状況を観察する．
- 液面が心拍に一致して拍動しているかを確認する．
- 拍動が観察できない場合は，ドレーンの閉塞・屈曲，ドレナージ回路がクランプされている，またはドレーンが誤抜去している可能性が考えられる．

圧

....

- 液面の拍動している高さが頭蓋内圧を示している．
- 髄液は，設定した圧よりも頭蓋内圧が上昇した場合に排出される．
- 滴下の速さ・液面の位置を確認することが重要である．

排液量

....

- 排液量が少ない場合は，設定圧が高い，ドレーンの屈曲・閉塞，誤抜去，ドレーンの開放忘れ，刺入部やコネクターからの漏出が考えられる．
- ドレーン刺入部から排液バッグまでを指差しで確認する．
- 排液量が多い場合は，設定圧が低い，エアフィルター部分のクレンメが閉じている，エアフィルター部分が汚染されていることが考えられる．

- エアフィルターの汚染はオーバードレナージを引き起こすため，発見した際はすみやかに回路をクランプし，医師へ報告する．
- フィルター部分が汚染された場合は，回路交換が必要となる．
- 20mL/時以上の髄液排出が持続する場合は，医師に報告する．
- クモ膜下出血や脳室内出血のドレナージ中に，急激に血性が強くなり排液量が増加した場合は，再出血の可能性を考える．
- ドレーンをクランプすると頭蓋内圧亢進を増長させるため，クランプはせず，すみやかに医師に報告するとともに，意識レベルの観察と緊急の対応が必要である．

COLUMN

キサントクロミー

髄液が黄色調を呈する場合をキサントクロミーと呼ぶ．正常な髄液は無色透明である．髄液の混濁は細胞数の増加時（200/μL以上）にみられる．ドレナージ中は血性→キサントクロミー→無色透明へと変化していく．キサントクロミーは髄液に混入した赤血球が溶血して生じるビリルビンに起因し，陳旧性出血の存在を示す．通常，血液混入後数時間で出現し，2〜3週間持続する．ただし，黄疸例や高度の蛋白増加例でも同様の所見が認められる．

引用文献

1) 医薬品医療機器総合機構：開放式脳室ドレナージ回路使用時の注意について，2017
https://www.pmda.go.jp/files/000221682.pdfより2022年3月18日検索

第 2 章

クリティカルケア領域
のおもな疾患

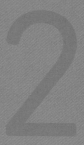

ショックの考え方

疾患の概要

- ショックとは，何らかの原因により急激に組織の血液灌流量が減少し，酸素などの需要に対して供給が満たず，細胞障害や臓器障害をきたす病態である.
- 「ショックの5P」という特徴的な症状を呈することが多い（**表1**）.
- ショックの初期では，代償により血圧低下を伴わないことがある.
- 原因となる病態によって，大きく4つに分類される（**表2**）.
- ショックの原因が複数に及ぶこともある.
- 原因により治療や対応が異なる.

表1 》ショックの5P

Pallor	顔面蒼白
Prostration	虚脱（無関心，意識障害）
Perspiration	冷汗
Pulselessness	脈拍触知不能
Pulmonary deficiency	呼吸不全

Memo

表2 》ショックの分類とおもな疾患

循環血液量減少性ショック （oligemic shock）	**出血性ショック** 外傷，手術，消化管出血等 **非出血性ショック** 脱水，下痢，嘔吐，熱傷（大量の浸出液），大量利尿等
血液分布異常性ショック （distributive shock）	**全身性炎症に関連するショック** 敗血症性ショック 外傷，広範囲熱傷，侵襲の高い手術，急性膵炎等 **アナフィラキシーショック** **神経原性ショック** 脊髄損傷，硬膜外麻酔等 **薬剤性ショック** 麻酔薬，血管拡張薬等
心原性ショック （cardiogenic shock）	**心筋性** 虚血性心疾患，拡張型心筋症，心筋炎，薬剤性等 **機械性** 弁膜症，心室瘤，心室中隔欠損症等 **不整脈**
心外閉塞・拘束性ショック （extracardiac obstructive shock）	**心タンポナーデ** **胸腔内圧上昇** 緊張性気胸，大量血胸，大量胸水 **血管閉塞** 肺血栓塞栓症等 **収縮性心外膜炎**

Memo

循環血液量減少性ショック

●出血などによる血液喪失，脱水や炎症に伴うサードスペースへの水分の移行等の体液喪失，絶対的に循環血液量が減少する病態である．脱水の病態に似ている．

[治療]

出血性ショック	止血＋輸血＋酸素投与
酸素需給バランス是正のためには，循環血液量の増加に加え，酸素投与も重要である．	
非出血性ショック	輸液
輸液による循環血液量是正に加え，体液喪失の原因への根本的な対処も必要である．	

血液分布異常性ショック

● 血管拡張により，相対的に循環血液量が減少する病態である．
● 末梢皮膚温が温かいことがある．
● 脱水の病態に似ている．

[治療]

敗血症性ショック	初期輸液＋感染症治療＋感染源の除去＋ステロイド
・初期輸液に反応しない患者では，昇圧薬（第1選択はノルアドレナリン）を投与する． ・十分な輸液と昇圧薬でも血行動態が安定しない場合は，低用量ステロイド投与を考慮する[1]．	
アナフィラキシーショック	被疑薬の中止＋気道確保＋アドレナリン＋輸液
・短時間で循環虚脱および気道閉塞を生じ，心停止に至る可能性がある． ・0.1%アドレナリン0.3mgを筋肉内注射する． ・補助療法として，抗ヒスタミン薬，ステロイドがある． ・β遮断薬内服中の患者でアドレナリンが効かない場合は，グルカゴンを投与することがある[2]．	
神経原性ショック	輸液＋血管収縮薬＋アトロピン

Memo

心原性ショック

● 虚血性心疾患や薬剤などを原因とする心収縮力の低下や拡張障害，不整脈，弁膜症などを起因として，心拍出量が減少する病態である．

[治療]

心筋性，機械性	輸液＋酸素投与＋カテコラミン＋根本治療（＋補助循環）
・循環血液量と酸素供給の是正に加え，心拍出量を維持するために，薬剤投与や補助循環装置の導入が必要となる場合がある． ・根本的治療には経皮的冠動脈インターベーション，血栓溶解療法，手術などがある．	
不整脈	抗不整脈薬＋除細動＋ペースメーカー（＋補助循環）

心外閉塞・拘束性ショック

● 心嚢の圧迫や血管系の閉塞などにより，心機能が制限される病態である．

● 胸腔内圧の上昇では，縦隔の圧排や静脈還流の低下が原因となる．

[治療]

心タンポナーデ	心嚢ドレナージ
胸腔内圧上昇	胸腔ドレナージ

Memo

観察のポイント

● フィジカルアセスメントにより, ショックの 5P をはじめとする徴候をとらえる.

● 短時間に進行する病態が多く, 早期発見と対応が必要である.

ショック時の対応

● 緊急を要する場合には, 徴候をとらえたら医師やまわりのスタッフにすみやかに報告し, 人手を集める.

● 静脈路の有無や緊急薬剤の投与経路をあらかじめ確認しておく.

● 日頃からショックの治療に必要な薬剤や医療機器の場所を把握し, すぐに準備できるようにしておくことも重要である.

● 組織への酸素やエネルギーの供給が低下するため, シバリングなどによる酸素消費量増大の予防, 交感神経を緊張させないケアが必要である.

日常のケアのポイント

● 清拭などの日常ケアも酸素消費の増大につながるため, タイミングや必要性を検討して実施する必要がある.

● 保温を実施する場合, 血管拡張に伴い血圧低下をきたす可能性がある.

引用文献

1) 日本版敗血症診療ガイドライン 2020 作成特別委員会編：日本版敗血症ガイドライン 2020. 日本集中治療医学会雑誌 28 (Supple), 2021

2) 日本アレルギー学会 Anaphylaxis 対策特別委員会編：アナフィラキシーガイドライン. 2014
https://anaphylaxis-guideline.jp/pdf/anaphylaxis_guideline.PDF より 2022 年 3 月 3 日検索

AKI（急性腎障害）

疾患の概要

- 腎臓は①老廃物の排泄，②電解質のバランス維持，③骨代謝の調節，④赤血球量の調節，⑤血圧・体液量の調節の役割を担っているため，障害されればこれらの機能が果たせなくなる．

診断

- 急性腎障害（AKI）とは，「48時間以内の急速な腎機能低下」で，血清クレアチニン（Cr）値が0.3mg/dL以上の増加，血清Cr値の基準値から1.5倍以上の上昇，あるいは6時間以上にわたって尿量0.5mL/kg/hr未満を基準としている（**表1**）．

表1 》 AKIN（Acute Kidney Injury Network）による腎機能障害の分類

ステージ	糸球体濾過量（GFR）	尿量
1	血清Cr値上昇≧0.3mg/dL または血清Cr値上昇150〜200％（基礎値の1.5〜2倍）	6時間以上にわたって0.5mL/kg/hr以下
2	血清Cr値上昇>200〜300％（基礎値の2〜3倍）	12時間以上にわたって0.5mL/kg/hr以下
3	血清Cr値上昇>300％（基礎値の3倍）または血清Cr値上昇0.5mg/dLを伴って血清Cr値≧4mg/dL	24時間以上にわたって0.3mL/kg/hr以下または12時間以上にわたって無尿

文献1）より引用

治療

- 腎機能障害の原因には，腎臓の前（腎前性），腎実質（腎性），腎臓の後（腎後性）の3つがある．
- 原因によって治療は異なるが，腎前性，腎性AKIに関し

ては①体液量の適正化，②血圧（腎灌流圧）の適正化，
③腎毒性物質の中止や回避が治療の中心となる（**表2**）.

表2 》 腎機能障害の原因と治療

種類	腎前性	腎性	腎後性
障害部位	腎臓に流れ込む血流	腎実質	尿管〜排泄部位
原因	腎血流自体が低下する	虚血や腎毒性物質により急性尿細管壊死を起こし，腎臓実質が障害されることで濾過能が低下する	腎臓から排出する尿路が閉塞することで水腎症を引き起こす
治療	・体液量の適正化（適切な輸液管理） ・心不全の治療	・体液量の適正化（適切な輸液管理） ・血圧の適正化（平均血圧が65 mmHg以上を維持できるように血圧を管理） ・腎毒性物質の中止	・閉塞障害の原因を除去
観察項目	・尿量，尿比重 ・循環血液量 ・水分出納バランス ・心不全徴候 ・末梢循環 ・脈圧	・尿量 ・水分出納バランス ・平均血圧 ・末梢循環 ・心機能 ・腎毒性薬剤の血中濃度	・尿量 ・膀胱エコー所見 ・腎エコー所見 ・膀胱留置カテーテルの有無 ・下腹部膨隆 ・不穏 ・頻脈

観察・ケアのポイント

● **腎前性**，**腎性**AKIでは，体液量の適正化，血圧（腎灌流圧）の適正化，腎毒性物質の中止や回避といった治療が適切に行えるように観察し，異常時は医師に報告していく（**表2**）.

● **腎後性**もICUで多く発症する．とくに膀胱留置カテーテル挿入患者の尿量減少では，カテーテル閉塞を疑う必要

があり，観察（下腹部膨隆や不穏，頻脈）を注意深く行い，カテーテル交換などの介入を行う.

● **高カリウム血症**，**尿毒症**，**体液量増加**（心不全），HCO_3^-低下による**代謝性アシドーシス**などの合併症が生じていないか観察し，異常時は医師に報告していく.

● **大手術**，**敗血症**など高侵襲な状態は，AKI発症のリスクが高い．もともと腎機能低下を有する患者の場合は，なおさら高くなる．リスク因子を把握し，異常時はすぐに医師に報告して治療が開始できるように介入していく.

● 腎機能低下が認められれば，薬剤の投与量や投与間隔を見直す必要がある場合もあるため，腎機能低下や改善に気づいたら，医師と話し合うと良い.

引用文献

1) Mehta RL et al：Acute Kidney Injury Network：report of an initiative to improve outcomes in acute kidney injury. Crit Care 11 (2)：R31, 2007

COLUMN

いつ戻るのか

腎血流は800〜1,200mL/minにも及ぶ．腎臓は虚血に最も敏感な臓器であり，腎性AKIの80％は虚血，腎毒性物質による急性尿細管壊死（ATN）である．腎臓の機能は基本的に可逆性であり，原因が除去されると回復することが多いが，ATNの場合は糸球体がダメージを受けているため，2週間ほど乏尿が続き（乏尿期），利尿期を経て回復へと向かう．利尿期には脱水に注意する必要がある.

Memo

ARDS(急性呼吸窮迫症候群)

疾患の概要

- ADRSは疾患ではなく，さまざまな原疾患によって発症する急性呼吸不全の「症候群」である．

- ARDSの発症にはその原疾患に伴うさまざまなリスク因子が関係し，直接障害と間接障害に分類される．

- 直接障害とは，胃液の誤嚥や肺炎などによって，直接肺胞内皮細胞に損傷を起こすものである．肺胞内浮腫除去能低下などにより肺胞内が血漿成分で溢れること(肺水腫)によって，ガス交換障害へ陥る．

- 間接障害とは，肺以外の原疾患(敗血症や胸部以外の重度外傷や熱傷など)によって，血流を介して間接的に肺の血管内皮細胞が損傷される(血管透過性亢進)ものである．間質が血漿成分で溢れること(間質水腫)によって，ガス交換障害に陥る．

- ARDSでは，直接障害(肺胞内皮細胞の損傷)や間接障害(血管内皮細胞の損傷)によって，肺胞内や間質が血漿成分で溢れる．肺胞が広がりにくく虚脱しやすい状態(肺のコンプライアンス低下)となる．

- 直接障害がなく間接障害だけでも，ARDSは発症する．

Memo

診断

● ARDSの定義には，欧州集中治療医学会（ESICM）のベルリンの定義（**表1**）が使用される．酸素化（P/F比）によって，軽度・中等度・重度の3つに分類される．

表1 》ベルリンの定義

時期		発症1週間以内に新規または増悪する呼吸器症状
胸部画像		胸部X線像や胸部CT像で両肺浸潤影 （胸水，無気肺，結節影だけでは説明ができないもの）
肺水腫の原因		心不全や過剰輸液だけでは説明できない呼吸不全 リスク因子がなければ心エコー検査などで客観的な評価を行う
酸素化	軽度 （mild）	P/F比：200〜300（PEEP or CPAP が 5 cmH₂O 以上）
	中等度 （moderate）	P/F比：100〜200（PEEP or CPAP が 5 cmH₂O 以上）
	重度 （severe）	P/F比：100 以下（PEEP or CPAP が 5 cmH₂O 以上）

治療

原因となる疾患の検索と治療

● 人工呼吸管理は，肺の治療ではなく全身状態や肺障害が改善するまでの時間稼ぎであり，根本的治療ではない．
● ARDSの原疾患がコントロールされない限り，ARDSが改善することはない．つねに原因となった疾患が改善しているのか評価することが重要である．

人工呼吸器関連肺傷害（VALI）の回避

● VALIの発生機序は「肺胞の過伸展」と「虚脱再開通」に大別される．

- VALIを予防するためのポイントは，以下の2つである．

> ・「肺胞の過伸展防止」に対して一回換気量とプラトー
>   圧の制限
> ・「肺胞虚脱」に対しての適切なPEEP

- VALI回避を目的に一回換気量制限（6mL/kg）と肺胞内圧の制限（プラトー圧30cmH₂O以下）が設定（肺保護戦略）され，これらは肺保護換気と呼ばれる．

- 適切なPEEPの設定で「肺胞虚脱」を予防できると考えられている．

- 慣れた施設であれば，食道内圧を計測し，実際に肺胞にかかる圧（ΔP；ドライビングプレッシャー）を計算し，人工呼吸器の設定が行われている．

- 食道内圧を計測しないΔPの算出方法としては，ΔP＝プラトー圧－PEEPであり，14cmH₂O以下の値で管理する．

- ARDSの死因として最も多いのは，多臓器障害である．VALIを回避することは，死亡率の低下につながる．

- 一回換気量やプラトー圧を制限することで$PaCO_2$が上昇し高二酸化炭素血症へ傾く場合，目標とする酸素化が保たれていれば，ある程度のアシドーシスを許容する（pH7.15〜7.20まで）という考え（permissive hypercapnea）のもと呼吸管理を行う．どの程度のpHまで許容するのかを医師と相談すると良い．

自施設ではpHはどこまで許容している？

....

....

腹臥位人工呼吸管理

● 重度ARDSでは，VALIの予防，低酸素血症回避を目的に腹臥位を行うことがある．

● 腹臥位人工呼吸管理の実施時間は16時間と長時間で，予後を改善するという報告がある．

● 腹臥位人工呼吸管理には人員の確保だけでなく，ベッドの選択や褥瘡予防，医療スタッフのトレーニングなどが必要となる．各施設で十分に話し合い，実施することが望ましい．

その他の治療

● 肺保護戦略で酸素化が保てない場合には，体外式膜型人工肺（ECMO）療法があり，ECMO管理に慣れた施設への転院を考慮する必要がある．

観察のポイント

● 呼吸不全だけに視点を集中せず，多臓器障害症候群への移行を早期に発見できるよう，つねに多臓器を評価し看護する．

● ARDSの患者は，浅く早い呼吸で，吸気努力が強い患者が多い．

● 強制換気の直後やその途中で自発呼吸が出現すると，設定された一回換気量以上の換気量が実際には患者へ送られていることがあるため注意する．そのような場合，一回換気量を制限できていないと肺保護戦略を達成できないため，患者の呼吸を注意深く観察する．

● 人工呼吸器との同調性を得るため鎮静を深め，それでも

同調性が得られない場合に筋弛緩薬の使用が考慮されることがある.

● 患者に近い看護師には，状態変化にいち早く気づき，医師へ報告する役割がある. スタッフ共通の鎮痛・鎮静評価ツールを用いて管理する.

● 医師に患者の目標とする換気量やプラトー圧などの呼吸状態を確認し，目標が達成できているかをつねに評価し看護する.

筋弛緩薬の管理法を記載

ケアのポイント

● 人工呼吸器の回路を外すなど，PEEPを解除しないように意識する.

● 気管吸引を行う前に必ず患者状態をアセスメントし，吸引が必要なのかを考え，実施する.

● 気管吸引時には閉鎖式吸引を用い，できる限りPEEPを保ち肺胞が虚脱しないようにする.

● CT検査などで移動する場合は，移動用の人工呼吸器を用いるとよい.

● 人工呼吸器関連肺炎(VAP)予防バンドル(**表2**)を実施する.

表2 ≫ 人工呼吸器関連肺炎（VAP）予防バンドル

（1）手指衛生を確実に実施する
（2）人工呼吸器回路を頻回に交換しない
（3）適切な鎮静・鎮痛を図る，とくに過鎮静を避ける
（4）人工呼吸器からの離脱ができるかどうか，毎日評価する
（5）人工呼吸管理中の患者を仰臥位で管理しない

文献1）より引用

ARDS

● 肥満患者や腹部術後患者の頭部挙上時に，ベッドの傾斜機能を用いることで創痛の軽減，腹部圧排による横隔膜の可動域制限の軽減が行えるよう工夫する．

● コミュニケーションが可能な状態であれば，患者本人に呼吸苦や気管チューブの違和感などを確認し，患者の苦痛軽減に努め，目標の鎮痛・鎮静状態を維持する．

● 看護ケアの前後に換気量やプラトー圧など呼吸状態の変化を評価する．

● 現在の治療を継続しても目標とする酸素化が保たれない状況が続いた場合，次にどのような治療戦略を行うかを医師と共有する．

● 多くのARDS患者では，ICU退室後も長期にわたって身体機能低下や認知機能障害（注意力・集中力，実行機能など）が残存し，患者の全体的なQOLが低下したままである．そのため，早期からリハビリテーション介入を行い，できる限り，認知機能障害の原因となる鎮静薬の使用を避け，急性期から長期予後を意識することが必要である．

引用文献

1) 日本集中治療医学会ICU機能評価委員会：人工呼吸関連肺炎予防バンドル 2010改訂版
   http：//www.jsicm.org/pdf/2010VAP.pdfより2022年3月19日検索

SAH（クモ膜下出血）

疾患の概要

- クモ膜下出血とは，脳表面の軟膜とクモ膜間の空間"クモ膜下腔"に出血が起こった状態をいう．
- おもな原因は**脳動脈瘤破裂**であり，その他**脳動静脈奇形，外傷**などがある（**図1**）．
- **突然の激しい頭痛，嘔吐，意識消失**などの症状を呈する．
- クモ膜下出血全体での死亡率は約10～67％と報告されており，**発症時の意識障害の程度と予後には高い相関性がある**．

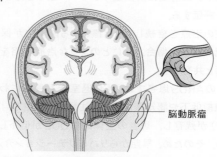

脳動脈瘤

図1 》クモ膜下出血のおもな原因

重症度分類

- 治療方針の決定および予後推定において，重症度の判定が重要となる．
- 重症度分類にはHunt and Hess分類（**表1**），WFNS分類（**表2**）などがあり，一般的にグレードが高いほど予後不良とされている．

表1 》 Hunt and Hess 分類

Grade I	無症状か，最小限の頭痛および軽度の項部硬直をみる
Grade II	中等度から強度の頭痛，項部硬直をみるが，脳神経麻痺以外の神経学的失調はみられない
Grade III	傾眠状態，錯乱状態，または軽度の巣症状を示すもの
Grade IV	昏迷状態，中等度から重篤な片麻痺があり，早期除脳硬直および自律神経障害を伴うこともある
Grade V	深昏睡状態で除脳硬直を示し，瀕死の様相を示すもの

文献 1）より引用

表2 》 WFNS 分類

Grade	GCS score	主要な局所神経症状(失語あるいは片麻痺)
I	15	なし
II	14-13	なし
III	14-13	あり
IV	12-7	有無は不問
V	6-3	有無は不問

文献 2）より引用

診断

● 脳動脈瘤の検出には脳血管造影，digital subtraction angiography（DSA），3D-CTAなどを用いる．

血管造影に出棟する時の準備を記載

治療

● クモ膜下出血の治療は，①破裂動脈瘤の再出血予防，②頭蓋内圧 (ICP) 管理，③全身状態の改善，術後の遅発性脳虚血 (脳血管攣縮を含む) 予防が要となる．

● 破裂動脈瘤の再出血予防はきわめて重要であり，外科的治療 (開頭クリッピング術) もしくは血管内治療 (コイル塞栓術) が個々の症例に合わせて選択され，**72時間以内**に施行されることが望ましい．

● 重症例では，年齢，動脈瘤の部位などから，再出血予防処置の適応の有無が判断される．

術前管理

[再出血予防]

● **再出血は発症24時間以内の発生が最も多く**，不必要な処置や刺激を最大限回避し，フェンタニルクエン酸塩やプロポフォールなどを用いた鎮痛・鎮静管理，およびニカルジピン塩酸塩などの降圧薬を用いた厳密な血圧管理 (収縮期血圧は160mmHg以下が推奨されている) が必要である．

● とくにICP亢進を認める重症例においては，過度な降圧により脳組織循環が低下し，虚血をまねく恐れがあるため，注意を要する．

● 不必要なルーチンのケアを避け，刺激を最小限にする．

● 痙攣発作は発症直後に多く，再出血の一因にもなりうる

ため，注意深いモニタリングとすみやかな介入が重要となる．

［頭蓋内圧管理］

● クモ膜下出血発症後は少なからずICPが上昇するため，脳組織循環の維持が重要となる．

● ICP亢進症状（頭痛，嘔吐，うっ血乳頭）やクッシング徴候に注意し，脳ヘルニアへの移行の早期発見に努める．

● ICPが亢進している場合は，脳組織内の水分を尿中に排泄するため，D-マンニトールなどの高浸透圧利尿薬が投与される．

● ポジショニング（30～45°の頭部挙上，静脈還流維持のため頸部を正中に保つ），体温管理，$PaCO_2$を適正に保つ呼吸管理が重要となる．

● 急性水頭症により意識レベルの低下などを認める際は，脳室ドレーン挿入を要する．

［全身状態の改善］

● 重症例では，交感神経系の亢進を起因とする心肺合併症を認めることがある．

● 致死性不整脈や，たこつぼ心筋症と呼ばれる左室機能異常が出現することもあるため，心電図異常や血液データ所見などをあわせてモニタリングする．

● 神経原性肺水腫を合併することもあり，必要時は人工呼吸器による呼吸管理や厳密な水分出納管理を要する．

● 呼吸音や呼吸パターン，痰の性状変化などを注意深くモニタリングする．

SAH

Memo

術後管理

● 遅発性脳虚血（DCI）は，出血後数日〜14病日に発生し，脳血管攣縮以外にも，微小血栓や血管内皮細胞障害による自動調節能の破綻など，さまざまな要因が関連するといわれている．

[脳血管攣縮]

● 脳血管攣縮とは，脳主幹動脈の可逆的狭窄であり，攣縮により虚血が不可逆になると脳梗塞に至るため，予防と早期発見が重要となる．

● 発生頻度は，頭蓋内の血腫量に相関する．

● 意識レベルの低下，麻痺や失語などの神経所見，不穏，せん妄，新規頭痛などの症状を呈する．

● 脳血管造影以外に，ベッドサイドで可能な補助検査として，経頭蓋ドップラー検査（TCDやTCCFI）が活用される．

● 中大脳動脈水平部の平均血流速度が120〜150cm/秒以上の場合，あるいは50cm/秒/日以上の増加を認めた場合，脳血管攣縮の発生が示唆される．

[DCIの予防・治療]

● クモ膜下出血後の周術期は，euvolemiaでの水分管理のほか，循環血液量，電解質（とくに血清ナトリウム値）の適正化が推奨される．

● クモ膜下出血の約30％に低ナトリウム血症が合併し，脱水により脳血管攣縮を助長する．中枢性塩類喪失症候群（CSWS）が原因である場合は，血清ナトリウム値の低下のほか，尿量や尿中ナトリウムの増加などの所見を呈する．循環血液量減少による脳血管攣縮を予防するため，水分バランスに注意し，必要時補液を行う．

● 脳血管攣縮発生時の血管内治療として，パパベリン塩酸

塩のほか，ミルリノンやファスジル塩酸塩の動注療法が
有効となる可能性がある.
- ファスジル塩酸塩，オザグレルナトリウムなどの静脈内投
与も有効となる可能性がある.
- 脳血管攣縮予防として，外科治療の際に脳槽ドレナージ
を留置し，血腫の早期除去を行うこともある.
- 欧米では，nimodipineの有効性が報告されているが，
わが国では未承認であり，ニカルジピン塩酸塩で代用さ
れることが多い.現状では，その有効性は確立しておらず，
使用時は脳灌流圧（CPP）低下に注意を要する.

SAH

引用文献

1) Hunt WE et al : Surgical risk as related to time of intervention in the repair of intracranial aneurysms. J Neurosurg 28 (1) : 14-20, 1968
2) Report of World Federation of Neurological Surgeons Committee on a Universal Subarachnoid Hemorrhage Grading Scale. J Neurosurg 68 (6) : 985-986, 1988

参考文献

1) 内田一好ほか：脳神経外科周術期の一般的な注意事項－クモ膜下出血. 重症患者管理マニュアル. p96-100, メディカル・サイエンス・インターナショナル, 2018
2) 鈴木秀謙ほか：虚血性脳血管障害の病態と診断・治療－クモ膜下出血後の遅発性虚血性脳障害をめぐる新展開. 脳神経外科ジャーナル 24(4)：232-238, 2015
3) 日本脳卒中学会 脳卒中ガイドライン委員会編：脳卒中治療ガイドライン2021. 協和企画, 2021
4) 櫻谷正明：くも膜下出血後の脳血管攣縮と遅発性脳虚血 28 (6)：509-519, 2021

Memo

敗血症

疾患の概要

- 敗血症は，「**感染症によって重篤な臓器障害が引き起こされる状態**」と定義される．従来，臓器障害を伴う敗血症は「重症敗血症」とされていたが，現在その用語は使われなくなり，臓器障害を伴わない病態は敗血症と呼ばれなくなった．

- **敗血症性ショックは，十分な輸液の投与にもかかわらず，平均動脈圧≧65mmHg以上を保つために血管作動薬を必要とし，さらに血中乳酸値が2mmol/L（18mg/dL）を超える状態**とされている．

- 敗血症は感染に対する生体防御反応の結果であり，すべての患者が発症する可能性のある重篤な疾患である．敗血症に特異的な異常所見はなく，患者の状態変化を認めた際には，常に敗血症を疑う必要がある．

診断

診断基準と ICU における評価

- 敗血症は，①**感染症もしくは感染症の疑いがあり**，かつ②**SOFA**（sequential organ failure assessment）**スコア（表1）**[1]**の合計2点以上の急上昇を認める**ことで診断される．

- 集中治療室では，臓器障害の評価にSOFAスコアを用いる．感染症と診断されている場合や感染症が疑われる状態では，SOFAスコアの推移を評価する必要がある．

表1 》 SOFA スコア

スコア	0	1	2	3	4
意識 Glasgow come scale	15	13～14	10～12	6～9	<6
呼吸 PaO₂/FiO₂(mmHg)	≧400	<400	<300	<200および 呼吸補助	<100および 呼吸補助
循環	平均血圧 ≧70mmHg	平均血圧 <70mmHg	ドパミン< 5μg/kg/分 あるいは ドブタミン の併用	ドパミン5～ 15μg/kg/分 あるいは ノルアドレナリ ン ≦0.1μg/ kg/分 あるいは アドレナリン≦ 0.1μg/kg/分	ドパミン>15 μg/kg/分 あるいは ノルアドレナ リン>0.1μ g/kg/分 あるいは アドレナリン >0.1μg/kg/分
肝 血漿ビリルビン値 (mg/dL)	<1.2	1.2～1.9	2.0～5.9	6.0～11.9	≧12.0
腎 血漿クレアチニン値 尿量(mL/日)	<1.2	1.2～1.9	2.0～3.4	3.5～4.9 <500	≧5.0 <200
凝固 血小板数(×10³/μL)	≧150	<150	<100	<50	<20

文献1)より引用

敗血症

ICU 以外での評価

● 救急外来や一般病棟などのICU以外での環境では，感染症あるいは感染症が疑われる患者に対し，敗血症のスクリーニングとして**quick SOFA (qSOFA)**スコアを評価する(**表2**)[1]．

● 感染症あるいは感染症を疑う病態で，qSOFAスコアの3項目中2項目以上が存在する場合に敗血症を疑い，早期の治療開始やICUへの紹介を検討する．

表2 》 qSOFA スコア

1. 意識変容
2. 呼吸数≧22回/分
3. 収縮期血圧≦100mmHg

文献1)より引用

- 敗血症は，感染に対し過剰な生体防御反応が起こり，臓器障害が進行し多臓器不全から死に至る状態である．多岐にわたる全身管理が必要となる．
- 治療は原因となる感染症の起炎菌を同定し，感染源のコントロールを行うことが中心となる．また，急性期には初期蘇生として循環を保つことが必要になる．

感染の診断・感染源のコントロール

- **感染源の診断**は，**抗菌薬の選択や感染源のコントロールなど適切な治療につながるため，きわめて重要である．**画像診断も行い感染源を特定して，迅速に治療介入を行う．
- 検体採取前に抗菌薬を投与すると起炎菌が確認されにくくなるため，**抗菌薬の投与前に血液培養をはじめとした各種培養検査を行う．**ただし，**検査のために抗菌薬の治療開始が遅滞することのないよう留意する．**
- 血液培養は，2セット以上採取することが望ましい．1セットでは菌の検出率が低く，原因菌を見逃す可能性が高く，またコンタミネーションの有無を判断するためにも複数ボトルの採取が必要となる．

抗菌薬治療

- **抗菌薬の投与が遅れるごとに死亡率が上昇するといわれている**[2]．そのため，敗血症あるいは敗血症性ショックと認識した後，抗菌薬は可及的速やかに投与を開始する．
- 疑われる感染巣ごとに原因となる菌を想定して抗菌薬の選択を行う．培養結果をもとに抗菌薬の変更を検討する．

初期蘇生

- 敗血症では，末梢血管拡張に伴う**相対的循環血液量の減少が起こる**ため，**循環血液量を適正化するための輸液投与が必要**となる．
- 敗血症性ショックでは，心筋障害を認めることが知られており[3]，合併すると血液分布異常性ショックだけでなく，心機能低下を伴う複雑な病態となる．
- ・心機能が低下している場合，急速輸液は病態を悪化させる可能性もあるため，治療を行いながら心機能・血行動態の評価を適宜行う．
- **初期輸液の投与量は，体重1kgあたり30mLの輸液を3時間以内に投与する**ことが推奨されている[4]．しかし，過剰輸液の有害性も報告されているため，血行動態の評価を注意深く行いながら調節し，過剰な輸液負荷を避ける．
- 十分な輸液投与を継続しているにもかかわらず，循環動態の維持が困難な場合には，血管作動薬を投与する．
- ・**血管作動薬の第一選択として，ノルアドレナリンを使用する．昇圧効果が不十分な場合には，バソプレシンを追加で使用する．**
- 心機能の低下を示す敗血症性ショックの患者に対しては，アドレナリンやドブタミン塩酸塩といった強心薬の追加も考慮する．
- **初期輸液と血管作動薬等に反応しない敗血症性ショックの患者に対しては，低用量ステロイドの投与を考慮する．**

Memo

● 敗血症の急性期は，モニタリングと全身評価が重要となる．**酸素需給バランスの適正化**がなされているかを常にチェックする．

● **酸素供給量（DO₂），中心静脈血酸素飽和度（ScvO₂），乳酸値**で評価する．

・DO₂ にて適切に酸素が供給されているかを判断し，ScvO₂，乳酸値で酸素需給のバランスは適切であるか評価する（**図1**）．

[DO₂]

● 1分間に組織に運搬される酸素の供給量のことである．

$$DO_2 = 13.4 \times ヘモグロビン(Hb) \times 酸素飽和度(SaO_2)/100 \times 心拍出量(CO)$$

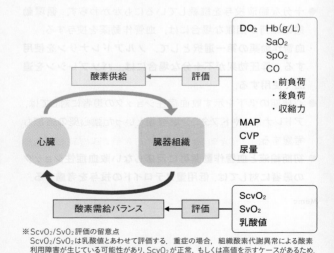

※ ScvO₂/SvO₂評価の留意点
ScvO₂/SvO₂は乳酸値とあわせて評価する．重症の場合，組織酸素代謝異常による酸素利用障害が生じている可能性があり，ScvO₂が正常，もしくは高値を示すケースがあるため．

図1 》酸素供給と酸素需給のバランスの評価

- 酸素の供給量は，酸素飽和度・ヘモグロビン・心拍出量の3つの要素で決定される.

[$ScvO_2$]

- 酸素供給量と酸素消費量のバランスを表す.
- 敗血症では，血管透過性の亢進による血管内容量の減少に加えて，血管拡張，微小循環障害，心筋障害を引き起こすことにより組織への酸素供給量が減少する. さらに，発熱や代謝亢進により酸素消費量が増大するため，酸素需給バランスがくずれて$ScvO_2$が低下する.
- $ScvO_2$が高い場合は，臓器の酸素利用障害の結果である場合があり，解釈には注意が必要である.

[乳酸値]

- 乳酸は組織の嫌気性代謝によって産生され，組織血流低下のマーカーとして敗血症性ショックの臨床基準に用いられている.
- $ScvO_2$の低下，乳酸値の上昇がある場合，全身の酸素消費量に対してDO_2が不足していることが考えられる. その場合は，DO_2の要素である酸素飽和度，ヘモグロビン，心拍出量を是正するための治療介入が必要となる.

[その他]

- **毛細血管再充満時間（CRT）も末梢循環障害を判断する指標となる.** CRTは乳酸値よりも素早く評価可能であり，初期蘇生の指標としても有用であることが示されている[5). また，膝の網状チアノーゼなど色調不良の有無も末梢循環障害を確認する重要な指標となる.

Memo

- **血圧の指標はMAP（平均血圧）**となる．MAPは臓器血流量を決定する因子となるため，敗血症においてはとくに重視される．**MAP≧65mmHg**となるよう管理する．
- 初期蘇生時は，**輸液反応性の評価**を行う．輸液反応性とは，輸液投与を行うことで1回拍出量の増加が見込まれることである．
- 輸液反応性の評価は，静的指標や動的指標を組み合わせて評価する．
- **・静的指標**：中心静脈圧（CVP），肺動脈楔入圧（PCWP）など．
- **・動的指標**：受動的下肢挙上（PLR），脈圧変動（PPV），1回拍出量変動（SVV）など．
- 医療デバイスが感染源となり敗血症を発症している可能性もある．疑われる場合は，可及的速やかにカテーテルを抜去する必要があるため，感染徴候の有無を継続して観察する．

ケアのポイント

- 組織への循環動態を維持し，酸素供給の適正化と酸素消費量増大を回避することによる酸素需給バランスの適正化，二次的合併症の予防，早期回復への支援を総合的に実施することが重要である．
- 持続的なモニタリングと全身状態の評価が不可欠である．前述した観察のポイントを参考に，呼吸循環管理を行う．
- 感染症予防策，スタンダードプリコーション，手指衛生を徹底して行い，新たな感染を回避する．
- 感染源がコントロールされているか確認する．コントロールされていない場合，一時的に循環動態が改善しても再びショックとなる可能性や臓器障害が進行する可能性が

あるため注意する.

● 敗血症では基礎代謝が亢進し，酸素消費量が増加しているが，組織へ酸素を取り込む機能が不十分な場合が多いため，酸素消費量を考慮したケアが必要となる．清潔援助や体位変換などの日常的なケアでも酸素消費量は増大するため，不適切・過剰なケア介入を避ける.

● 過度な安静は，荷重側肺障害や廃用症候群などの二次的な合併症を引き起こす可能性がある．全身状態が安定してきた段階で，段階的な離床を進めるための援助を行う.

引用文献

1) 日本集中治療医学会 日本版敗血症診療ガイドライン2020特別委員会：日本版敗血症診療ガイドライン2020. 日本集中治療医学会雑誌 28 Supplement, S23, S24, 2021
2) Seymour CW et al：Time to treatment and mortality during mandated emergency care for sepsis. N Engl J Med 376 (23)：2235-2244, 2017
3) Beesley SJ et al：Septic Cardiomyopathy. Clit Care Med 46 (4)：625-634, 2018
4) Levy MM et al：The surviving sepsis campaign bundle: 2018 update. Intensive Care Med 44 (6)：925-928, 2018
5) Ait-Oufella H et al：Capillary refill time exploration during septic shock. Intensive Care Med 40 (7)：958-964, 2014
6) 日本救急医学会DIC委員会：急性期DIC診断基準で診断された敗血症性DICに対するアンチトロンビンの効果－第三次多施設共同前向き試験結果報告．日本救急医学会雑誌 24 (2)：105-115, 2013

Memo

急性期DIC診断基準

　敗血症患者は，早期から凝固・線溶状態の変化が認められ，DICを合併すると，多臓器障害を引き起こし死亡リスクが著しく増加する．

　敗血症性DICでは，凝固が亢進されるのに対して，線溶機能の活性化が十分に行われないのが特徴である．出血症状はまれで，血栓形成や血管内皮障害による微小循環不全をきたし，臓器障害を引き起こす．

　DICの診断基準としてはいくつか存在するが，ICUでは主に急性期DIC診断基準が広く用いられている（**表**）[6]．

　敗血症性DICの治療は，原疾患の治療が重要であり，必要に応じてアンチトロンビンなどの補充療法を行う．

表 》 急性期 DIC 診断基準

1. 基礎疾患
（すべての生体侵襲は DIC を引き起こすことを念頭におく）

1. 感染症（すべての微生物による）
2. 組織損傷
　　　外傷
　　　熱傷
　　　手術
3. 血管性病変
　　　大動脈瘤
　　　巨大血管腫
　　　血管炎
4. トキシン／免疫学的反応
　　　蛇毒
　　　薬物
　　　輸血反応（溶血性輸血反応，大量輸血）
　　　移植拒絶反応
5. 悪性腫瘍（骨髄抑制症例を除く）
6. 産科疾患
7. 上記以外にSIRSを引き起こす病態
　　　急性膵炎
　　　劇症肝炎（急性肝不全，劇症肝不全）
　　　ショック／低酸素
　　　熱中症／悪性症候群
　　　脂肪塞栓
　　　横紋筋融解
　　　他
8. その他

2. 鑑別すべき疾患および病態

診断に際してDICに似た検査所見・症状を呈する以下の疾患および病態を注意深く鑑別する

1. 血小板減少
    - イ）希釈・分布異常
        1) 大量出血，大量輸血・輸液, 他
    - ロ）血小板破壊の亢進
        1) ITP，2) TIP／HUS，3) 薬剤性（ヘパリン，バルプロ酸等），
        4) 感染（CMV, EBV, HIV等），5) 自己免疫による破壊（輸血後，移植後等），
        6) 抗リン脂質抗体症候群，7) HELLP症候群，8) SLE，9) 体外循環,
        他
    - ハ）骨髄抑制，トロンボポイエチン産生低下による血小板産生低下
        1) ウイルス感染症，2) 薬物など（アルコール，化学療法，放射線療法
        等），3) 低栄養（Vit B12，葉酸），4) 先天性／後天性造血障害，5) 肝
        疾患，6) 血球貪食症候群（HPS），他
    - ニ）偽性血小板減少
        1) EDTAによるもの，2) 検体中抗凝固剤不足, 他
    - ホ）その他
        1) 血管内人工物，2) 低体温, 他
2. PT延長
    1) 抗凝固療法，抗凝固剤混入，2) Vit K欠乏，3) 肝不全，肝硬変,
    4) 大量出血，大量輸血, 他
3. FDP上昇
    1) 各種血栓症，2) 創傷治癒過程，3) 胸水，腹水，血腫,
    4) 抗凝固剤混入，5) 線溶療法, 他
4. その他
    1) 異常フィブリノゲン血症, 他

3. SIRS の診断基準

体温	> 38℃あるいは< 36℃
心拍数	> 90/分
呼吸数	> 20回 /分あるいは PaCO$_2$< 32mmHg
白血球数	> 12,000/mm³あるいは< 4,000/mm³ あるいは幼若球数> 10%

4. 診断基準

スコア	SIRS	血小板 (mm³)	PT比	FDP(μg/mL)
0	0-2	≧12万	< 1.2 <秒 ≧%	<10
1	≧3	≧8万, <12万 あるいは24時間以内に 30%以上の減少	≧ 1.2 ≧秒 <%	≧10, <25
2	—	—	—	—
3	—	<8万 あるいは24時間以内に 50%以上の減少	—	≧25

DIC　4点以上
注意
1) 血小板数減少はスコア算定の前後いずれの24時間以内でも可能.
2) PT比 (検体PT秒/正常対照値) ISI = 1.0の場合はINRに等しい. 各施設
においてPT比1.2に相当する秒数の延長または活性値の低下を使用してもよい.
3) FDPの代替としてDダイマーを使用してよい. 各施設の測定キットにより以下の
換算表を使用する.

5. Dダイマー／FDP換算表

測定キット名	FDP 10μg/mL Dダイマー(μg/mL)	FDP 25μg/mL Dダイマー(μg/mL)
シスメックス	5.4	13.2
日水製薬	10.4	27.0
バイオビュー	6.5	8.82
三菱化学メディエンス	6.63	16.31
ロッシュ・ダイアグノスティックス	4.1	10.1
積水メディカル	6.18	13.26
ラジオメーター	4.9	8.4

文献6) より引用

DKA（糖尿病性ケトアシドーシス）

疾患の概要

- 糖尿病性ケトアシドーシス（DKA）は糖尿病によりインスリン作用が不足し，**高血糖，高ケトン血症からアシドーシスを起こす重篤な病態**である．適切な管理がなされなければ死に至る．

- 主に1型糖尿病で生じ，インスリンの中断（インスリンの自己中断や持続的皮下インスリン療法のトラブルなど）だけでなく，感染による侵襲も原因となりうる．

- 2型糖尿病における多量の糖の摂取（例えばソフトドリンクの多飲）でも同様の症状が発生することがあるが，こちらは高血糖性高浸透圧昏睡という別の病態が原因であることが多い．

- DKAの病態を**図1**に示す．

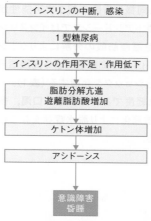

図1 》 DKAの病態　　　　　文献1）より改変

病態

- **インスリンは血中のブドウ糖や脂肪酸を細胞内へ取り込ませるはたらきをもっている**.
- インスリンの作用が不足した場合，細胞内への糖の取り込みが行われず，血中の血糖値が上昇する．血糖値の上昇は血漿浸透圧の上昇につながり，浸透圧利尿から多尿となり，水や電解質の損失が起こる．これが高度の脱水となり，重篤であれば**循環血液量減少性ショック**となる．
- インスリンが欠乏しているため，細胞内に糖を取り込めず，細胞内で利用できるエネルギーが不足する．糖を用いずにエネルギーをつくり出す必要があるため，エネルギー源としての脂肪酸を血中に遊離し肝臓に取り込み活用するが，その過程でケトン体も産生される．インスリンの欠乏が続けばこのケトン体がさらに増加し，**ケトアシドーシス**に至る．
- **2型糖尿病**では，**高浸透圧高血糖症候群（HHS）**がケトアシドーシスと同様に昏睡を起こす可能性がある．これらの違いは，ケトアシドーシスではインスリンの絶対的な不足のために遊離脂肪酸の分解によりケトン体が上昇するのに対し，HHSでは高血糖による高浸透圧利尿により著明な脱水からショックを発症する（**表1**）．
- 症状としては軽度であれば**多尿，口渇，多飲，嘔吐**などがみられ，重篤化により**脱水症状**を起こし，その後**昏睡**へと進行する．

Memo

表1 》》糖尿病性ケトアシドーシス（DKA）と高浸透圧高血糖症候群（HHS）

	糖尿病性ケトアシドーシス	高浸透圧高血糖症候群
基礎疾患	糖尿病（インスリン依存性）	糖尿病（インスリン非依存性）
好発	1型糖尿病	2型糖尿病
誘因	インスリンの中断，感染症ストレス（外傷，手術）	脱水，ストレス（外傷，手術）高カロリー輸液，薬物
発症年齢	若年者	高齢者
発症	緩やか（1〜2日）	急速
脱水	（＋＋）	（＋＋＋）
呼吸	クスマウル呼吸，アセトン臭	正常
尿中ケトン体	（＋＋＋）	陰性〜微量
尿糖	（＋＋＋）	（＋＋＋）
pH	≦7.30	正常＞7.30
Na	低下＜140mEq/dL	上昇（150mEq/dL以上のことが多い）
K	上昇（見かけ上）	上昇（見かけ上）

診断

- DKAはインスリンの欠乏・不足による高血糖，尿中ケトン体陽性，アシドーシスの存在をあわせて診断する．
- しかしながら，診断は容易なものではない．主要な症状としては，**意識レベルの低下，血圧低下，頻脈，クスマウル呼吸，ケトン臭**などがある．
- ケトンそれ自体は簡単に測定できないため，**アニオンギャップ（AG）**を使用する．AGは10〜12mEq/Lを超える（**図2**）．

Memo

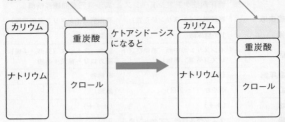

陽イオンと陰イオンの差がAG
である。中身は硝酸イオン、乳
酸イオン、ケトン体などがある

ケトアシドーシスの場合、ケト
ン体の上昇によりAGが増加
する。重炭酸は低下する

通常、おもな陽イオンはナトリウムとカリウム、おもな陰イオンはクロールと
重炭酸である。通常、陽イオンと陰イオンの差は12±2mEq/Lと小さい

図2 》 アニオンギャップ（AG）の増加

治療とケアのポイント

- 治療では**脱水への点滴治療、電解質の補正、血糖管理**が重要である（**図3**）.
- 多くの場合、**大量の生理食塩液**が必要である.
  血圧、心拍数、尿量を観察しながら大量輸液を行う.
- インスリンの投与、ケトン体の尿への排泄とともにインスリンの作用による**細胞内へのカリウムの取り込み**により、急激に**低カリウム血症**となる。そのためカリウム（K^+）値が3.4mEq/L以上となるように、定期的に確認する（必要時カリウム製剤の投与）.
- 速効型インスリンを投与する（投与前に$K^+ > 3.3mEq/L$を確認する）.
- 血圧が安定し、尿量が確保されたら、**0.45%**生理食塩液へ切り替える.
- 血糖値が**200〜250mg/dL**になったら、輸液に**糖**を加え、急激な血糖値の低下を防ぐ.

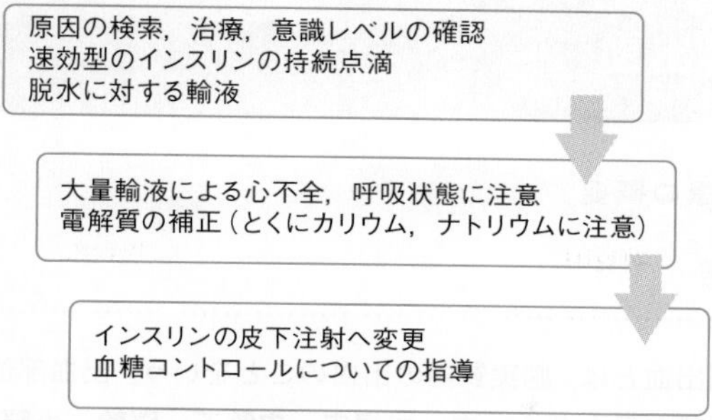

原因の検索，治療，意識レベルの確認
速効型のインスリンの持続点滴
脱水に対する輸液

大量輸液による心不全，呼吸状態に注意
電解質の補正（とくにカリウム，ナトリウムに注意）

インスリンの皮下注射へ変更
血糖コントロールについての指導

図3 》 治療のアルゴリズム

- 高血糖がある状態では測定上のナトリウム濃度が低くなるため（偽性低ナトリウム血症），実際の値を予測しながら管理することが必要となる．
- ケトアシドーシスそのものの管理と同時に，ケトアシドーシスになった原因（インスリンが中断された理由：感染症，機器トラブルなど）を同定し，解決していく必要がある．

引用文献

1) 亀井有子：血液ガス分析による看護実践編　糖尿病性ケトアシドーシス．重症集中ケア　12 (2)：82-85，2013

Memo

脳出血

病態

- 脳出血とは，脳実質内の出血のことをいう．出血部位は，**被殻**が最も多く，次いで**視床**，**皮質下**，**脳幹**，**小脳**に分類され（**図1**），**脳幹出血と視床出血は予後不良である**．
- 脳出血のおもな**原因は高血圧**であり，生活習慣の改善と降圧治療薬が脳出血の予防として重要である[2]．
- 非高血圧性脳出血は，**脳動静脈奇形**，**もやもや病**，脳アミロイドアンギオパチーなどの**血管病変**を原因として発症する．
- 皮質下出血の原因は非高血圧性のものが多い．

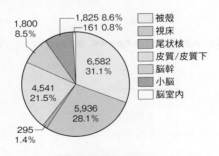

図1 》 **脳出血部位の割合**　文献1）より引用

Memo

症状

● 出血部位や血腫の大きさにより症状は異なる（**表1**）.

● 運動障害や感覚障害，言語障害などといった局所神経症状（巣症状）のほか，意識障害や頭痛，眼症状，言語障害，嘔吐，痙攣が典型である.

診断

● 頭部CTを用いる．血腫が高吸収域となり画像上は白く写るため，比較的簡便に診断できる（**図2**）.

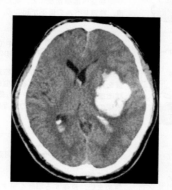

第108回医師国家試験Ⅰ問題25より転載

図2 》 被殻出血（左）の頭部CT像

Memo

表1 》脳出血部位と特徴的な症状

出血部位	特徴的な症状
被殻出血 	共同偏視（病側） 日中活動時に突然，頭痛，意識障害，失語（優位半球障害時），失行・失認（劣位半球障害時）を呈し，病巣とは対側に片麻痺と感覚障害が出現する．
視床出血 	共同偏視（内下方） 日中活動時に突然，頭痛や意識障害，失語（優位半球障害時）を呈し，病巣とは対側に片麻痺や感覚障害が出現する．脳室内穿破し第三脳室や側脳室へ血腫が及ぶと，悪心や嘔吐，項部硬直，意識レベルの低下が起こる．
脳幹出血 	正中位固定と pinpoint pupil 重度の意識障害，呼吸障害，四肢麻痺，除脳硬直を呈し，急激に悪化する．脳幹出血の多くは橋出血であり，脳出血の中でも最も予後が悪い．眼球の正中位固定と瞳孔の高度縮小（pinpoint pupil）が特徴的である．
小脳出血 	共同偏視（健側） 日中活動時に激しい後頭部痛，ふらつき，回転性めまい，反復する嘔吐を呈する．発症時に意識障害は起こらず四肢麻痺も出現しないが，急速に起立・歩行障害を呈する．進行すると第四脳室圧迫による水頭症や，脳幹圧迫による脳ヘルニアを引き起こす．
皮質下出血 	頭痛やてんかん発作の他に出血部位によって様々な症状が出現する． 前頭葉：前頭部痛，対側の運動麻痺，失語 頭頂葉：こめかみの痛み，対側の感覚障害，失行，半側空間無視 側頭葉：耳の中もしくは耳の前の痛み，視野障害，感覚性失語 後頭葉：同速のがん周囲の激しい痛み，視野障害

治療

治療方針

● 出血量と出血部位，意識レベルなどの神経症状をふまえて
治療方針を決定する（**図3**）.

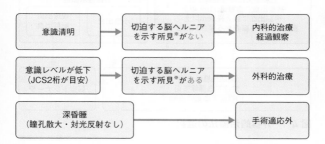

※切迫する脳ヘルニアを示す所見：意識障害，病側の瞳孔散大，対光反射消失，対側の片麻痺，クッシング現象

図3 》 **治療方針の決定**

文献3）より改変

急性期の内科的治療

● **再出血予防**のため，可及的早期に**収縮期血圧** 140mmHg
未満に降圧させ，7 日間維持する[2].
● **抗脳浮腫薬**（濃グリセリン，D-マンニトール）を投与する.
● 意識レベルの低下に伴い，必要時は気道を確保する.
（p.126「脳神経の考え方（脳圧管理）」を参照）

Memo

外科的治療

● 切迫する脳ヘルニアがある場合には外科的手術を行う
　が，その原因が**脳幹圧迫**か**急性水頭症**かで術式は異な
　る（**図4**）[2) 3)]．

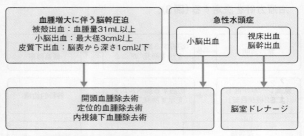

図4 》 **外科的治療法の選択**

文献3）より改変

血腫除去術の適応外

● 以下の場合，血腫除去術は適応外となる．
・**深昏睡**（JCS- Ⅲ 300，瞳孔散大，対光反射なし）．
・**視床出血**：付近の内包の運動神経を損傷するリスクがあ
　る．
・**脳幹出血**：呼吸中枢など生命維持を担う部分を損傷する
　　　　　　　リスクがある．

Memo

- 意識レベルの低下や，新規神経学的所見の出現に注意する．
- 経時的に血圧をモニタリングし，収縮期血圧140mmHg 未満になるように降圧薬を用いてコントロールする．
- 意識レベルが低い患者には，適宜痰の吸引やエアウェイの 使用などにより気道閉塞を予防する．
- 舌根沈下があり，気道が保てない場合は気道確保を考慮す る．
- **クッシング現象（収縮期血圧の上昇，脈圧の増加，徐脈）** は頭蓋内圧亢進の症状のため注意する．
- **頭部を15～30°挙上し**，適切なドレーン管理を行い，脳圧 を降下させる．
- 中枢性発熱がある場合，解熱薬の投与やクーリングを行う．
- 夜間などは患者の意識レベルが低下していても，入眠し ていると誤認しやすいため，定期的に声かけを行い意識 レベルを確認する．
- 頭痛や嘔気に対しては，鎮痛薬や制吐薬を投与する．
- 麻痺や言語障害がある場合は，ジェスチャーや筆談などで コミュニケーション方法を工夫する．
- 医師に安静度を確認し，早期にリハビリテーションを開始 する．体位変換や清潔ケアの際にROM運動を取り入れる． (p.126「脳神経の考え方（脳圧管理）」を参照)

脳出血

Memo

脳ヘルニア

　頭蓋内は大脳鎌や小脳テントによって仕切られているが，腫瘍や血腫，浮腫などの病変で頭蓋内圧が亢進し，本来の位置から仕切りを越えて押し出された状態を「脳ヘルニア」という（図）．脳ヘルニアは発生部位により様々な神経症状をきたすが，脳幹が圧迫されると生命維持が困難になる．

　早期に脳ヘルニアを発見することが重要であり，意識障害や患側の瞳孔散大，対光反射消失，対側の片麻痺，クッシング徴候といった切迫する脳ヘルニアを示す所見を観察したら直ちに報告するべきである．また頭蓋内圧亢進症状の3大症状である「頭痛」「嘔吐」「うっ血乳頭（視力障害）」にも注意が必要である．予防としては，低酸素血症や高二酸化炭素血症の予防や頭部挙上保持が挙げられる．

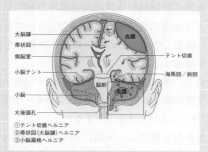

大脳鎌
帯状回
側脳室
小脳テント
小脳
大後頭孔
血腫
テント切痕
海馬回／鉤回
脳幹
血腫

①テント切痕ヘルニア
②帯状回（大脳鎌）ヘルニア
③小脳扁桃ヘルニア

図 》 脳ヘルニアの分類

文献4）より引用

引用文献

1) 国循脳卒中データバンク2021編集委員会：脳卒中データバンク2021．中山書店，2021
2) 日本脳卒中学会脳卒中ガイドライン委員会：脳卒中治療ガイドライン2021．協和企画，2021
3) 医療情報科学研究所編：病気がみえる vol.7 脳・神経，第2版，p.110-111，メディックメディア，2017
4) 深谷春介：脳ヘルニア．脳神経疾患ビジュアルブック（落合慈之監），p.80，学研メディカル秀潤社，2009

脳梗塞

疾患の概要

- **脳梗塞**とは，脳血管の狭窄や閉塞により，脳組織が壊死する疾患である．虚血部位により，さまざまな神経症状が出現する．

- 急性期では，**ペナンブラ**と呼ばれる可逆性の脳組織（虚血領域）が存在する．ペナンブラは，時間経過とともに不可逆的な組織（梗塞巣）へ移行するため，早期に治療を開始し，血流を再開させることが重要である．

※発症してからの時間が重要．＿＿＿＿＿＿＿＿＿＿時間以内．
（症状が出現した時間）

- 脳梗塞発症から数日後に，閉塞した血管が再開通することなどにより，**出血性梗塞**を起こすことがある．

- 起こっている症状により，虚血部位や閉塞した血管を予測することができる．主幹動脈の支配領域を**図1**と**表1**に示す．

- 臨床病型により**表2**のように分類される．

診断

- **構音障害，片麻痺，意識障害**などの神経症状から脳梗塞を疑う（**表1**）．

- 問診：**①既往歴**（心房細動，弁膜症，糖尿病など）
  ②発症時間

※本人が会話できない場合は家族などから聴取する．

- 脳卒中以外の疾患の除外，出血の危険因子の評価を行う．

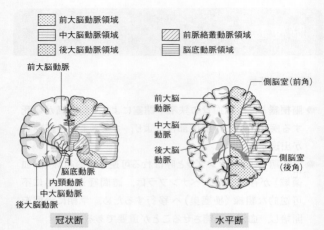

前大脳動脈領域　　前脈絡叢動脈領域
中大脳動脈領域　　脳底動脈領域
後大脳動脈領域

冠状断　　　　　　　　　**水平断**

図1 》 主幹動脈の支配領域

- 頭部CTやMRIで虚血性変化を確認する.
  - 虚血性変化は，発症直後の頭部 CT では低吸収域は認められないことが多い.
  - 発症後（1 〜 24 時間以内，多くは 6 時間以内）に early CT sign（皮質・白質の境界消失，脳溝の消失，レンズ核の不明瞭化）が認められることがある.
  - MRI 拡散強調画像（DWI）では，発症 30 分程度で梗塞範囲が明瞭な高信号域として描出される.

治療

全身管理

・・・

[気道管理]

- 意識障害のある患者は，舌根沈下による気道閉塞を防ぐため，気道の評価が必要である. 気道閉塞の場合は，エアウェイの挿入や気管挿管により気道確保を行う.

表1 》脳血管の閉塞部位と神経症状

動脈	支配領域	おもな神経症状
前大脳動脈 (ACA)	前頭葉 頭頂葉	・対側の下肢に強い麻痺 ・対側の下肢に強い感覚障害 ・失語（優位側） ・尿失禁 ・歩行障害 ・感情の障害
中大脳動脈 (MCA)	前頭葉 頭頂葉 側頭葉	①共通する症状 ・対側の上肢・顔面に強い麻痺 ・対側の上肢・顔面に強い感覚障害 ②左側が障害 ・失語 ・失認 ・失算 ・左右失認 ③右側が障害 ・半側空間無視 ・半側身体失認
後大脳動脈 (PCA)	後頭葉 側頭葉下部 視床 中脳	・半盲 ・記憶障害 ・視覚失認（優位側） ・相貌失認（劣位側）
脳底動脈 (BA) 椎骨動脈 (VA)	小脳 橋 延髄	・運動失調 ・眩暈，嘔気，嘔吐 ・眼振 ・顔面麻痺 ・意識障害 ・眼球運動麻痺，注視麻痺 ・四肢麻痺

※右側・左側で症状が異なる部分は，原則的に左側を優位半球とする．

表2 》臨床病型分類

アテローム血栓性 脳梗塞	・主幹動脈に生じたアテローム粥腫（動脈硬化）によって，血管が狭窄または閉塞して起こる
心原性塞栓性脳梗塞	・心臓や血管にできた血栓が脳動脈に塞栓症を起こすことにより発生する ・原因の約80%が心房細動であり，心臓内にできる血栓は動脈内にできる血栓より大きく，太い主幹動脈を閉塞する
ラクナ梗塞	・穿通枝動脈が動脈硬化や塞栓などによって閉塞することで起こる ・梗塞巣が1.5cm以下であることが特徴である

脳梗塞

[呼吸管理]

● 脳梗塞急性期の低酸素血症のない患者に対し，ルーチンでの低流量酸素投与は推奨されていない．低酸素血症のある場合は，SpO_2 ＞94％以上の維持が推奨されている[2]．

[循環管理]

● 血圧，脈拍，心電図を継続的にモニターすることが推奨されている[2]．脳梗塞急性期は，血圧の自動調節能が破綻しており，不用意な降圧は脳血流低下をまねくため，高血圧を許容する．低血圧に対しては，輸液，昇圧薬などですみやかに是正するよう推奨されている[2]．

● 収縮期血圧＞220mmHg，または拡張期血圧＞120mmHgが持続している場合や，大動脈解離，急性心筋梗塞，心不全などを合併している場合に限り，慎重な降圧療法を行うことを考慮しても良いとされている[2]．

血栓の溶解療法と回収

[静注血栓溶解（rt-PA）療法]

発症後 4.5 時間以内

● 遺伝子組み換え組織型プラスミノゲン・アクティベータ（rt-PA）であるアルテプラーゼを静脈投与する．

● **脳梗塞発症 4.5 時間以内**または，発症時間が不明な場合は**MRI拡散強調画像での虚血性変化がFLAIR画像で明瞭でない場合**に，rt-PA投与が第一選択となっている[1]．

● 詳細な適応は，rt-PAチェックリスト（**表3**）を用いて確認する．

● rt-PA療法は，頭蓋内出血のリスクが高く，神経学的モニタリングを観察していくことが重要である．

・とくに投与後 36 時間以内に発症しやすい．神経学的所見を観察する．

表3 》静注血栓溶解療法のチェックリスト

適応外（禁忌）

●発刻ないし発見から治療開始までの時間経過
・発症（時間確定）または発見から 4.5 時間超
・発見から 4.5 時間以内で DWI/FLAIR ミスマッチなし，または未評価

●既往歴
非外傷性頭蓋内出血
・1 ヵ月以内の脳梗塞（症状が短時間に消失している場合を含まない）
・3 ヵ月以内の重篤な頭部脊髄の外傷あるいは手術
・21 日以内の消化管あるいは尿路出血
・14 日以内の大手術あるいは頭部以外の重篤な外傷
・治療薬の過敏症

●臨床所見
・くも膜下出血（疑）
・急性大動脈解離の合併
・出血の合併（頭蓋内，消化管，尿路，後腹膜，喀血）
・収縮期血圧（降圧療法後も 185mmHg 以上）
・拡張期血圧（降圧療法後も 110mmHg 以上）
・重篤な肝障害
・急性膵炎
・感染性心内膜炎（診断が確定した患者）

●血液所見（治療開始前に必ず血糖，血小板数を測定する）
・血糖異常（血糖補正後も＜ 50mg/dL，または＞ 400mg/dL）
・血小板数 100,000/mm³ 以下（肝硬変，血液疾患の病歴がある患者）
　※肝硬変，血液疾患の病歴がない患者では，血液検査結果の確認前に治療開始可
　　能だが，100,000/mm³ 以下が判明した場合にすみやかに中止する

●血液所見：抗凝固療法中ないし凝固異常症において
・PT-INR ＞ 1.7
・aPTT の延長（前値の 1.5 倍（目安として約 40 秒）を超える）
・直接作用型経口抗凝固薬の最終服用後 4 時間以内
　※ダビガトランの服用患者にイダルシズマブを用いて後に本療法を検討する場合
　　は，上記の所見は適応外項目とならない

●CT/MRI 所見
・広汎な早期虚血性変化
・圧排所見（正中構造偏位）

・神経学的所見は，NIHSS を用いて観察をする（p.432，
コラム参照）.

自施設の方法を記載

表3（つづき）

慎重投与（適応の可否を慎重に検討する）

● 年齢 81 歳以上

● 最終健常確認から 4.5 時間超かつ発見から 4.5 時間以内に治療開始可能で DWI/FLAIR ミスマッチあり

● 既往歴
 ・10 日以内の生検・外傷
 ・10 日以内の分娩・流早産
 ・1 ヵ月以上経過した脳梗塞（とくに糖尿病合併例）
 ・蛋白製剤アレルギー

● 神経症候
 ・NIHSS 値 26 以上
 ・軽症
 ・症候の急速な軽症化
 ・痙攣（既往歴などからてんかんの可能性が高ければ適応外）

● 臨床所見
 ・脳動脈瘤・頭蓋内腫瘍・脳動静脈奇形・もやもや病
 ・胸部大動脈瘤
 ・消化管潰瘍・憩室炎，大腸炎
 ・活動性結核
 ・糖尿病性出血性網膜症・出血性眼症
 ・血栓溶解薬，抗血栓薬投与中（とくに経口抗凝固薬投与中）
 ・月経期間中
 ・重篤な腎障害
 ・コントロール不良の糖尿病

<注意事項>
1 項目でも「適応外」に該当すれば実施しない.

文献 1）より引用

［血栓回収療法］

発症後 24 時間以内

● 内頸動脈または中大脳動脈の閉塞と診断され，適応と判定された場合，**rt-PA 療法などに追加**して行われる.

● **発症 6 時間以内**に，機械的血栓回収療法を開始することが推奨されている[2].

● 主幹動脈の閉塞による脳梗塞は，NIHSS の点数や画像診断などから適応と判断された場合，最終健常確認時刻から **16 時間ないし 24 時間以内**であれば，血栓回収療法が行われることもある[3].

出血の予防

● rt-PA 投与後 24 時間以内は，頭蓋内出血を防ぐために収縮期血圧 180mmHg 以上，拡張期血圧 105mmHg 以上で降圧療法を開始する[1].

脳浮腫による頭蓋内圧亢進の対応

● 抗浮腫薬
● 脳灌流圧(CPP)の維持

再発予防（抗凝固療法，抗血小板薬）

● rt-PA 療法適応外で，発症 48 時間以内で心原性脳梗塞以外の脳梗塞には，抗トロンビン薬のアルガトロバンの投与が行われる.
● 治療例を**表 4** に示す.

表 4 》 抗凝固療法と抗血小板療法　治療例

	心原性塞栓性脳梗塞	アテローム血栓性脳梗塞	ラクナ梗塞
超急性期(発症 4.5 時間以内)	血栓溶解療法　rt-PA 投与		
急性期	脳保護療法　エダラボン（発症 24 時間以内投与開始）		
	抗凝固療法 DOAC (ダビガトランエテキシラートメタンスルホン酸塩，リバーロキサバン，アピキサバン，エドキサバントシル酸塩) ワルファリンカリウム ヘパリン	抗凝固療法　アルガトロバン(発症 48 時間以内)，ヘパリン 抗血小板療法 オザグレルナトリウム，アスピリン，クロピドグレル硫酸塩，シロスタゾール　など	

脳保護療法

- 脳梗塞が起こると，脳組織を傷害するフリーラジカルが発生し，梗塞巣の拡大をまねく．
- 脳組織の傷害を防ぐために，発症24時間以内に脳保護作用あるエダラボンの投与を開始することがある．

観察のポイント

- p.126「脳神経の考え方（脳圧管理）」を参照．

ケアのポイント

発見から治療

- 脳梗塞は，治療開始が早いほど良好な転帰が期待できる．早期に治療が開始できるようチームで協力する．

[悪化の徴候]

- 広範囲の脳梗塞の場合，脳浮腫が起こる可能性が高い．**頭蓋内圧亢進症状，瞳孔所見**に注意する．
- 脳浮腫が進行し，脳ヘルニアをきたした際には，**瞳孔所見の異常，クッシング徴候，呼吸パターン**に注意する．

[血圧管理]

- 脳血流は，**平均血圧50〜150mmHgの範囲であれば自動調節能によって維持されている．脳梗塞を起こすと脳血流の自動調整機能が障害され**，脳血流は血圧に左右される．ケアにより極端な血圧変動をきたさないよう注意する．
- 過度な降圧は，病巣周囲の脳血流低下を引き起こすため，大動脈解離，心不全などを合併している場合に限り，降圧は慎重に行うことが推奨されている[2]．

[合併症]

● 出血リスクが高いため，rt-PA 投与前に動脈血の採血や経鼻胃管，膀胱留置カテーテルなど各種カテーテルの挿入をすませる．

● 中枢性の高熱が生じることがあり，医師の指示にもとづき，アセトアミノフェン投与や，クーリングを行う．

リハビリテーション

● リハビリテーションは，神経学的徴候の増悪がないことを確認し，早期（24〜28時間以内）に開始する．主幹動脈閉塞または狭窄，脳底動脈血栓症，出血性梗塞などがある場合は，医師に安静度を確認する．

● 脳梗塞発症後は，嚥下機能が障害されている場合も多くある．嚥下機能の評価を行い，誤嚥に注意し，飲水や内服を進めていく．

その他

● 脳梗塞による麻痺や高次脳機能障害などは，突如起こる出来事であり，患者にとって受け入れがたいことである．うつなどの精神疾患を生じることがあるため，精神的な支援も重要である．

● 退院後には，生活の再構築が必要とされる場合も多く，急性期から患者の生活様式や価値観などを把握し，支援していくことが重要である．

Memo

NIHSS

NIHSSはNational Institutes of Health Stroke Scaleの略で，脳卒中急性期における神経学的重症度を客観的に評価するスケールである．rt-PA療法における予後の予測に役立つことから，一般的に最も用いられている．

①意識レベル，②最良の注視，③視野，④顔面麻痺，⑤上肢運動（a左,b右），⑥下肢運動（a左,b右），⑦四肢失調，⑧感覚，⑨最良の言語，⑩構音障害，⑪消去現象と注意障害の15項目からなる．それぞれの項目で重症度に従って評価を行い，合計点で神経学的重症度を評価する．最重症は40点，最高点は42点である（**表**）．

憶測で評価してはならない，検査済の項目に戻って評価を変えてはいけない，各項目で定められている方法で検査を行う，指示されている部分以外は，患者に指導して検査を行ってはいけないなど，多くの注意事項がある．

2019年静脈血栓溶解（rt-PA）療法適正治療の指針第三版では，神経学的所見を頻回（少なくとも投与開始から8時間は30分ごと，8〜24時間は1時間ごと）に評価して急激な悪化に注意する[1]と示されている．以前より評価間隔が空いたものの，評価する間隔は短く，すみやかに評価することが必要であるのは変わりない．また，投与後24時間評価し続けるため，患者への負担は大きいといえる．そのため，正確な評価ができるよう協力してもらうことが一番大切なケアである．また，評価者により評価にばらつきが出てしまうとスケールを使用する意味がない．統一して評価ができるよう日々訓練することや，細かく申し送りを行うことが必要である．

表 》 NIHSS（National Institutes of Health stroke scale）

1a	意識レベル	0＝覚醒　1＝軽い刺激で覚醒　2＝繰り返しの刺激、強い刺激で覚醒　3＝反射による動き以外は無反応
1b	意識レベル質問（今の月、年齢）	0＝両方に正答　1＝1つに正答　2＝両方とも正答できない
1c	意識レベル命令（目または手）	0＝両方とも正確に行う　1＝片方のみ正確に行う　2＝両方とも正確に行えない
2	最良の注視	0＝正常　1＝部分的注視麻痺　2＝完全注視麻痺
3	視野	0＝視野欠損なし　1＝部分的半盲　2＝完全半盲　3＝両側性半盲（皮質盲含む全盲）
4	顔面麻痺	0＝正常　1＝軽度の麻痺　2＝部分的麻痺　3＝完全麻痺
5	運動　a左上肢　b右上肢	0＝10秒間保持可能　1＝10秒以内に下垂　2＝10秒以内に落下　3＝重力に抗する動きがない　4＝まったく動きがない　UN＝検査不能
6	運動　a左下肢　b右下肢	0＝6秒間保持可能　1＝5秒以内に下垂　2＝5秒以内に落下　3＝重力に抗する動きがない　4＝まったく動きがない　UN＝検査不能
7	四肢失調	0＝なし　1＝1肢のみ存在　2＝2肢に存在　UN＝検査不能
8	感覚	0＝正常　1＝軽度から中等度の障害　2＝重度の障害、完全脱落
9	最良の言語	0＝正常　1＝軽度から中等度の失語　2＝重度の失語　3＝無言、全失語
10	構音障害	0＝正常　1＝軽度から中等度　2＝重度　UN＝検査不能
11	消去現象と注意障害	0＝異常なし　1＝軽度から中等度、あるいは1つの感覚に関する消去現象　2＝著しい半側注意障害、あるいは2つ以上の感覚に関する消去現象

文献4）より

脳梗塞

引用文献

1) 日本脳卒中学会 脳卒中医療向上・社会保険委員会／静注血栓溶解療法指針改訂部会：静注血栓溶解（rt-PA）療法 適正治療指針 第三版 2019年3月．脳卒中　41（3）：205-246，2019

2) 日本脳卒中学会脳卒中ガイドライン委員会編：脳卒中治療ガイドライン2021．協和企画，2021

3) 脳卒中学会，日本脳神経外科学会，日本脳神経血管内治療学会：経皮経管的脳血栓回収用機器 適正使用指針．第4版，2020
https://www.jsts.gr.jp/img/noukessen_4.pdfより2022年4月6日検索

4) Lyden P et al：Improved reliability of the NIH Stroke Scale using video training. NINDS TPA Stroke Study Group．Stroke 25（1）：2220-2226，1994

頭部外傷

疾患の概要

● 頭部外傷治療・管理のガイドラインでは，頭部外傷（TBI）とは「打撃や衝撃のような突発的な外傷による脳のダメージ．脳卒中や感染，腫瘍は含まない」とされている[1]．

● おもに，**外傷による脳挫傷**，**硬膜外血腫**，**硬膜下血腫**，**外傷性クモ膜下出血**，**びまん性軸索損傷**などの重篤なものから，脳震盪など症状の軽いものまでを含む（**図1**）．

診断

● 神経所見とCTやMRIなどの画像所見とをあわせて診断される．

● 神経所見でGCSスコア8以下，あるいはGCSスコアで2以上の急速な悪化，瞳孔不同，片麻痺などを認めた場合は切迫脳ヘルニアを疑う．

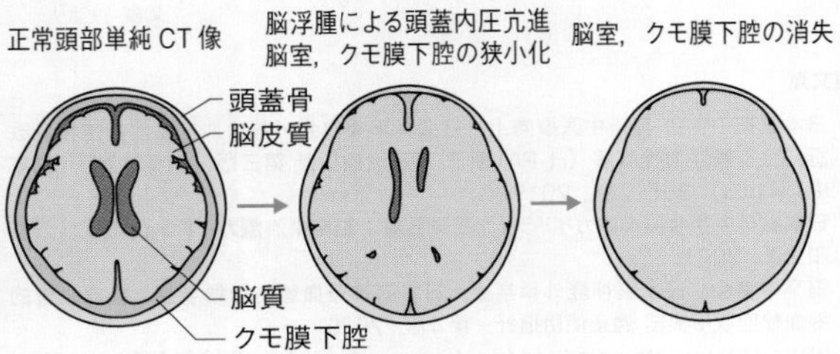

正常頭部単純CT像　　脳浮腫による頭蓋内圧亢進　　脳室，クモ膜下腔の消失
　　　　　　　　　　脳室，クモ膜下腔の狭小化

- 頭蓋骨
- 脳皮質

- 脳質
- クモ膜下腔

図1 》》**頭部外傷による脳浮腫の進行**

- ここではGCS ≦ 8の頭部外傷を対象とする（p.126「脳神経の考え方（脳圧管理）」を参照）.

減圧開頭術

. . . .

- 重度の頭部外傷患者の死亡率の低下と神経学的転帰の改善のために，小さな前頭側頭頂開頭術よりも，大きな前頭側頭頂開頭術（直径12×15 cmまたは15 cm以上）が推奨される.

予防的低体温療法

. . . .

- びまん性損傷患者の転帰を改善するために，早期（2.5時間以内），短期（損傷後48時間）の予防的低体温療法は推奨されない.

高張液療法

. . . .

- D-マンニトールは，0.25～1g/kg体重の用量で，頭蓋内圧（ICP）上昇の制御に有効である.
- 動脈性低血圧（収縮期血圧<90 mmHg）は避けるべきとされる.
- ICPモニタリング前のD-マンニトールの使用は，経頭蓋的ヘルニアの徴候または頭蓋外原因に起因しない進行性の神経学的悪化のある患者に限定する.

脳室ドレナージ

- 中脳レベルに留置された持続的脳室ドレナージは，間欠的使用よりも効果的にICPの低下をもたらすため，考慮してもよい．

呼吸療法

- 注意すべきことは，**GCS＜8の状態の時は舌根沈下**など気道の開存が得られないことである．気道確保（気管挿管）の適応となる．
- 頭蓋内圧亢進（ICP）を軽減するための一時的な手段として，短時間の過換気が推奨される．しかし，脳血流量（CBF）がしばしば著しく低下する場合は，傷害後の最初の24時間は過換気を避ける必要がある．
- 動脈血中の二酸化炭素分圧（$PaCO_2$）が25 mmHg以下の長期にわたる予防的過換気は推奨されない．
- 過換気が適用される場合，頸静脈の酸素飽和度（SjO_2）または脳組織の酸素分圧（$BtpO_2$）の測定が酸素供給を監視するために推奨される．

麻酔薬，鎮静・鎮痛

- 頭蓋内高血圧の発症に対する予防として，脳波により測定されるburst suppressionを誘発するためのバルビツール酸系麻酔薬の投与は推奨されない．
- 最大の標準的な医学的および外科的治療に対して，不応性の高いICPを制御するには，高用量のバルビツール酸系麻酔薬の投与が推奨される．
- バルビツール酸系麻酔薬療法の前および最中は，血行動

態の安定性が不可欠である.

● プロポフォールはICPの管理には推奨されるが，死亡率の改善や6か月の予後の改善は明らかになっていない.

● 高用量のプロポフォールは重大な病的状態を引き起こす可能性があるため，注意が必要である.

ステロイド

● 脳損傷患者の転帰の改善やICPを低下させるために，ステロイドを使用することは推奨されない.

● 重度のTBI患者では，高用量メチルプレドニゾロンは死亡率の増加と関連しており，勧められない.

栄養

● 死亡率を下げるために，少なくとも5日目まで，および最大7日目までに基礎カロリー補充達成のため患者に食事を与える.

● 人工呼吸器関連肺炎（VAP）の発症を減らすために，経胃空腸栄養法が推奨される.

感染予防

● 早期気管切開は，全体的な利益が処置に関連する合併症を上回ると感じられる場合に人工呼吸器装着日数を短縮するために推奨される. しかし，早期気管切開が死亡率または院内肺炎発症の割合を減らすというエビデンスはない.

深部静脈血栓症（DVT）予防

● 低分子量ヘパリンまたは低用量の未分画ヘパリンを機械的予防と組み合わせて使用できる．ただし，頭蓋内出血の拡大のリスクが高くなる．

痙攣予防

● フェニトインまたはバルプロ酸ナトリウムの予防的使用は，外傷後発作の予防には推奨されない．

観察のポイント

● ICPの値と臨床所見，CT所見を組み合わせることで，管理決定を行いやすくなる．

● ICPと脳灌流圧（CPP）測定は，GCS≦8および異常なCT所見を有する患者において勧められている．また，入院時に以下のうち2つを満たす場合はICPのモニタリングを適応すべきとされている．

① 40歳以上，②片側または両側の異常肢位，
③収縮期血圧＜90mmHg

● 収縮期血圧を50〜69歳の患者では100mm Hg以上，15〜49歳または70歳以上の患者では110 mmHg以上に維持すると，死亡率が低下し，転帰が改善するとされている．

● ICPが22mmHgを超える場合には死亡率が上昇するため，治療が必要とされている．

● 生存率と良好な転帰のために，推奨目標CPP値は，60〜70mmHgとされている．成人の呼吸不全のリスクがある

ため，輸液や昇圧薬を使用してCPPを70 mmHg以上に維持する積極的な試みは避ける必要がある．

ケアのポイント

● 瞳孔所見をはじめとした意識レベルの低下，神経所見に変化がみられた場合には，すみやかに医師へ報告し，CT撮影のための出棟準備などを行う．

● 頭蓋内圧のコントロールを目的とした頭部挙上は有用であり，30°とすることが勧められている．30°を超えると脳灌流圧が低下するため勧められない．

● 医師の安静度指示のもと，長期臥床に伴う拘縮予防，離床に向けたリハビリテーションは早期から積極的に進めていく．

引用文献

1) 頭部外傷治療・管理のガイドライン作成委員会：頭部外傷治療・管理のガイドライン．第4版，p44-100，医学書院，2019

参考文献

1) Brain Trauma Foundation: 4th Edition of Guidelines for Severe TBI published. View Recommendations
https://www.braintrauma.org/guidelines/guidelines-for-the-management-of-severe-tbi-4th-ed#/より2022年3月23日検索

Memo

頭部外傷

脊髄損傷

疾患の概要

● 脊椎の損傷のみであれば生命や身体機能予後に直接影響はないが，脊髄の損傷（**図1**）を生じると，これらに影響を及ぼす．

● 脊椎の損傷がなくとも，過伸展により脊髄損傷を生じることもある．脊髄局所の一次的な損傷に加え，二次的に生じる浮腫や虚血が病変の進行や臨床症状の悪化をもたらす．

● 機能障害の程度は時間とともに変化する可能性があり，およそ2週間で可逆的な機能障害か不可逆的な機能障害かが判断される．

● 急性期では，呼吸・循環の安定化を図り，可及的早期からリハビリテーションを開始する．

● 慢性期では，**肺炎や無気肺**，**排便障害**，**尿路感染**，**褥瘡**，**深部静脈血栓症（DVT）**などの**合併症予防**を行う．

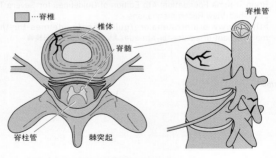

脊椎の骨折・脱臼のみ…脊椎損傷
脊椎の骨折・脱臼・過伸展による脊髄の損傷…脊髄損傷

図1 》》 脊髄の損傷

身体所見

....

[高位診断]

● 神経学的に脊髄の損傷高位を表すために，知覚は身体の両側の正常な知覚を示す最尾側の髄節，運動機能は徒手筋力検査（MMT）で3/5以上の運動機能が維持されている最尾側の高さで表現する[1]（**図2**）.

[横位診断]

● 神経学的重症度を表す方法としてFrankel分類とASIA分類がある（**表1**）.

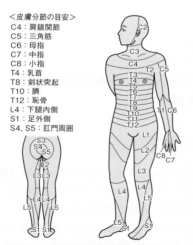

<皮膚分節の目安>
C4：肩鎖関節
C5：三角筋
C6：母指
C7：中指
C8：小指
T4：乳首
T8：剣状突起
T10：臍
T12：恥骨
L4：下腿内側
S1：足外側
S4, S5：肛門周囲

図2 》》 脊髄神経の皮膚知覚分布

表1 》 Frankel分類とASIA分類

Grade	Frankel 分類	ASIA 分類
A	**完全麻痺** 損傷部以下の運動・知覚の完全麻痺	**完全麻痺** S4〜5髄節まで運動・知覚が完全に喪失
B	**運動喪失・知覚残存** 損傷部以下の運動は完全に失われているが，仙髄域などに知覚が残存するもの	**不完全麻痺** 損傷部以下の運動完全麻痺，知覚は障害レベル以下（S4〜5髄節まで）残存
C	**運動残存（非実用的）** 損傷部以下にわずかな随意運動機能が残存しているが，実用的運動（歩行）は不能なもの	**不完全麻痺** 損傷部以下の運動機能は残存しているが，筋力はMMT3/5未満である
D	**運動残存（実用的）** 損傷部以下に，かなりの随意運動機能が残存し，歩行も補助具の要否にかかわらず可能	**不完全麻痺** 損傷部以下の運動機能は残存しており，筋力もMMT3/5以上である
E	**回復** 神経脱落症状を認めない（反射異常は残っても良い）	**正常** 運動・知覚ともに正常

画像診断

● X線，CTにより脱臼，骨折の程度，MRIにより脊髄損傷の程度を診断する．

治療

● 二次的な病変の進行を予防するため，頸部を固定する．頸部固定帯（フィラデルフィアカラー）の使用，外固定法（ハロー固定），脊椎固定術がある（**図3**）．

● ステロイドが投与されることもある．損傷局所の浮腫を軽減させるために，発症から8時間以内で使用する．メチルプレドニゾロンコハク酸エステル（ソル・メルコート®，ソル・メドロール®）30mg/kgを15分で点滴静注し45分の休薬後，5.4mg/kg/hで23時間点滴静注する[2]．

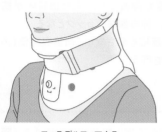 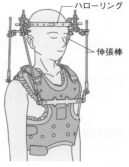

ハローリング

伸張棒

フィラデルフィアカラー

ハロー固定

図3 》 脊椎固定の例

観察のポイント

呼吸

- C3〜5は横隔膜，C4〜8は斜角筋，Th1〜11は外肋間筋を支配している．
- 頸髄損傷および上位胸髄損傷では，これらの呼吸筋麻痺によって換気能力の低下，上気道のクリアランス能力の低下をきたす．
- C3〜5レベルの損傷では，とくに横隔膜の麻痺による呼吸停止に注意が必要である．
- 低換気に伴う無気肺，肺炎の予防のため，体位ドレナージや排痰介助を行う．

Memo

循環

- 脊髄損傷により交感神経が障害され，末梢血管床が拡張，血圧低下をもたらす，神経原性ショックとなる．
- 血圧低下に対して頻脈の反応を示さない．血管収縮薬(ノルアドレナリン®)の投与を行う．

神経障害

- 知覚・運動レベルの程度を正確に経時的に観察する(**図2**)．
- 障害部位で知覚過敏となるため，ケアで患者に触れる際は声をかけ，該当部位を避けて触れるよう配慮する．
- 脊髄損傷では，通常の疼痛管理に加え神経因性疼痛のための薬剤が必要になることが多い．
- 感覚障害により，褥瘡好発部位や固定具による圧迫部位の疼痛を知覚することが困難であるため，皮膚の観察を強化するとともに皮膚保護材の使用を検討する．

引用文献

1) 日本外傷学会外傷初期診療ガイドライン改訂第3版編集委員会編：脊椎・脊髄外傷．改訂第3版 外傷初期診療ガイドライン JATEC(日本外傷学会，日本救急医学会監修)．p161-178，へるす出版，2008
2) 植田尊善：脊髄損傷—リハビリテーションを含む．今日の治療指針(2013年版)，p931-932，医学書院，2013

参考文献

1) 土岐明子：脊髄損傷の呼吸リハビリテーション．Jpn J Rehabil Med 55(4)：340-346，2018

Memo

狭心症

疾患の概要

- 狭心症（AP）は冠動脈症候群の1つであり，すぐに現れてすぐ消える一過性の心筋の血流障害である．

- 胸部絞扼感などの症状は，安静にすることで症状が軽減する場合があり，長くても15分程度で症状が治まる場合が多い．

- 一時的な血流低下のため，心筋壊死に至らず，症状がみられない場合は，心電図変化もないことが多いため，外来受診中や入院中の患者であれば，有症状時の心電図検査を迅速に行うことが重要である．

- 発作の頻度が増える，夜間から早朝にかけて発作が起こる場合（非労作時）は，心筋梗塞（MI）への移行に留意する．

- 大きくは，安定狭心症と不安定狭心症（UA）に分類される（不安定狭心症はp.450「ACS（急性冠症候群）」を参照）．

- 疫学的には男性より女性に多いとされている．

疾患の分類

発作の発現からみた分類

[労作性狭心症（EAP）]

- 運動や就寝中からの覚醒など活動度が上がった際に胸痛が生じる．

- 運動などで心筋の酸素消費量が増えた場合，冠動脈の

血流量が増えなければ，必要な酸素が心筋に供給されず，胸部症状が出現する．また，冠動脈の血流量自体が減少すると，心筋の酸素消費量が増えない場合でも，血流量不足の状態となり胸部症状がみられる．

[安静時狭心症]

● 運動などの活動と無関係に胸痛が生じる．
● 発作は朝方に多い．
● 冠動脈の攣縮（spasm）により生じることが多く，通常15分程度の発作で胸痛などの症状が軽減する．
● 安静時狭心症のなかで，発作時に心電図上でST上昇などのST変化が生じるものを異型狭心症といい[1]，狭心症のなかでは最も重症に分類される．

血管（冠動脈）の問題からみた分類（図1）[2]

[アテロームによる狭窄]

● 労作性狭心症に多い．

[攣縮（spasm）による狭窄]

● 冠攣縮性狭心症（VSA）・安静時狭心症という．

[血栓による完全閉塞]

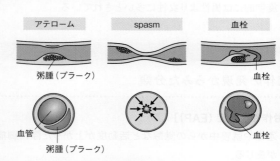

| アテローム | spasm | 血栓 |

粥腫（プラーク） ／ 血栓

血管 ／ 粥腫（プラーク） ／ 血栓

図1 》 血管の問題からみた分類

文献2）より改変

● 不安定狭心症に多い〈急性心筋梗塞（AMI）に移行しやすい〉.

臨床経過からみた分類

[安定狭心症]

● 労作性狭心症とVSAを指す.

● 発作が起きないほど，安定しているという意味ではなく，出現する症状はこれまで経験したものであり，胸痛に関しても，いつもの感じでいつものように改善することがほとんどである.

● 発作の発現は3週間以上安定している.

[不安定狭心症（UA）]

● 急性冠症候群（ACS）に含まれ，生命危機に陥るケースがある.

● 以下の症状が当てはまる.

・3週間以内に新規に発症した.

・徐々に発作の頻度，程度が増悪した.

・安静時の胸痛発作がある.

● アテローム→プラークの破綻により血栓ができ，アテロームに加えて血栓部の狭窄が重なって起こり，狭窄の程度が高くなる．その後，AMIに移行しやすい．AMIに準じた対応，治療を行う.

症状（表1）

● 痛みや不快感は点で表現するよりも，手のひらや拳を胸に当てて表現することが多い.

● 肩や背中，歯，顎の痛みを訴える場合もある（放散痛）.

● 糖尿病など神経障がいがある患者の場合は，無症状なこともある.

表1 》 狭心症の症状

- 嘔気・嘔吐
- 胸部不快感・不安感
- 歯が浮くような感じ, 呼吸がしにくい感じ
- 左肩や左腕, 頸部, 顎部の痛み（放散痛）
- 胸部圧迫感（ずーん）, 絞扼感（ぎゅうう）
- めまい

リスク因子

● 喫煙, 肥満, 高血圧, アルコールの多飲, 心身の疲労・ストレス, 怒責, 寒冷, 過換気, 女性ホルモン欠乏（更年期など）などがある.

治療

● 多くの場合, 内服加療で狭心症発作を抑制する. 発作の頻度が増えたり, 症状の悪化などがある場合は, AMIへの移行を考慮し, 侵襲的な冠動脈造影（CAG）や経皮的冠動脈形成術（PCI）, 冠動脈バイパス術（CABG）が必要となるなど, 緊急的な対応を考慮する.

● 禁煙, 運動療法（1週間に5日以上, 30〜60分程度, 中等度〜強度の有酸素運動など）, 生活習慣を改善させることも, 内服治療とあわせて必要となる.

代表的な内服治療

● 硝酸薬（ニトログリセリンなど）で症状が改善することがほとんどであり, 無効な場合はMIである場合が多い.

● 硝酸薬は冠動脈の拡張だけでなく, 全身の動脈・静脈を拡張させる作用を有するため, 低血圧症状に留意する.

- Ca拮抗薬（ジヒドロピリジン系および非ジヒドロピリジン系はともに血管拡張作用による心筋虚血軽減効果を有する）が有効である.
- β遮断薬は心拍数・心収縮力の抑制により, 心筋の酸素消費を軽減させる. 冠攣縮性狭心症に対しては, 冠動脈攣縮を誘発しうるため使用には注意が必要である.
- 冠拡張薬のニコランジルは硝酸薬とアデノシン三リン酸（ATP）感受性Kチャネル開口薬の性質をもつ. 体内で代謝され一酸化窒素（NO）を生成し, 血管拡張作用を発現する, またKチャネルを開くことにより, 血管拡張作用を発現する, という2つの作用がある.

引用文献

1) 日本循環器学会ほか：冠攣縮性狭心症の診断と治療に関するガイドライン（2013年改訂版）
https://www.j-circ.or.jp/cms/wp-content/uploads/2020/02/JCS2013_ogawah_h.pdfより2022年3月24日検索
2) 塩野昌代：狭心症. ICUナースポケットブック（卯野木健ほか編）, p.334, 学研メディカル秀潤社, 2015

参考文献

1) 新東京病院看護部編：本当に大切なことが1冊でわかる 循環器. 第2版, 照林社, 2020

Memo

狭心症

ACS（急性冠症候群）

疾患の概要

- 急性冠症候群（ACS）は，冠動脈粥腫（プラーク）の破綻とそれに伴う血栓形成により，冠動脈内腔が高度に狭窄または閉塞し，急性に心筋虚血を呈する病態である.
- 不安定狭心症（UA），急性心筋梗塞（AMI），虚血による心臓突然死を包括した疾患概念である（p.460，図1参照）.

症状

- 胸痛を訴えることが多い.
- 胸痛は，圧迫感，絞扼感，息がつまる感じ，不快感などと表現される.
- 歯，顎，頸部，肩，背部，腕などに放散痛を伴うことがある.
- 胸痛がなく，放散痛のみを表現する場合もある.
- 呼吸困難，全身倦怠感，食欲不振，失神，意識レベルの低下などもある.
- 糖尿病患者などは痛みを訴えない場合もある.
- 重症患者は，重症不整脈が出現したりショックを呈し，心停止に至る場合もある.

診断

- 心電図で持続的ST上昇がある場合はST上昇型心筋梗塞（STEMI），持続的ST上昇がない場合は非ST上昇型急性冠症候群と分類される（**図1**）[1].

- ST上昇型心筋梗塞は，早期に再灌流療法を行う必要が あり，早期診断と早期治療が重要である．
- 問診やバイタルサイン測定など，フィジカルアセスメント を行う．
- ACSが疑われる患者は，患者到着後10分以内に12誘 導心電図を記録する[1]．ST変化で閉塞枝や部位が予測 できる（**表1，図2，3**）[2]．
- 心筋トロポニンなど心筋バイオマーカー（**表2**）を含む採 血，心エコーと胸部X線画像などの画像検査を行う．

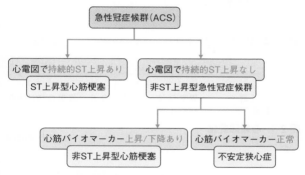

図 1 》**急性冠症候群の診断の流れ**

文献 1）を参考に作成

Memo

表1 》 冠動脈支配と心筋部位・心電図変化

△：aVR で ST 上昇は，左冠動脈主幹部病変を疑う

冠動脈閉塞枝	心筋部位	I	II	III	aVR	aVL	aVF	V1	V2	V3	V4	V5	V6
左冠動脈前下行枝	中隔							○	○				
	前壁									○	○		
	前壁中隔							○	○	○	○		
	広範囲前壁	○			△	○		○	○	○	○	○	○
左冠動脈回旋枝	側壁	○				○						○	○
	高位側壁	○				○							
	後壁											○	○
右冠動脈	下壁		○	○			○						
	下側壁	○	○	○			○					○	○

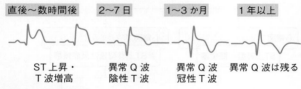

直後～数時間後	2～7日	1～3か月	1年以上
ST上昇・T波増高	異常Q波・陰性T波	異常Q波・冠性T波	異常Q波は残る

図2 》 心電図変化

文献 2）より引用

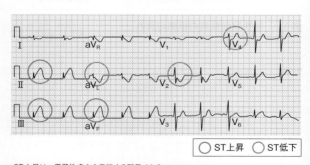

○ ST上昇　○ ST低下

・ST上昇は，貫壁性虚血を示唆する所見である．
・ST低下は，非貫壁性虚血（心内膜下虚血）を示唆する所見であり，貫壁性虚血のST上昇時は，対側に位置する誘導で鏡面像を認める（対側性変化）．

図3 》 対側性変化

表2 》》 心筋バイオマーカーの経時的変化

	上昇に至る時間	ピークに要する時間	心筋特異性
ミオグロビン	1〜4時間	5〜10時間	×
CK	4〜6時間	8〜15時間	×
CK-MB	3〜12時間	24時間	○
トロポニンI	3〜12時間	24時間	○
トロポニンT	3〜12時間	12〜48時間	○
GOT	4〜10時間	12〜30時間	×
LDH	6〜12時間	30〜60時間	×

文献3）より引用

表3 》》 初期治療に用いるおもな薬剤

硝酸薬	・心筋虚血による胸部症状のある患者に対して，ニトログリセリンを舌下またはスプレータイプの口腔内噴霧で投与する ・静脈系・動脈系・冠動脈を拡張させ，後負荷の軽減や心筋酸素消費量の減少につながる ・虚血心筋の血流を改善させ，冠攣縮の予防や解除にも使用される ・ショックや右室梗塞を合併した患者には禁忌である
鎮痛薬	・硝酸薬投与後にも胸部症状が持続する患者に対して，モルヒネ塩酸塩を投与する ・モルヒネ塩酸塩は，胸痛を緩和し，心筋酸素消費量を減少させる．血管を拡張し，肺うっ血にも有効である
抗血小板薬	・ACSが強く疑われる患者に対してアスピリン(162〜200mg)を咀嚼服用させる[1] ・血小板凝集を抑制し，迅速な抗血小板作用をもたらす

治療

初期治療

....

[酸素・呼吸管理]

● 低酸素血症（酸素飽和度90％未満），心不全，ショックの患者に対して酸素を投与するが，ルーチンの酸素投与は推奨されない[1].

● 高度の低酸素血症，または循環不全があれば，気管挿管し，人工呼吸器管理を行う.

[薬剤投与]

● 治療に用いるおもな薬剤を**表3**に示す.

モルヒネ塩酸塩の使い方を記載

ST上昇型心筋梗塞の治療

[経皮的冠動脈インターベンション (PCI)]

● 発症12時間以内の患者に対し，できる限り迅速にprimary PCI（血栓溶解療法を先行させることなく，再灌流療法として初めからPCIを選択すること）を行い，薬剤溶出性ステントを使用することも多い[1].

● **door to balloon time**（病院到着から冠動脈の血流再開までの所要時間）**90分以内**は，最低限の許容時間であり，発症から再灌流までの総虚血時間をできるだけ短くすることが重要である.

● 血行動態が安定している患者に対する非梗塞責任血管へのprimary PCIはルーチンとしては推奨されない[1].

PCIの準備について記載

[血栓溶解療法]

● **発症12時間以内**で，**最初の接触から2時間以内にPCI が施行できないことが予想される**患者に対して，**血栓溶解療法を行う**[1]．

● 血栓溶解療法は，特殊な状況を除き，静注法が主流である．

● 頭蓋内・消化管などの出血や脳梗塞，大動脈解離などは出血のリスクを高めるため，禁忌である．

[緊急冠動脈バイパス術]

● 解剖学的にPCI が不適な病変，PCIが不成功，または PCI により冠動脈穿孔などの合併症が起こった場合は，**冠動脈バイパス術の適応**となる[1]．

非ST上昇型急性冠症候群の治療

● 身体症状や心電図，心筋バイオマーカーなどに基づいた生命予後や有害事象発症などのリスク評価を行い，初期保存的治療戦略もしくは，侵襲的治療戦略の検討，ICU 管理の必要性などを判断する(**表4**)[1]．

表4 》 治療戦略

初期保存的治療戦略	治療抵抗性，症状の再燃，血行動態不安定などが認められない限り保存的治療を優先し，ルーチンでの侵襲的治療の実施を回避する治療戦略
侵襲的治療戦略	禁忌患者以外にはルーチンで冠動脈造影を実施し，必要に応じて血行再建を行う治療戦略．血行再建法は，PCIと血栓溶解療法，冠動脈バイパス術がある

文献1) をもとに作成

Memo

補助循環

● 心原性ショック患者に対して，大動脈内バルーンパンピング（IABP, p.197参照），補助循環用ポンプカテーテル（IMPELLA, p.204参照），静動脈体外膜型人工肺（VA-ECMO, p.212参照），左心補助装置（LVAD）などの方法を用いる場合がある．

● 施設要件が定められている補助循環もあり，すべての医療施設で使用できるわけではない．

観察とケアのポイント

合併症の予防と早期発見

● **合併症の予防と早期発見のため，以下を行う．**

・不整脈や ST 変化の有無など心電図モニター波形の観察
・心不全や虚血など心臓ポンプ機能の失調に伴う血圧低下や頻脈，徐脈，呼吸状態の悪化の有無の確認
・安静を保持し，睡眠環境を整えるなど，心筋酸素消費量を最小とするケア
・尿量，水分出納バランスの観察
・救急カートや除細動など急変時に備えた準備
・造影剤使用時のアレルギー症状の有無や程度の確認
・PCI 施行後のカテーテル穿刺部位の出血や腫脹の有無・程度の確認
・安静による静脈血栓症や褥瘡などの二次合併症の回避

Memo

胸痛などの症状緩和

● 症状緩和のため，以下を行う.
・胸痛の程度や持続時間，誘因や寛解因子，随伴症状の有無
・硝酸薬や鎮痛薬などの薬剤投与とその効果
・安楽なポジショニング，声掛けやタッチングなどのケア

日常生活援助

● 急性期心臓リハビリテーションプログラムは，**表5**の基準に沿って行うことが標準的である[1].
● **表6**にプログラムの例を示す[4].
● 安静中は，体位変換などの援助も必要である.

表5 ≫ 急性期心臓リハビリテーションプログラムの基本

1週間プログラム	①CK/CK−MB 最高値＜1000/100 IU/L ②Killip分類クラスⅠ〜Ⅱ ③心筋梗塞の既往なし ④PCI成功 ⑤LVEF≧30%
2週間プログラム	上記②〜⑤すべてを満たす症例
3週間プログラム	1，2週間プログラムに属さない症例

文献1) をもとに作成

Memo

表6 》急性期心臓リハビリテーションプログラム
（埼玉医科大学国際医療センター例）

リハビリテーションADL（日常生活動作）シート

3週間コース	1〜	3〜	4〜	5〜	10〜	12〜	14〜	16〜
2週間コース	1〜	3〜	4〜	5〜	10〜	11〜	12〜	13〜
1週間コース	1〜		2〜	3〜	4〜		5〜	7〜

＊

	0	I	II	III	IV	V	VI	VII
ステージ	絶対安静	端坐位	立位保持	室内1分歩行	廊下2分歩行	廊下2分×3	廊下6分歩行	トレッドミル歩行・階段昇降
坐位	禁止	受動坐位		自動坐位30分	自動坐位60分	椅子坐位は制限なし		
歩行（移動）	禁止			ベッド周囲	室内歩行	棟内トイレ	病棟内自由	病院内自由
排泄	ベッド上介助		車椅子介助		歩行にて可能			
整容	全介助	おしぼり 髭剃り		ベッド上自立			棟内洗面所使用可能	
清潔	清拭（全介助）			清拭（部分介助）	清拭（自立）	シャワー浴（洗髪自立）	入浴（洗髪自立）	シャワー浴（血圧）前／後／入浴（血圧）前／後／
洗髪	禁止			ベッド上全介助	洗面所車椅子全介助			
娯楽	ラジオ可	テレビ可	新聞・雑誌可	車イスで電話可			歩行で電話可	歩行で売店可

＊病日数を示す

文献 4）より引用

- 食事は最初は禁食である．飲水から段階を追って固形食へ移行する．安静度に応じて介助やセッティングを行う．
- 安静やストレスなどにより腸の蠕動運動は低下し，便秘になりやすい．怒責は心負荷となるため，腹部マッサージや下剤なども検討する．

Memo

精神面

- 胸痛や呼吸困難は死を連想する．また，ICUという治療環境は，医療機器が多く，治療が優先され，プライバシーの確保が難しいこともある．さらに，ストレスによって感覚過剰となる場合もある．
- 胸痛などの身体症状の緩和に限らず，精神的なつらさなどに寄り添う．
- せん妄などの合併のリスクも高いため，リスクとなる因子を除去する．
- 病状や治療・処置・ケア，入院環境などをていねいに説明する．

ACS

引用文献

1) 日本循環器学会ほか：急性冠症候群ガイドライン（2018年改訂版）
   https://www.j-circ.or.jp/cms/wp-content/uploads/2020/02/
   JCS2018_kimura.pdfより2022年3月24日検索
2) 木下麻紀：AMI（急性心筋梗塞）．ICUナースポケットブック，p.339，学研メディカル秀潤社，2015
3) 葛西妙子：急性冠症候群．ICUディジーズ 改訂第2版（道又元裕編），p.54，学研メディカル秀潤社，2015
4) 山崎宗隆ほか：心臓リハビリテーションプログラム変更による合併症と入院期間の変化．心臓リハビリテーション 9（1）：71-74，2004

参考文献

1) 阿古潤哉編：急性冠症候群．メジカルビュー社，2018

Memo

冠動脈バイパス術（CABG）後

疾患の概要

● 冠動脈は心筋に酸素と栄養を与える血管で，**右冠動脈**（RCA），**左前下行枝**（LAD），**左回旋枝**（LCX）の**3枝**がある（図1）.

● 冠動脈バイパス術（CABG）とは，狭窄・閉塞部位の先に，比較的性状の良い末梢部分の血管を探して，そこにその血管（グラフト）を吻合してまったく新しい血液の流れをつくる手術である.

● CABGには，体外循環使用下に行われる冠動脈バイパス術（CABG）と，体外循環を使用しない心拍動下冠動脈バイパス術（OPCAB）がある.

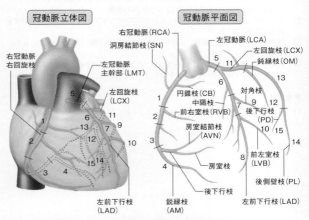

図1 》冠動脈の走行（AHAの冠動脈区域分類）

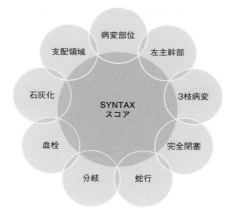

図2 》 SYNTAXスコアのイメージ

- 安定冠動脈疾患の血行再建ガイドライン[1]では,血行再建の適応として冠動脈造影(CAG)の所見に基づき算出されたSYNTAXスコアが用いられている(**図2**).

- SYNTAXスコアは,冠動脈疾患の重症度を評価するために考案されたものであり,様々な項目を点数化している.SYNTAXスコアが高値であれば,CABGが有利とされている.

Memo

心臓血管外科術後の入室準備について，物品の配置を記載

```
┌ ─ ─ ─ ─ ─ ─ ┐
│              │
│              │
│    ベッド    │
│              │
│              │
└ ─ ─ ─ ─ ─ ─ ┘
```

Memo

観察とケアのポイント

術後出血

....

● 血液が人工心肺回路と接触することで**赤血球は溶血**し，**血小板は活性化**して凝集しはじめ，**術後出血傾向**をきたす．

● ドレーンの急激な排液増加と血性の増強に注意する．0.5mL/kg/ 時以下が正常である．

再開胸の検討（自施設の基準）を記載

ドレーン量：

その他：

● 動脈血ガス分析・採血データで凝固系の値（Hb，Plt，Ht，ACT）を確認する．

抗凝固薬投与の取り決め（自施設の基準）を記載

心タンポナーデ

....

● 術後出血量が多い場合にドレーンが閉塞すると，心嚢内に血液が貯留し，心臓の拡張機能障害を起こす．

● **心タンポナーデ**の特徴的所見である**Beck3徴候**（頸静脈怒張，低血圧，心音減弱），**CVP上昇**，**脈圧減少**，**頻脈**，

尿量減少の有無を観察する.
● ドレーンの急激な排液量の減少と性状の変化に注意する. 止血薬投与により血液の粘性が増加するため, ドレーンの閉塞が起こりやすい. ドレーン先端に高い圧刺激が加わることでバイパス部分の損傷や出血を助長することにつながるため, ミルキングの可否は医師に確認する.
● 心陰影の増大がないか, 術前後の胸部X線を確認する.
● 心エコーで心嚢液の貯留の有無の確認, 心臓の動きの把握を行う.

低心拍出量症候群 (LOS)

● 心臓から拍出される血液量が減少し, 臓器や末梢血管の血流が低下することで, 心筋収縮力が低下し, 末梢循環不全を呈する.
● LOSの特徴的所見である**低血圧, 尿量減少, 四肢冷感, 発汗, 頸動脈怒張, 心係数 (CI) ≦2.0L/分/m², 代謝性アシドーシス** (pH↓, HCO_3^-↓, $PaCO_2$→, BE) を観察する.
● LOS予防のため, 酸素消費量を増加させないようにする. 低体温は心筋の酸素消費量を増加させ, また, 急激な保温は末梢血管の拡張を引き起こし血圧低下につながる.

不整脈 (p.491参照)

● 手術侵襲・操作による損傷の程度, 心筋の低酸素, 体液バランスの変調, 電解質異常により, 不整脈をきたしやすい.
● 重篤不整脈の有無を観察する. **心室細動 (Vf), 心室頻拍 (VT)** などの重篤不整脈は, 心拍出量減少となって生命の

危機に直結する．出現時はすぐに医師に報告する．

● 心房細動（Af）は多くの患者でみられる不整脈である．まずは薬物療法で対処し，**血圧低下**，**心不全**，**狭心症**を合併する場合は**カルディオバージョン**が行われることがある．

● Afが継続する場合は，**血栓予防としてヘパリン**（1万単位/日）が投与されることがある．

● 動脈血ガス分析から，低酸素血症，電解質異常の有無を観察する（PaO_2，$PaCO_2$，K^+，Ca^{2+}，P/F）．

● 不整脈予防のため，**心筋への酸素供給量を維持する**．低**血圧を避け**，**グラフトの血流を保ち**，**冠血流量を保つ**．

周術期心筋梗塞

● 術中・術後は，手術侵襲，体外循環による内因性血管収縮性物質の産生などにより冠動脈攣縮が起こりやすく[1]，術後に心筋梗塞を引き起こす可能性がある．

● 術前の心電図を確認し，再建した部位に関連した誘導のST変化に注目する．

● 動脈血ガス分析結果を確認する．電解質異常やアシドーシスは攣縮の原因となる．

● 攣縮予防のために循環血液量を維持する．

● 静脈グラフト（SVG）は動脈グラフトとくらべて閉塞しやすいため，注意する．

糖代謝

● 人工心肺の充填液のブドウ糖，手術侵襲によるインスリンの分泌抑制により，高血糖状態になる．

● 手術後48時間以内の血糖値が200mg/dL以上では，

手術部位感染（SSI）の危険性が増大する[2].

呼吸器合併症

●　手術侵襲や人工心肺の影響で血管透過性・肺毛細管圧が亢進するため，肺胞内に水分が貯留して肺うっ血や肺水腫をきたしやすく，酸素化能が低下する．また，心臓手術後は，手術操作や体位などにより左下葉に無気肺を生じたり，左胸水が貯留しやすい．

●　動脈血ガス分析結果を確認し，酸素化能低下の有無をみる（SaO_2，$EtCO_2$，PaO_2，$PaCO_2$，P/F）.

●　呼吸状態・胸部X線を確認し，胸部の聴診を行う．呼吸数，一回換気量，喀痰量，胸水・無気肺の状態を確認する．

●　水分バランス（尿量，in-outの量，術前体重との比較）を確認する．

●　体位変換を行い，無気肺の形成・悪化を予防する．

脳・神経合併症

●　術中の脳の低灌流，人工心肺の送血チューブ挿入，大動脈遮断による粥腫・血栓の飛散が原因で脳梗塞を引き起こす可能性がある．

●　麻酔からの覚醒状態，意識レベル，瞳孔所見，麻痺・痙攣の有無，不整脈・血圧低下の有無を観察する．心房細動や循環血液量の減少が持続することで，血栓が生じやすい．

●　術後出血がなければ，早期に抗血栓療法を開始する．

●　開心術などは身体に対する侵襲が大きいため，せん妄リスクが上昇する．せん妄を予防・治療するために適切な評価，非薬物的介入である早期離床など多職種による複

合的な介入を行うことで期間の短縮や重症化の回避につながる[3].

心肺停止時の対応

● 心臓手術後の心停止への対応のアルゴリズムを**図3**に示す[4]. 施設における対応手順を知っておくことが必要である.

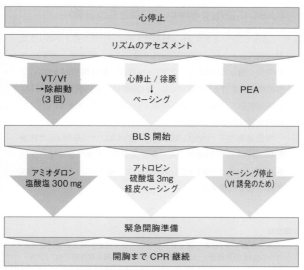

*各施設において手順を決めておくことが必要である

図3 》**心臓手術後の心停止への対応アルゴリズム**

Memo

自施設での対応の特徴を記載

COLUMN

CABGに使用する動脈・静脈とその特徴

　CABGに用いるグラフト（移植片）では，十分な長さがあり血流量が得られること，採取や吻合しやすいこと，冠動脈とグラフトの血管径が合っていること，グラフト採取部の機能障害が少ないことなどが選択条件として挙げられ，内胸動脈（右内胸動脈：RITA，左内胸動脈：LITA），大伏在静脈（SVG），右胃大網動脈（GEA），橈骨動脈（RA）などがある．

　左冠動脈前下行枝（LAD）へのバイパスには，原則として内胸動脈（ITA）グラフトを用いる．長期開存率は極めて良好で，大伏在静脈（SV）グラフトとの比較において，心イベント回避率が高く生命予後を改善する[1]．

引用文献

1) 日本循環器学会／日本心臓血管外科学会：安定冠動脈疾患の血行再建ガイドライン（2018年改訂版）．日本循環器学会／日本心臓血管外科学会，2019
https://www.j-circ.or.jp/cms/wp-content/uploads/2018/09/JCS2018_nakamura_yaku.pdfより2022年2月1日閲覧
2) CDC：Guideline for the prevention of surgical site infection,1999
https://stacks.cdc.gov/view/cdc/7160より2022年3月24日検索
3) 日本集中治療医学会早期リハビリテーション検討委員会：集中治療における早期リハビリテーション〜根拠に基づくエキスパートコンセンサス〜．日本集中治療医学会雑誌　24（2）：255-303，2017
4) Dunning J et al：Guideline for resuscitation in cardiac arrest after cardiac surgery．Eur J Cardiothorac Surg　36（1）：3-28，2009

急性心不全

疾患の概要

- 急性心不全は急性非代償性心不全とも呼ばれ, 心原性ショックや心停止をまねく窮迫した状態である.
- **心臓の拡張機能**(心腔内に血液を充満させる)や**収縮機能**(心腔内の血液を駆出する)が障害された結果, **うっ血症状**と**低心拍出**の症状を呈する.
- **左心不全**では, 左室拡張末期圧や左房圧の上昇に伴う肺静脈のうっ血がみられる.
- **右心不全**では, 右房圧の上昇に伴う体静脈のうっ血がみられる.

疾患の誘因・原因

- 心不全の原因疾患を**表1**に示す.
- 左室駆出率(LVEF)による心不全の分類を**表2**に示す.
- 心不全患者は, 心不全増悪による再入院を繰り返しながら, 身体機能が悪化する悪循環が特徴であり, 患者の約20〜40%は1年以内に再入院する[1)2)](p.638, **図1**参照).

表1 》 心不全の原因疾患

心筋異常	虚血性心疾患, 心筋症, 感染など
血行動態異常	高血圧, 弁膜症, 心内膜・心外膜異常, 体液量増加
不整脈	頻脈性, 徐脈性
その他(心臓以外)	内分泌・代謝疾患や炎症性疾患, 栄養障害や薬剤など

表2 》》 LVEF による心不全の分類

名称	意味	LVEF値	特徴	おもな原因
HFrEF	LVEF が低下した心不全	40%未満	HFrEFは収縮不全が主体であるが、多くの症例で左室拡大や拡張障害も伴う	冠動脈疾患、拡張型心筋症など
HFpEF	LVEF の保たれた心不全	50%以上	拡張不全が主体でLVEFが保たれているにもかかわらず、心不全症状を呈した左室拡張障害のあるものがある	最も多い要因として高血圧症、その他不整脈や冠動脈疾患など
HFmrEF	LVEF が軽度低下した心不全	40%以上50%未満 境界型心不全		

表3 》》 急性心不全のおもな症状, 身体所見

名称	おもな症状	おもな身体所見
うっ血 (左房圧上昇)	息切れ、呼吸困難、起坐呼吸	喘鳴、水泡音(軽症；吸気時下肺野で聴取、心不全進展に伴い全野で聴取)、ピンク色泡沫痰、III音(拡張早期ギャロップ)、IV音(心房性ギャロップ)聴取
体静脈うっ血 (右房圧上昇)	食欲不振、腹部膨満感、浮腫、体重増加	肝腫大、肝胆道系酵素上昇、頸静脈怒張
低心拍出・低灌流	易疲労性、脱力感、四肢冷感、集中力低下、不穏、意識障害	冷汗、四肢冷感、蒼白、チアノーゼ、微弱頻脈、不整脈、乏尿、身の置きどころがない様相

診断

症状, 身体所見

●●

● おもな症状と身体所見を**表3**に示す.

Nohria-Stevenson分類

●●

● Nohria-Stevenson 分類(**図1**)は、身体所見から低灌流所見とうっ血所見を評価し、心不全患者のリスクプロファイルの指標となる[3].

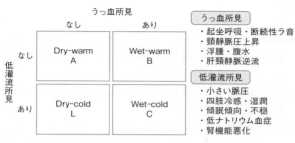

うっ血所見

	なし	あり
	Dry-warm A	Wet-warm B
	Dry-cold L	Wet-cold C

（左の縦軸：低灌流所見　なし／あり）

うっ血所見
・起坐呼吸・断続性ラ音
・頸静脈圧上昇
・浮腫・腹水
・肝頸静脈逆流

低灌流所見
・小さい脈圧
・四肢冷感・湿潤
・傾眠傾向・不穏
・低ナトリウム血症
・腎機能悪化

図1 》 Nohria-Stevenson分類

表4 》 クリニカルシナリオ（CS）分類

	CS分類				
分類	CS 1	CS 2	CS 3	CS 4	CS 5
主病態	肺水腫	全身性浮腫	低灌流	急性冠症候群	右心機能不全
収縮期血圧	>140mmHg	100~140mmHg	<100mmHg	−	−
病態生理	・充満圧上昇による急性発症 ・血管性要因が関与 ・全身性浮腫は軽度 ・体液量が正常または低下している場合もある	・慢性の充満圧/静脈圧/肺動脈圧上昇による緩徐な発症 ・臓器障害/腎・肝障害/貧血/低アルブミン血症 ・肺水腫は軽度	・発症様式は急性あるいは緩徐 ・全身性浮腫/肺水腫は軽度 ・低血圧/ショックの有無により2つの病型あり	・急性心不全の症状・徴候 ・トロポニン単独の上昇ではCS 4に分類しない	・発症様式は急性あるいは緩徐 ・肺水腫なし ・右室機能障害 ・全身的静脈うっ血徴候

文献4）より引用

クリニカルシナリオ（CS）分類

● **クリニカルシナリオ（CS）分類（表4）**[4] は，血圧を参考にした初期対応のための病態分類であり，①急性肺水腫，②全身的な体液貯留，③低心拍出・低灌流の3病態に分類される[3]．

バイオマーカー

- 心房性ナトリウム利尿ペプチド（ANP）はおもに心房，脳性ナトリウム利尿ペプチド（BNP）はおもに心室で合成される心臓ホルモンである．
- 心房の伸展刺激によりANP分泌，心室負荷によりBNP分泌が亢進する．
- 血漿BNP濃度は左室負荷を反映することから，心不全の補助診断法とされやすいが，肥満があるとBNP濃度が上昇しづらい傾向にあるため注意が必要である（BNP≦100pg/mLの場合は急性心不全の可能性は低いとされている）．
- その他，血液検査からレニン・アンジオテンシン・アルドステロン（RAA）系の賦活化や心筋傷害マーカー，炎症性マーカー，バソプレシンなどを評価する．

胸部単純 X 線画像

- 呼吸器疾患との鑑別に有用であり，肺うっ血の重症度や胸水，肺水腫の判断が可能である．
- 心不全では，心陰影拡大や肺静脈拡張像を認め，とくに左心不全では肺うっ血像が特徴的である．
- 右肺は灌流容積が大きく，左肺はリンパ管が太いため，胸水や肺水腫は右肺で多くみられる．

心エコー法

- 心機能（収縮能・拡張能）や血行動態の評価，原因疾患（虚血性心疾患や弁膜症の有無）の診断，重症度の評価に必要不可欠である．

治療

- **臓器うっ血**と**低心拍出量症候群 (LOS)**に対し, 薬物治療と非薬理的治療が行われる(**図2**)[3].
- **急性心原性肺水腫** (**CS1**に相当) をきたしている患者は, 心拍出量の減少により交感神経が亢進することで後負荷が増大される一方, 細動脈の過剰収縮と胸腔内の陰圧により静脈還流は増加する.
- このような volume central shift が病態の主体となっているため, 陽圧的呼吸管理(NPPV) と血管拡張(硝酸薬)を用いて肺うっ血の解除をめざす.
- **全身的な体液貯留** (**CS2**に相当) のある患者には, 利尿薬投与を中心にうっ血病態の改善を図る.
- 利尿作用は, 腎機能障害や貧血, 低アルブミン血症などにより影響を受けるため, カルペリチド(ハンプ®) などを併用し対応する.
- **低心拍出** (**CS3**に相当) をきたしている患者には, 強心薬(ドブタミン塩酸塩)による心拍出量の増加を図る.
- 強心薬投与下においても循環維持が不可能な場合は, 収縮期血圧を維持するため血管収縮薬(ノルアドレナリン)の投与や大動脈バルーンパンピング(IABP), IMPELLAなど補助循環管理を行う.
- 呼吸困難の強い患者に対しモルヒネ塩酸塩を投与することで, 呼吸困難の改善や肺うっ血の解除が期待できるが, 血圧低下や呼吸抑制, アシドーシスの進行などの合併症にも注意が必要である.

急性心不全

Memo

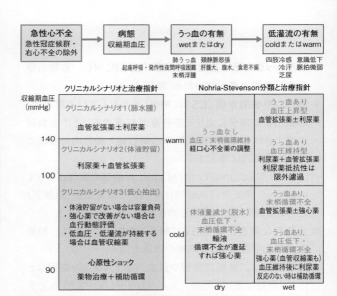

図 2 》 急性心不全の初期対応から急性期病態に応じた治療の基本方針

日本循環器学会 / 日本心不全学会：急性・慢性心不全診療ガイドライン（2017 年改訂版）より引用
https://www.j-circ.or.jp/cms/wp-content/uploads/2017/06/JCS2017_tsutsui_h.pdf（2022 年 4 月閲覧）

観察のポイント

● **低灌流所見**と**うっ血所見**（肺うっ血なのか，体静脈うっ血なのか）を評価する．

● 血圧の測定因子を理解し，代償破綻の原因を考える．

血圧＝心拍出量×末梢血管抵抗

● **末梢血管再充満時間（CRT）が 2 秒以上**（爪床を 5 秒圧迫し，解除後爪床の赤みが戻るまでの時間）の場合は，**末梢循環不全**であると判断できる．

● 経皮的動脈血酸素飽和度（SpO_2）は，動脈内の酸化ヘモ

グロビンの割合を示す. **貧血患者では SpO₂ が正常値でも, 組織は低酸素状態に陥っている可能性**を考慮する.

- チアノーゼは低酸素血症の指標となるが, 毛細血管中の還元ヘモグロビンが 5g/dL 以上で出現するため, **貧血患者には現れにくい** (元々のヘモグロビン量が少ないため, 還元ヘモグロビンが 5g/dL となりにくい).

- 循環動態だけに着目せず, **低心拍出による換気血流比不均等や肺水腫による肺内シャント, 気道分泌物の増加による肺胞低換気や拡散障害など**, 低酸素血症をきたしやすいことに留意し, 呼吸数や体位による呼吸状態の変化なども評価する.

- 患者の苦痛や不安は交感神経を優位にし, 末梢血管の収縮による後負荷の増加につながる. 会話内容や表情・仕草から身体的苦痛だけでなく, 抑うつや不安等の精神・心理的状況を把握する.

ケアのポイント

- うっ血が顕著な心不全, 低心拍出が顕著な心不全か, 両者が併存しているのかを見極め, 病態からCS分類のどこに位置するのか検討し, 治療展開を予測して看護する.

- 急性心不全は, 心原性ショックや心停止をまねく窮迫した状態である. 急変の徴候を見落とさないよう, 全身状態の評価は綿密に繰り返し行う.

- 心不全患者の血圧低下は, 心ポンプ機能の障害により効果的に心拍出ができないことに起因していることが多い.

- 前負荷が増大する仰臥位より, 前負荷を軽減するファーラー位で心負荷を軽減し, 心拍出を維持できる.

- 左右での体位変換でも心臓の位置により同様のことがいえるため, 体位による循環の変動を把握し, 看護する.

● 収縮期血圧は後負荷, 拡張期血圧は冠動脈灌流圧, 平均血圧は組織灌流圧の指標となる. ケアの介入・中断のタイミングや, リハビリテーション実施・安静の判断の一助とする.

● ルーチンでの清拭や体位変換などのケアは, 循環の変調や酸素消費量の増加など代償機能の破綻につながる可能性がある. バイタルサインや患者の心身の状態をアセスメントし, ケアのタイミングを探る必要がある.

● 心拍出量の低下や利尿薬による尿量増加により, RAA系は活性化され, Na・水の再吸収が進み, 血漿浸透圧は亢進する. 血漿浸透圧の亢進は口渇をまねき, 患者は強いストレスを抱く. 口腔ケアや保湿ケアを頻回に行うことで, 苦痛軽減に努める.

● 安静臥床の長期化は筋力や運動耐容能の低下をまねく. 治療と並行し, 早期からベッドサイドでの運動療法を行う.

引用文献

1) Tsutsui H et al：Clinical characteristics and outcome of hospitalized patients with heart failure in Japan. Cir J 70 (12)：1617-1623, 2006
2) Ushigome R et al：Temporal trends in clinical characteristics, management and prognosis of patients with symptomatic heart failure in Japan -- report from the CHART Studies. Cir J 79 (11)：2396-2407, 2015
3) 日本循環器学会/日本心不全学会：急性・慢性心不全診療ガイドライン（2017年改訂版）
   https://www.j-circ.or.jp/cms/wp-content/uploads/2017/06/JCS2017_tsutsui_h.pdfより2022年3月24日検索
4) Mebazaa A et al：Practical recommendations for prehospital and early in-hospital management of patients presenting with acute heart failure syndromes. Crit Care Med 36：S129-S139, 2008

参考文献

1) 厚生労働省健康局がん・疾病対策課：循環器疾患における緩和ケアについて
   https://www.mhlw.go.jp/file/05-Shingikai-10901000-Kenkoukyoku-Soumuka/0000185125.pdfより2022年3月24日検索
2) 日本心臓リハビリテーション学会：心不全の心臓リハビリテーション標準プログラム（2017年版）
   https://www.jacr.jp/cms/wp-content/uploads/2015/04/shinfuzen2017_2.pdfより2022年3月24日検索

心臓弁術後

疾患の概要

● 近年，リウマチ熱を原因とする僧帽弁狭窄症（MS）は稀な症例になる一方で，動脈硬化性の大動脈弁狭窄症（AS）や後天性変化による僧帽弁閉鎖不全症（MR）が増加している．

● 弁の部位や病態により術前の心臓の状態が異なるため，その特徴をふまえて術後管理を行っていくことが大切である．

治療

● 術式は，弁尖の状態や臨床所見，患者の背景などにより決定されるが，一般的には，機械弁あるいは生体弁に取り替える人工弁置換術（**図1**）か自己弁を温存する弁形成術が行われる．

● 術後管理は，一般的な開心術後の管理と同様である．

● 帰室直後は，人工心肺使用による出血に対する注意が必要となり，その後はワーファリンによる治療が必要になる．

弁膜症術後の注意点

● 弁膜症手術の目的は，弁膜症によって生じている**血行動態不全**〈たとえば大動脈弁狭窄症（AS）の左室に対する圧負荷，MRの左房に対する容量負荷〉の改善である．

● 術前の心房・心室の形態変化は術後早期には改善せず徐々に改善するため，弁膜症の種類や術前の心機能に応じた術後管理が重要となる．

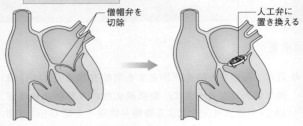

体外循環下，心停止下

僧帽弁を切除

人工弁に置き換える

図1 》》人工弁置換術

文献1）より引用

［僧帽弁術後の注意点］

● 慢性MRでは，術後に圧負荷の増大により，左室破裂の危険が高まるため血圧上昇に注意する．

● とくに左室機能低下例では，術後の急な圧負荷増大から低心拍出量症候群（LOS）となり，補助循環やカテコラミン依存となる場合もあるため注意する．

［大動脈弁術後の注意点］

● 大動脈弁術後は，房室結節やヒス束に近い大動脈弁下操作により，刺激伝導系を損傷し房室ブロックが出現することがあるため，心電図波形の変化に注意する．

弁置換術後，とくに準備が必要なことを記載

循環動態

● 一般的に弁膜症術後は, 血圧上昇に注意が必要である. とくに自己弁温存手術である僧帽弁形成術は, 収縮期血圧の影響を強く受けるため, より厳重な血圧管理が必要となる.

不整脈

● 手術侵襲, 体液バランスの変化や電解質異常などにより, 頻脈性・徐脈性と多種多様な不整脈が出現する可能性がある.

● 最多は心房細動 (Af) であり, 薬剤投与, 電気的除細動, 一時的体外ペーシングなどによる洞調律の維持, 心拍数のコントロールが必要になるとともに, 血栓に対する治療 (ヘパリンの投与など) も必要である.

● とくにカリウム・マグネシウムは低下しやすいため注意する.

術後出血

● ドレーンからの出血量が多いときは緊急再開胸になるため, 量や性状に注意し観察する.

再開胸の検討 (自施設の基準) を記載
ドレーン量:
その他:

● 動脈血ガス分析・採血データで貧血や凝固系の値（Hb, Ht, Plt, ACT, APTT）を確認する.

抗凝固薬投与の取り決め（自施設の基準）を記載

....
....
....

呼吸

....

● 麻酔からの覚醒に伴い, 自発呼吸が増えていくことが予測される. 人工呼吸器との同調性が悪くなる可能性も考えられるため, 覚醒状況や自発呼吸の有無を観察する.
● 血液ガス値や胸部X線所見, 呼吸音や痰の性状などを経時的に観察し, 抜管の時期も含めて医師との連携が大切である.

意識レベル, 神経所見

....

● 術中の人工心肺使用や凝固線溶系の不均衡などの理由で, 脳血管関連の合併症を起こすことがある.
● 術後の低血圧や心房細動でも合併することがある.
● 麻酔からの覚醒状況, 意識レベルの変化, 四肢の動きや左右差, 瞳孔所見の変化, せん妄や不穏の有無に注意し, 経時的に観察することが大切である.

Memo

....
....
....

疼痛

- 胸骨正中切開やドレーン挿入，気管チューブの留置により，疼痛を伴うことが予測される．
- 安静臥床や体動制限，吸引などの侵襲的処置で疼痛が増強する可能性がある．
- 急激な血圧上昇や心拍数増加，人工呼吸器との非同調，苦悶様表情は疼痛が増強している可能性があるため，鎮痛薬・鎮静薬の投与を考慮する場合がある．
- 血圧や心拍数の変化，呼吸数や換気量の変化，体動状況や患者の表情変化に注意し観察する．

ケアのポイント

循環動態の安定化

- 体位変換や吸引などの侵襲的な処置を行う際に，循環動態の変動や出血量の増加，疼痛が増強することが予測される．
- まずは，循環動態の安定化を目標にする．

心電図変化

- 心房細動（Af）出現時は，循環動態が維持できなくなることがあるため，心拍数のコントロール，洞調律維持に努める．
- 心電図変化を早期に発見し，適切な対処につなげることが大切である．

ドレーンや各種ルート類の適切な管理

....

- 出血が持続すると凝血塊によりドレーンが閉塞する危険がある.
- ドレナージが不十分な場合に, 心タンポナーデを起こすことがある.
- ドレーンのミルキングは時に必要だが, 過剰なミルキングは出血を助長させる場合があるため, 医師に確認しながら施行する.
- 術後は, さまざまなモニターが装着され, 多数の薬剤を投与するために複数の静脈カテーテルが挿入されている. ベッド周囲のコード類やライン類を整理し, 安全に管理する.
- ドレーン留置期間が長くなると脱落や感染のリスクも高まるため, 適切に管理する.

呼吸ケア, リハビリテーション時

....

- 持続する活動性出血がないことを確認し, 循環動態が安定してから, 呼吸ケアやリハビリテーションを実施する.
- 共通のスケールを使用して疼痛やせん妄を経時的に評価し, スムーズに離床できるように継続的に介入する.

Memo

....

....

....

....

....

COLUMN

機械弁と生体弁

弁置換術に使用される人工弁には，機械弁と生体弁がある．

機械弁は耐久性にすぐれているが，一生涯ワーファリンによる抗凝固療法が必要となる．生体弁は生体適合性が良く，抗凝固療法は基本的に術後3〜6か月間のみで，血栓塞栓症の発生が低いという長所がある．しかし，弁の耐久年数は10〜15年であり，構造的劣化から再手術が必要になることがある．

抗凝固療法のワーファリンによる至適治療域は，手術内容や血栓塞栓症リスクによるが，PT-INR 2.0〜3.0を目標に調整される．血栓塞栓症のリスク状況（不整脈や心機能）に応じてINRの治療域や治療期間も異なる．

近年，日本人の平均寿命が長くなり，高齢者への手術件数も増加傾向にある．人工弁を選択する際は年齢だけでなく，患者の意向や生活背景を考慮し，患者と一緒に判断していくことが大切となる．

引用文献

1) 中野清治ほか：僧帽弁狭窄症．循環器疾患ビジュアルブック．第2版，p.125，学研メディカル秀潤社，2017

Memo

不整脈（徐脈）

疾患の概要

- 徐脈は，何らかの原因による洞結節の機能不全や刺激伝導系の障害によって心拍数が60回/分未満で，症状の出現がある場合，50回/分未満となる．

- 原因として，加齢に伴う洞結節細胞の減少や心房筋の変性などによる退行性の変化がある[1]．急性心不全や虚血性心疾患などの疾患によるものや，薬物治療の影響や副作用でも生じる可能性がある．

- 症状は，**心拍出量の減少に伴う心不全症状や脳血流量の減少に伴う脳虚血症状**がある．脳虚血の場合，**アダムス・ストークス発作**を認める．

- 治療は，症状がない場合，無治療または経過観察となることもある．症状がある場合は，徐脈の原因除去，ペースメーカ療法，薬物治療がある．

- 治療が必要な徐脈は，洞不全症候群と房室ブロック（Mobitz II型とIII度房室ブロック）である．
  モビッツ

診断

- 虚血性心疾患の既往や服薬中の薬物歴，不整脈の発症状況やそれに伴う症状の有無を問診する．

- 12誘導心電図やホルター心電図などの検査により不整脈を診断する．

- 胸部X線画像では心臓の形，大きさ，あるいは呼吸器の疾患のスクリーニングを行う．

- 心不全や心臓弁膜症，心筋梗塞などが疑われる場合，

採血，心臓超音波検査，冠動脈CT，心臓カテーテル検査を行う．

症状

- **心不全症状**として，自覚症状は呼吸困難感や湿性咳嗽，全身倦怠感や意識障害がある．
- 他覚症状として**左心不全症状**は血圧や脈圧の低下，顔面蒼白，四肢冷汗やチアノーゼ，異常心音や副雑音，尿量の低下などがある．
- **右心不全症状**として，頸動脈の怒張や浮腫の出現がある．
- **脳虚血症状**（アダムス・ストークス発作）として，めまい，ふらつき，失神発作，意識消失などがある．

心電図波形

[洞性徐脈]

（心拍数：38回/分）

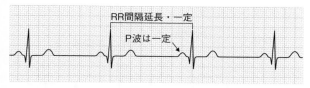

- 洞結節からのP波があり，それに続く通常幅のQRS波で，R-R間隔が一定のため，洞性である．
- 例図では，PP間隔は大きいマス目8個目のため，38回/分と洞性徐脈で主に洞結節機能の異常で起こる．
- 洞性徐脈が持続して，さらに症状がある場合は洞不全症候群（SSS）と診断されて，治療が必要となる．
  洞不全症候群（SSS）はRubenstein分類でI群，II群，

Ⅲ群に分けられる.

(心電図のマス目は1mm刻みの方眼紙になっていて,5mmごとに太い線になっている. 心電図を読むときは1mm/1コマ ＝0.04秒 で,5mm/5コマ ＝0.2秒,25mm/25コマ＝1秒となる)

[Mobitz Ⅱ型]

(心拍数：50回/分)

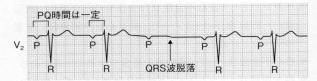

● 心電図上, PP間隔は正常であるが, 突然QRS波が脱落する.

● 房室伝導から心室への刺激伝導系の障害によって発症することが多く, Ⅲ度房室ブロックに進展する可能性が高い.

[Ⅲ度房室ブロック]

(心拍数：43回/分)

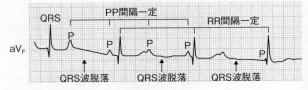

● PP間隔もRR間隔も規則的だが, P波とQRS波がまったく無関係に出現する. 心房から心室への伝導がまったく途絶えているため, 心房と心室の興奮が無関係に生じる.

Memo

治療

- 治療は, **有症候性の洞不全症候群**, **房室ブロック**が対象となる.

ペースメーカ療法

- 心不全症状や脳虚血症状がある場合は, 植込み型ペースメーカの適応となる[2].
- ICUでは, 経皮ペーシングや体外式ペーシングなどをまず使用することが多い.

薬物療法[3]

- **薬物療法**は, ペースメーカ植込みの絶対的適応がない場合や, ペースメーカ植込みまでの橋渡しとして行われる.

[アトロピン硫酸塩]
- 迷走神経緊張の場合に効果が期待できる.
- 緊急時に0.5mgを静注して, 反復投与する場合は, 総投与量を3mgまでとする.

[イソプレナリン塩酸塩]
- 緊急時やペースメーカ植込みまでの橋渡しとして, 0.01〜0.03μg/kg/分が持続点滴される.
- アトロピン硫酸塩が無効な場合は, イソプレナリン塩酸塩の前にアドレナリン硫酸塩やドパミン塩酸塩が使用される場合がある.

[テオフィリン]
- アトロピン硫酸塩が無効な徐脈性不整脈にも有効なことがあり, 200〜400mg/日を継続的に投与して改善が認められる.

[シロスタゾール]

● 200mg/日を継続的に投与して改善が認められるが，テオフィリン同様，徐脈性不整脈の保険適応はない．

観察とケアのポイント

循環動態の安定した徐脈性不整脈の場合

● 症状がない洞性徐脈はペースメーカ療法の適応はないが，失神が発生した場合は転倒・転落によって骨折などの事故の原因となる．そのため，心電図モニターの観察と安静度に合わせた日常生活援助や生活指導を行う．

● 体位変換や急激な動作により症状の悪化を招く可能性がある．患者は，循環動態が安定していても，恐怖感を抱いていることが多いため，精神的援助が必要である．

循環動態の不安定な徐脈性不整脈の場合

● 継続的に心電図モニターと循環動態のモニタリングを行い，自覚症状や他覚症状の観察を行う．

● ペースメーカ植込みの適応がある場合，橋渡しとして薬物療法や一時的ペーシングが必要となるため，ペースメーカ植込み術に向けた援助が必要となる．

● ペースメーカ植込み術後は，設定通りに確実にペーシングされているか，心電図モニターや循環動態の観察や，合併症の有無を観察する．

Memo

COLUMN

徐脈の患者に胸骨圧迫はいつするか？

　徐脈で入院中の患者が倒れていた場合，まずはどうするか？

　意識がない場合はすぐに人を呼び，その次に呼吸の確認と頸動脈触知を行う．呼吸がなく，頸動脈が触知できない場合は，循環動態の不安定な徐脈性不整脈だと判断して，直ちに胸骨圧迫を開始する．

　普段から頸動脈で脈拍測定する機会が少ない人は，急変時に正確に頸動脈を触知することは非常に困難である．徐脈の患者は病態によって臨床症状が異なるため，頸動脈の解剖の理解や触知の方法，頸静脈のフィジカルイグザミネーション，ショック症状の有無などを身体診察して，徐脈の病態を判断するためには，普段からの学習が重要となる．

Memo

もし右手首と左手首を付け間違えた場合は，どうなるか？

Ⅰ誘導はP，QRS，T波形が反転して，Ⅱ誘導とⅢ誘導が入れ替わるため，心電図を取った後は波形の向きが正しいか確認をする（**図**）．

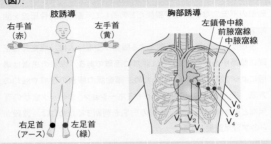

標準肢誘導		単極誘導	
右手首	赤	第4肋間胸骨右縁	V_1 赤
左手首	黄	第4肋間胸骨左縁	V_2 黄
左足首	緑	V_2とV_4の結合線の中点	V_3 緑
右足首	黒	左鎖骨中線と第5肋間の交点	V_4 茶
		V_4とV_6の中点	V_5 黒
		V_4と同じ高さの中腋窩線	V_6 紫

図1 》 標準12誘導法(モニターの付け方)

引用文献

1) 堀正二監：循環器疾患最新の治療 2016－2017．p319，南江堂，2016
2) 日本循環器学会・日本不整脈心電学会：不整脈非薬物治療ガイドライン（2018年改訂版）
   https://www.j-circ.or.jp/cms/wp-content/uploads/2018/07/JCS2018_kurita_nogami.pdfより2022年3月27日検索
3) 日本循環器学会/日本不整脈心電学会：2020年改訂版 不整脈薬物治療ガイドライン．2020
   http://www.j-circ.or.jp/cms/wp-content/uploads/2020/01/JCS2020_Ono.pdfより2022年3月25日検索

参考文献

1) アメリカ心臓協会：BLSプロバイダーマニュアル AHAガイドライン2020 準拠．シナジー，2021

不整脈(頻脈)

疾患の概要

- 頻脈とは，心拍数が100回/分を超える状態で，何らかの原因で脈拍が早く（自動能の亢進）なるか，興奮伝導能の異常（リエントリ※）などがある．

- 発症に関与する部位はおもに①**上室性(心房性)**，②**心房，房室接合部，心室の混合**，③**心室性**に分けられ，**QRS幅**によって発症の部位を見分けることができる．

- **症状**は，息切れ，動悸，めまい，立ちくらみ，呼吸困難，突然の虚脱感や失神，痙攣を伴う失神を引き起こす．

- **治療**は，薬物治療と非薬物治療がある．非薬物治療は，除細動・カルディオバージョン，カテーテルアブレーション，植え込み型除細動器などがある．

※正常な心臓では，洞房結節で発生した電気刺激が刺激伝導路を通って，心房筋と心室筋が収縮する．しかし，病的な心臓では心筋組織内に異常な電気回路（リエントリ回路）が生じて，そこを異常な興奮が繰り返し旋回する．

診断

- p.484「不整脈（徐脈）」を参照．
- 電気生理学的検査（EPS）は，心臓の中で直接電気信号を記録して，心電図で体表からの電気信号を捉えられない不整脈の診断を行う．
- 心臓超音波検査は，不整脈の原因である心臓弁膜症の検査や心臓の壁運動の検査を行う．心房細動がある場合，心房内の血栓の検査が必要なことがある．

症状

● 不整脈は，心臓からの有効な心拍出量が保たれていないと循環動態が悪化して，様々な自覚症状と他覚症状が出現する.

● 循環動態が安定した頻脈性不整脈の場合，自覚症状として息切れや動悸，立ちくらみなどの症状が出現する.

● 循環動態が不安定な頻脈性不整脈の場合，自覚症状は呼吸困難，突然の虚脱感や失神，痙攣を伴う失神，他覚症状として顔面蒼白，虚脱，冷汗，呼吸不全，脈拍触知不能（ショックの5徴候）などがある.

心電図波形（頻脈の鑑別）

● 基本的に，上室性（心房性）は心室領域での刺激伝導系の障害がないため QRS 幅が正常範囲内である.

● 心室性は心室内で伝導障害が存在して異常回路が起こるため QRS 幅が広くなる.

[上室性（心房性）の不整脈]
洞性頻脈

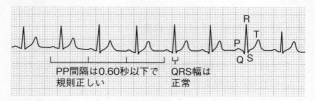

PP間隔は0.60秒以下で規則正しい　QRS幅は正常

・心拍数は100回/分以上で，P波を認め，上室性（心房性）のため QRS 幅は正常である.

心房細動（Af）

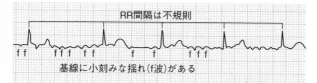

RR間隔は不規則

f f　　 f f f　f f 　　　 f　　 f 　　　f f f

基線に小刻みな揺れ（f波）がある

・心房レートは 350回/分以上で，心電図上 P 波は認めず，
QRS 幅は正常だが，RR 間隔は不規則である．

心房粗動

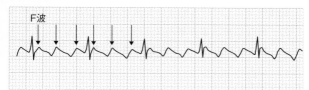

F波

・心房粗動は，心電図上特徴的な鋸歯状波（F 波）が出現す
る．心房レートは 250 〜 350回/分，心電図上 P 波がなく
規則的に鋭く揺れている F 波を認める．

［心房，房室接合部，心室の混合の不整脈］
発作性上室頻拍（PSVT）

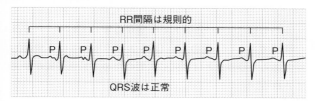

RR間隔は規則的

P　 P　　P　　P　　P　　P　　P　　P

QRS波は正常

・心拍数は 100 〜 250回/分で P 波を認め QRS 波は正常
だが，心拍数が多いと心電図上 P 波がみえにくいことが
ある．

493

［心室性の不整脈］
心室頻拍（VT）

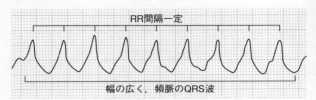

・心拍数は 100 ～ 250回/分で，P 波はほとんど確認できない．幅の広い QRS 波で RR 間隔は規則的である．

・意識を消失している時は，異常な興奮によって心臓からの十分な心拍出量が維持できないため，ただちに人を呼び，胸骨圧迫を行い，除細動の適応となる．

● 心室細動（Vf）

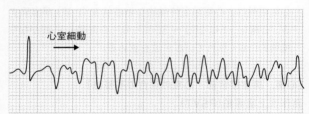

・心拍数は 350回/分以上で心室が痙攣しており，P 波は確認できない．幅の広い QRS 波で RR 間隔は不規則的である．心停止とほぼ同じ状態のため，緊急処置が優先される．

Memo

薬物療法

● 心房細動・心房粗動の治療では，抗不整脈薬よりも抗凝固療法が重要である．抗凝固療法を行うため，凝固能，肝機能および腎機能，貧血の有無を調べる必要がある．

● 心房細動における脳梗塞発症のリスク評価としてCHADS$_2$スコアまたはCHA$_2$Ds$_2$-VAScスコアを用いて抗凝固療法を検討する．また出血のリスクを評価するためにHAS-BLEDスコアを用いる[1]．

● 抗不整脈薬はジギタリス製剤，β遮断薬，Ca拮抗薬によるレートコントロールか，Naチャネル遮断薬により洞調律に戻すリズムコントロールを患者の状態によって選択する．

非薬物療法

● 不整脈改善を目的として，QRS波に同期させずに放電する電気的除細動と，QRS波に同期させて放電するカルディオバージョンがある（**表1**）．

[カテーテルアブレーション]

● カテーテルアブレーションは，心臓電気生理検査によって頻脈機序の分析を行い，頻脈性不整脈を根治する治療法である．

[植え込み型除細動装置（ICD）]

● 心室頻拍（VT）や心室細動（Vf）による心停止の既往がある，またはそれを起こすリスクのある患者はあらかじめ体内に除細動装置を埋め込んでおくことが望まれる．

表1 》 電気的除細動とカルディオバージョンの特徴

	電気的除細動	カルディオバージョン
同期	なし	あり（心電図の R 波に同期させて通電）
適応	心室性不整脈：広い QRS 幅の頻拍 ・心室細動（Vf） ・無脈性心室頻拍（VT）	上室性不整脈：狭い QRS 幅の頻拍 ・心房細動（Af） ・心房粗動（AFL） ・発作性上室性頻拍（PSVT） ・脈あり心室頻拍（VT）
ショックのエネルギー	・単相性除細動器であれば初回から 360 J で，2 回目以降も同様 ・二相性除細動器では通常 120〜200 J，2 回目以降も初回と同様で良いが，より大きいエネルギーを考慮しても良い	・心房細動：単相性 100〜200 J 　　　　　　二相性 100〜120 J ・心房粗動：単相性 50〜100 J 　　　　　　二相性 50〜100 J ・発作性上室性頻拍：単相性 50〜100 J 　　　　　　　　　　二相性 50〜100 J ・単形性心室頻拍：単相性 100〜200 J 　　　　　　　　　二相性 100〜120 J

観察とケアのポイント

● 頻脈は心拍数の異常だけではなく，自覚症状と他覚症状の出現と循環動態が安定か不安定かを確認して緊急性を判断する.

循環不全のない安定した頻脈性不整脈の場合

● 安静にして，意識レベルの観察やバイタルサインの測定を行い，心電図モニターや循環動態のモニタリングと 12 誘導心電図による鑑別を行う.

● 不整脈出現時の状況（突然の発症か労作時か），時間，自覚・他覚症状などは，診断や治療に必要な状況となるため，発症時の状況を確認する.

● 確実な薬物療法ができるように静脈ラインの確保を行い，除細動器や救急カートを準備しておき，すぐに使用できるようにする.

循環不全のある不安定な頻脈性不整脈の場合

●●●●●●●●●●●●●●●●●●●●●●●●●●●●●●●●●●●●●●●

- 致死性不整脈の場合，意識の確認を行い，意識がない場合はすぐに人を呼び，その次に呼吸の確認と頸動脈触知を行う．呼吸がなく，頸動脈が触知できない場合は，循環動態が不安定な頻脈性不整脈だと判断して，直ちに胸骨圧迫を開始する．

- 胸骨圧迫をしている間に救急カートと除細動器を準備する．除細動器が準備できたら，ただちに除細動を行い，不整脈を取り除く．

- 心肺蘇生時，体圧分散マットを使用している場合は，必ず背板を使用する．

- 意識や循環動態が改善していれば，12誘導心電図をとる．

- 可能であれば動脈血採血をして，電解質，アシドーシス，低酸素血症などの是正を行う．

- 適応のない場合を除き，VA-ECMO確立をすみやかにできるよう，準備，介助を行う．

Memo

COLUMN

電気的除細動（同期／非同期の違いは？）

　電気的除細動の同期はカルディオバージョンで，非同期はカウンターショックという．

　カルディオバージョンは主に心房細動，心房粗動，発作性上室性頻拍，心室頻拍などに対して，心電図にR波を検知して，通電する．

　カウンターショックは，心室細動，無脈性心室頻拍など循環動態が不安定な致死性不整脈に対して，心電図に同期せずに通電する．そのため，カルディオバージョンでは電気的除細動器の心電図モニターを患者に装着するが，カウンターショックは緊急時に使用するため，電気的除細動器の心電図モニターを患者に装着しないで通電することが多い．

引用文献

1) 日本循環器学会・日本不整脈心電学会：2020年改訂版 不整脈薬物治療ガイドライン．p.44-51, 2020
http://www.j-circ.or.jp/cms/wp-content/uploads/2020/01/JCS2020_Ono.pdfより2022年3月25日検索

参考文献

1) 堀正二監：循環器疾患最新の治療 2016-2017．p319, 南江堂, 2016
2) 日本循環器学会・日本不整脈心電学会：不整脈非薬物治療ガイドライン（2018年改訂版）
https://www.j-circ.or.jp/cms/wp-content/uploads/2018/07/JCS2018_kurita_nogami.pdfより2022年3月25日検索
3) 日本集中治療医学会教育委員会編：日本集中治療医学会 専門医テキスト．第3版, 真興交易, 2019
4) 日本循環器学会・日本不整脈心電学会：2020年改訂版 不整脈薬物治療ガイドライン．2020
http://www.j-circ.or.jp/cms/wp-content/uploads/2020/01/JCS2020_Ono.pdfより2022年3月25日検索
5) 日本集中治療医学会看護テキスト作成ワーキンググループ編：集中治療看護師のための臨床実践テキスト 疾患・病態編．真興交易, 2018

スタンフォードA型
急性大動脈解離AAD（A）

疾患の概要

● p.504「スタンフォードB型急性大動脈解離」の「疾患の概要」を参照.

診断

● p.504「スタンフォードB型急性大動脈解離」の「診断」を参照.

治療

● 緊急手術適応
・偽腔開存型
・偽腔閉塞型のうち, 心筋虚血, 大動脈弁閉鎖不全症, 心タンポナーデ合併, 上行大動脈に明らかに血流を有する.
● （準）緊急手術適応
・大動脈径≧50mm あるいは血腫径≧11mm で, 循環動態が安定している.
・内科的治療下で解離の進展や局所的な内腔の突出像（ULP）の拡大などの変化を認めた場合.
● 偽腔閉塞型やULPは, 緊急手術対象にはならず内科治療となる.
● **緊急手術**では, エントリーを含めた人工血管置換を目的とし, 上行大動脈置換（**図1**）もしくはhemiarch置換（腕頭動脈起始部付近の弓部小彎側までの人工血管置換術,

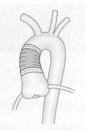

図1 》 上行大動脈置換術

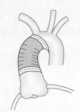

図2 》 hemiarch置換

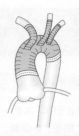

図3 》 弓部大動脈全置換

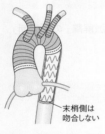

図4 》 オープンステントグラフト法

末梢側は
吻合しない

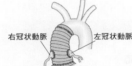

右冠状動脈　　左冠状動脈

図5 》 Bentall手術

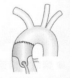

図6 》 自己弁温存大動脈基部置換

図2），弓部大動脈全置換（**図3**）が行われる.

- 弓部大動脈全置換手術の際に，下行大動脈縫合（末梢側吻合）をステントグラフトによる固定によって代用するオープンステントグラフト法が用いられる場合もある（**図4**）.
- 中枢側（大動脈基部）への解離の進展に伴い，大動脈弁交連部が離開している場合には，大動脈弁吊り上げ術が行われ，内膜裂孔が基部に及んでいる場合，大動脈弁輪拡張症を伴う場合には，Bentall手術（**図5**）もしくは自己弁温存大動脈基部置換（**図6**）も行われる.

観察のポイント

術後のポイント（※詳細は p.460「冠動脈バイパス術（CABG）後」を参照）

● 術後は，血圧管理，ドレーン管理，呼吸状態の観察に加えて，術式や分枝灌流障害の有無を踏まえ，以下の症状に注意する．
・心タンポナーデの有無
・低心拍出量症候群（LOS）の有無
・周術期心筋梗塞（PMI）
・**神経症状（脳合併症，対麻痺）**，覚醒遅延の有無（脊髄液ドレナージが行われることがある）
・腎機能障害
・腸管壊死，イレウス
・末梢動脈閉塞
・反回神経麻痺

ケアのポイント

術後のポイント

● LOSを呈していたり，PMIを発症することがあるため，超急性期は心負荷を与えたり酸素受給供給バランスを崩すような不用意な刺激やケアは避ける．保清などの日常的ケアもその必要性を考え，心負荷は最小限となるように実施する．

● 体外循環，低体温循環停止法の影響により，末梢循環不全の状態でICU入室となるため，ICU入室後に復温を行わなければならない場合も多いが，急激な復温は末梢血

- 管を拡張し，血圧低下を引き起こすため注意が必要である．

- 術後出血に対して，止血薬，輸血の投与が行われるが，ドレーンが閉塞しないように，必要な場合のみミルキングを行う．

- 手術侵襲の影響で，肺うっ血や肺水腫を引き起こし，無気肺などの呼吸器合併症を引き起こしやすい．そのため，体位調整や早期からの呼吸理学療法，リハビリテーションの視点をもった介入が必要である．

- 人工呼吸管理が長引くこともあり，人工呼吸器関連肺傷害（VALI）や人工呼吸器関連肺炎（VAP）を引き起こさないようケアする必要がある．

- 手術切開創による創痛は強い．創痛は換気量を減少させ，深呼吸，咳嗽，離床の妨げとなるため，適切な鎮痛コントロールや先制鎮痛が必要となる．

- **嗄声**の有無を観察し，飲水開始時の嚥下能力の評価を行う．反回神経麻痺の有無を確認する．

- 術中に運動誘発電位（MEP）モニターに問題があった場合や術後に下肢運動に問題がある場合は，血圧は高め（平均血圧80〜100mmHg）に管理され，スパイナルドレナージが行われる．スパイナルドレーンが入っている場合は，医師の指示に従ってオープン・クランプを行う．

- 緊急手術であるため，精神的ケアや家族ケアが重要となる．

引用文献

1) 日本循環器学会・日本心臓血管外科学会・日本胸部外科学会・日本血管外科学会合同ガイドライン：2020年改訂版 大動脈瘤・大動脈解離診療ガイドライン https://www.j-circ.or.jp/cms/wp-content/uploads/2020/07/ JCS2020_Ogino.pdfより2022年3月25日検索

体外循環法

[選択的脳分離体外循環法]

弓部分枝動脈へは体循環とは別のポンプを用いて血液を送血し，脳灌流を行う方法である．弓部分枝動脈に送血管を挿入するための操作を加えることから，血栓・塞栓症を生じる危険性がある．

[逆行性脳灌流法]

脳循環を上大静脈から逆行性に酸素化血を低圧で送血し，循環を確保する方法である．欠点は脳浮腫をきたす可能性があり，また静脈—静脈シャントを経由して脳組織に十分な酸素が供給されない可能性がある．

Memo

スタンフォードＢ型 急性大動脈解離ＡＡＤ（Ｂ）

疾患の概要

- 大動脈壁の内膜（**図1**）に何らかの原因で傷（内膜裂孔）が生じ，そこから内膜と中膜の隙間に血液が入り込み（エントリー），大動脈が2腔に解離されてしまった状態（**図2**）である．
- 大動脈の走行に沿って中枢側や末梢側に向かって解離腔（偽腔）が伸展し，再び内膜が断裂し内（真腔）と交通する（リエントリー）という形で起こる．
- 解離による大動脈内腔狭窄，または分枝閉塞に伴う臓器灌流障害，破裂，拡張に伴い，さまざまな症状を呈する．
- 急性大動脈解離（AAD）は致死的疾患である．とくにスタンフォードA型AAD（p.499参照）では手術をしなければ48時間以内に約50％が死亡するとの報告[1]もあり，迅速な診断・治療につなぐ必要がある．
- AADの分類を**表1**に示す．

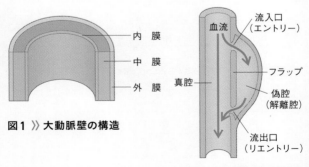

図1 》 **大動脈壁の構造**

図2 》 **大動脈解離の模式図**

表1 》》急性大動脈解離（AAD）の分類

分類方法	分類名	分類／状態			
解離の範囲	**ドベーキ（DeBakey）分類** 内膜裂孔の位置と解離の範囲で分類される	**I型** 上行大動脈に内膜裂孔があり，解離範囲が上行大動脈から大動脈弓部以下に及ぶもの	**II型** 上行大動脈に内膜裂孔があり，解離範囲が上行大動脈に限局するもの	**IIIa型** 下行大動脈に内膜裂孔があり，解離が腹部大動脈に及ばないもの	**IIIb型** 下行大動脈に内膜裂孔があり，解離が広範囲で腹部大動脈にまで及ぶもの
	スタンフォード（Stanford）分類 解離の範囲のみで分類される	**A型** 解離が上行大動脈に存在するもの		**B型** 解離が上行大動脈に及ばないもの	
解離腔の状態	**解離腔開存型**	偽腔に血流がある			
	ULP型	偽腔の大部分に血流を認めないが，亀裂近傍に限局した偽腔内血流による潰瘍様突像（ULP）を認めるもの			
	血栓閉塞型	偽腔が完全に血栓で閉塞しており，血流を認めない			
病期	**急性期**	発症後2週間以内，このなかで発症48時間以内を超急性期とする			
	亜急性期	発症後2週間を超え3か月以内			
	慢性期	発症後3か月を超えるもの			

505

● エコーやCTなどの画像診断が用いられる．確定診断は
造影CT検査によってなされる（**図3**）[2)3)]．

治療

● 下記①～⑤を有している場合は**血管内治療**，それ以外
は，心拍数・血圧のコントロール，安静を中心とした内
科治療が選択される（**図3**）[2)3)]．
　①破裂・切迫破裂
　②分枝灌流障害：腹部主要分枝，下肢，脊髄などへの灌
　　流障害
　③持続する痛み，または再発する痛み
　④コントロール不能の高血圧
　⑤大きな大動脈径，真性瘤と一致した部位の解離合併，

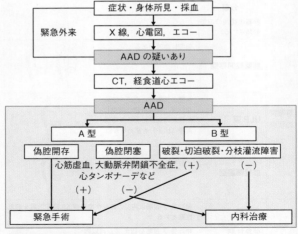

図3 》 AADの診断と治療方針

文献 2）3）をもとに作成

急速拡大・進展する大動脈解離

- 血管内治療としては，ステントグラフト治療（TEVAR）あるいは腹部大動脈レベルでの開窓術（真腔と偽腔間に存在する解離内膜に孔を開けて両腔を交通させ，阻血を解除する手術）が行われる．

- 合併症を有する場合は，ステントグラフト治療が第一選択となるが，解離の弓部大動脈への進展度合い，破裂様式，分枝灌流障害の発生機序などにより，外科手術となる場合もある．

- 急性期を脱したあとに，合併症が発症すれば血管内治療が行われる．

観察のポイント

血管内治療におけるポイント

・・

- 術後は，循環血液量減少状態にならないよう平均血圧等の観察に加え，以下の症状に注意する．
  ・腹部症状（腹痛，腸蠕動音など）
  ・対麻痺
  ・腎機能障害

内科治療におけるポイント

・・

- AADを積極的に疑う所見は，痛みに背部痛が含まれ，引き裂かれるような移動する痛み，著しい高血圧，血圧の左右差などである．

- 大動脈内腔狭窄または分枝閉塞に伴う臓器灌流障害，破裂・拡張に伴う症状発症の有無や程度を観察する（**表2**）．

- 持続的な疼痛や再発した疼痛は，解離の進展・再解離

表2 》》解離部位による症状と観察のポイント

解離部位	起こりうる合併症と観察のポイント
頸動脈	**脳虚血** 意識レベル 麻痺や痙攣の有無
上行大動脈	**縦隔血腫や上大静脈症候群** 顔面または上半身の浮腫の有無 胸部または頸静脈怒張の有無
冠動脈	**心筋梗塞および狭心症** 12誘導心電図によるST上昇・低下の有無、心筋逸脱酵素（CPK, GOT, LDH, CKMBなど）、ショック症状の有無
心臓・縦隔	**大動脈弁逆流、心不全** 心雑音（大動脈弁逆流音など）の有無、胸部X線所見・心エコー所見、ショック症状の有無 **心タンポナーデ** 中心静脈圧上昇、血圧低下、脈圧狭小化、心拍数上昇の有無
下肢動脈	**下肢虚血** 動脈触知やドプラーによる血流確認（足背、後頸骨、膝下、大腿動脈）、下肢の色調、皮膚温、しびれ、腫脹の有無、足関節の上腕血圧比（API）

解離部位	起こりうる合併症と観察のポイント
上腕・鎖骨下動脈	**上肢虚血** 脈拍欠損・血圧左右差の有無 疼痛の有無
弓部・下行大動脈	**胸腔内出血・反回神経圧迫** 呼吸音（換気量減少の有無） エコー所見 嗄声・嚥下障害の有無
助間・腰部動脈	**脊髄虚血** 対麻痺の有無（NIHSSを用いた下肢運動麻痺の評価）、知覚障害・痺れの有無 尿失禁・頻尿・排尿困難・便秘の有無
腹部大動脈	**腹腔出血・腸管出血、肝機能障害** 血液検査値（RBC, Hb, Hct）、腹部エコー所見 肝機能検査値〈ALT (GPT)・AST (GOT)・γ-GTP〉
腎動脈	**腎不全** 尿量、腎機能検査（BUN, Cr） 血液ガスによるLac・BE・代謝性アシドーシスの有無
上下腸間膜動脈	**腸管壊死・イレウス** 腹痛、腹壁の緊張度、腸蠕動運動の有無、消化器症状の有無、腹部の圧痛の有無・程度、代謝性アシドーシス所見の有無、腹部X線像所見

や合併症を意味する.

● 急性期における内科治療は, 降圧(目標血圧100〜120mmHg), 心拍数(＜60/分)のコントロール, 鎮痛・鎮静および安静となる. そのため, 循環動態のモニタリングや疼痛の有無と程度を経時的に観察・評価する.

ケアのポイント

● 胸背部痛の患者に遭遇したら解離の進展・再解離を疑い, 迅速にバイタルサイン, その他の身体所見の有無を観察・アセスメントして医師に報告するとともに, 採血, 12誘導心電図, エコー, 検査出棟などの準備を行う.

● 稀に痛みを訴えない場合もあるが, その際の主訴は失神や心不全症状, 脳血管障害症状となる.

● 内科治療では降圧が目的となるが, 疼痛や予後に対する不安・安静・緊急入院による環境の変化などの精神的ストレスにより, 血圧上昇をきたす恐れがあるため, 適切な鎮痛ケアや精神的ケアが必要となる.

● 排便時の怒責も血圧上昇につながるため, 心機能をふまえた水分バランス是正や下剤の提案を考慮する.

● 急性期であっても, 先述の①〜⑤の合併症がない場合, 心拍・血圧コントロールを十分行い積極的に安静度を解除し, リハビリテーションを開始する(**表3, 4**)[3].

Memo
_____

_____

_____

_____

表3 ≫ 大動脈解離のリハビリテーションの開始基準

・覚醒状態	$-2 \leqq RASS \leqq 1$ 30分以内に鎮静が必要であった不穏がない
・呼吸	呼吸回数＜35回/min未満が一定時間持続 酸素飽和度（SaO2）90％以上が一定時間持続 吸入酸素濃度（FiO2）＜0.6
・循環	血圧，心拍数のコントロールが達成されている 新たな重症不整脈の出現がない 新たな心筋虚血を示唆する心電図変化がない
・発熱	38.5℃以上の発熱がない

RASS：Richmond Agitation Sedation Scale
日本循環器学会/日本心臓血管外科学会/日本胸部外科学会/日本血管外科学会合同ガイドライン：2020年改訂版 大動脈瘤・大動脈解離診療ガイドラインより引用
https://www.j-circ.or.jp/cms/wp-content/uploads/2020/07/JCS2020_Ogino.pdfより（2022年3月閲覧）

表4 ≫ 大動脈解離のリハビリテーションの中止基準

・意識障害	意識・鎮静レベルがRASS≦－3 鎮静薬の増量，新規投与が必要なRASS＞2 労作時の呼吸困難，患者の拒否
・呼吸状態	呼吸数が5回/min未満 40回/min以上 SpO2が88～90％，4％以上の低下
・循環動態	運動療法下にて心拍数≧100/min，収縮期血圧＞140mmHg 新たな重症不整脈の出現 新たな心筋虚血を示唆する心電図変化

RASS：Richmond Agitation Sedation Scale
日本循環器学会/日本心臓血管外科学会/日本胸部外科学会/日本血管外科学会合同ガイドライン：2020年改訂版 大動脈瘤・大動脈解離診療ガイドラインより引用
https://www.j-circ.or.jp/cms/wp-content/uploads/2020/07/JCS2020_Ogino.pdfより（2022年3月閲覧）

引用文献

1) Hirst AE Jr. et al：Dissecting aneurysm of the aorta：a review of 505 cases. Medicine（Baltimore）37（3）：217-279, 1958
2) 荻野均：手術適応と限界．ICUとCCU 35（3）：191-200, 2011
3) 日本循環器学会・日本心臓血管外科学会・日本胸部外科学会・日本血管外科学会合同ガイドライン：2020年改訂版 大動脈瘤・大動脈解離診療ガイドライン https://www.j-circ.or.jp/cms/wp-content/uploads/2020/07/JCS2020_Ogino.pdfより2022年3月25日検索

Memo

AAA（腹部大動脈瘤）

疾患の概要

● 腹部大動脈壁の一部が，局所的に拡張，または直径が正常径の1.5倍の30mmを超えて拡大したものを腹部大動脈瘤（AAA）という．

発症，原因

● 腹部大動脈瘤の発生部位を**図1**に示す．多くは腎動脈下に生じる．
● 腎動脈直下や腎動脈上，上腸間膜動脈の分岐に及ぶものを「傍腎動脈AAA」という．
● 20～30％に腸骨動脈瘤が併存する．
● 動脈硬化によるものが多く，その他に炎症を伴うもの（炎症性大動脈瘤），感染に起因するもの（感染性大動脈瘤），外傷に起因するもの（外傷性大動脈瘤）などがある．
● 無症状のことが多く，健診などで偶発的に診断されることが多い．

大動脈瘤破裂

● 動脈壁が完全断裂したopen rupture，血腫や周辺臓器で被包化されるsealed ruptureに分けられる．
● 破裂はしていないが，有症状で破裂の危機にあるものを**切迫破裂**という．
● 破裂した場合，多くは**後腹膜へ出血**し，血腫や周囲臓器により一時的に止血されるが，**腹腔内への出血は大量で**，

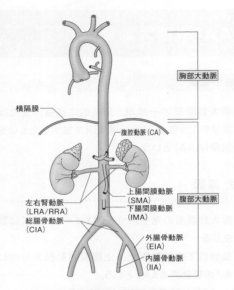

図1 》腹部大動脈瘤の発生部位

胸部大動脈

横隔膜

腹腔動脈（CA）

左右腎動脈
（LRA/RRA）

上腸間膜動脈
（SMA）

下腸間膜動脈
（IMA）

総腸骨動脈
（CIA）

腹部大動脈

外腸骨動脈
（EIA）

内腸骨動脈
（IIA）

その多くが救命できない.

診断

- CTで**存在自体の診断，破裂・切迫破裂の診断**ができる.
- **破裂の症状**として，①突然の腹痛・背部痛，②血圧低下，③腹部拍動性腫瘤の**3徴**がある.
- 破裂症例において，循環動態が安定していれば迅速なCTが推奨されるが，不安定ならばエコー検査などで**ステントグラフト内挿術（EVAR）**の可能性を検討する.

Memo

血管内治療ー EVAR（図2）：開腹しない

- EVARは，解剖学的要件を満たす腎動脈下AAAの標準治療の1つで，術後早期（概ね10年未満）の生命・生活予後の改善が期待できる症例に推奨される．

- 全身麻酔，硬膜外麻酔，局所麻酔のいずれでも施行できるが，全身麻酔が第一選択となる．

- 両側鼠径部を3cm程度切開し，露出した大腿動脈からAAAにアプローチして**ステントグラフト**を挿入する．

- 腎動脈下AAAで腸骨動脈瘤を伴わない場合は，ステントグラフトの中枢側端末は腎動脈下に，遠位側端は総腸骨動脈に位置する．

- 傍腎動脈AAAにEVARを施行する場合，腎動脈，上腸間膜動脈の血流維持のため，開窓型／分岐付きのステントグラフトが用いられる．

- 一方側の総腸骨動脈瘤を伴う場合，内腸骨動脈からのエンドリーク（ステントグラフト挿入後の瘤内への血液の流入）防止のため，内腸骨動脈にコイル塞栓術が施される．

- 両側の総腸骨動脈瘤を伴う場合，腸骨動脈の解剖に合わせたY字型デバイスの使用や，外腸骨ー内腸骨動脈バイパス術を施し，少なくとも片側の内腸骨動脈の血流維持が推奨される．

- エンドリークにより動脈瘤の再拡大・破裂のリスクがあり，生涯にわたる経過観察と必要時の追加治療が必要となる．

A
A
A

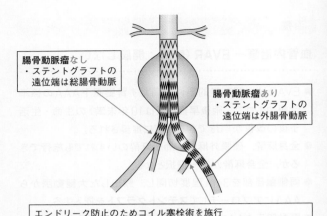

腸骨動脈瘤なし
・ステントグラフトの
　遠位端は総腸骨動脈

腸骨動脈瘤あり
・ステントグラフトの
　遠位端は外腸骨動脈

エンドリーク防止のためコイル塞栓術を施行
・反対側の内腸骨動脈や側副血行路によって臓器血流は保たれる

図2 》ステントグラフト内挿術（EVAR）

人工血管置換術（図3）：開腹する

● 人工血管置換術は，**開腹して大動脈を遮断し，Y字型の人工血管**で瘤化した腹部大動脈と**置き換える術式**で，解剖学的にEVARの適応にならない症例や，術後長期の生命・生活予後の改善が期待できる症例に施される．

● 傍腎動脈AAAに対する手術では，腎動脈や上腸間膜動脈の再建やバイパスを要することがある．

● 下腸間膜動脈，内腸骨動脈の血流が阻害されると，虚血性大腸炎，殿筋跛行，性機能障害などの可能性があり，その予防のために少なくとも一側の内腸骨動脈血流の確保が検討される．

● **虚血性大腸炎予防のため，下腸間膜動脈再建が検討される．**

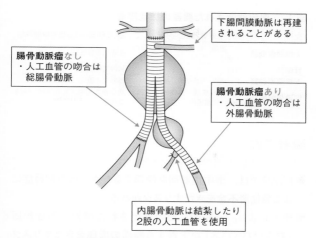

下腸間膜動脈は再建
されることがある

腸骨動脈瘤なし
・人工血管の吻合は
　総腸骨動脈

腸骨動脈瘤あり
・人工血管の吻合は
　外腸骨動脈

内腸骨動脈は結紮したり
2股の人工血管を使用

図3 》》人工血管置換術

破裂後の治療

- 意識のある患者においては，輸液を制限し，収縮期血圧を70〜90mmHgにコントロールしながら緊急手術を行う．
- 解剖学的要件を満たしていれば，EVARが第一選択となる．
- 血腫や腹部臓器，後腹膜の浮腫などにより，腹部コンパートメント症候群をきたしている場合は開腹減圧術を行う．

観察のポイント

術後出血

- **EVAR**では，両側鼠径部の腫脹，疼痛の有無と変化を観察する．
- **人工血管置換術**では，通常ドレーンは留置されないため，血行動態の変化や腹部の張り，腹痛の増強などを観察する．

表1 》》血流遮断された臓器の機能障害

血管	おもな栄養臓器	とくに懸念される臓器機能障害
上腸間膜動脈	十二指腸, 膵臓, 小腸, 結腸の大部分	広範囲腸管虚血
腎動脈	腎臓	腎機能障害
下腸間膜動脈	下行結腸, S状結腸, 直腸	虚血性大腸炎, 腸管虚血
内腸骨動脈	直腸, 殿筋群, 外性器, 子宮, 膀胱, 大腿近位	虚血性大腸炎, 殿筋跛行, 性機能障害

臓器障害

- EVARでは, 術中造影剤を使用するため, 造影剤腎症による**急性腎不全**をきたすリスクがある.
- 術式により, 一時的に血流遮断された臓器や再建動脈（およびバイパス）が栄養する**臓器の虚血**をきたすリスクがある（**表1**）.

破裂症例で特徴的な観察ポイント

- ショック, 虚血再灌流, 大量輸液・輸血, 長時間手術, 血腫の残存などにより, 術後も高侵襲状態が続き, **多臓器不全**へ移行する可能性があるため, 全身状態の観察を行う.
- 術後も腹腔内圧の更なる上昇により, **腹部コンパートメント症候群**をきたす可能性があるため, 膀胱内圧や腹部周囲径の測定を継続して行う.
- **虚血性大腸炎**は破裂症例で比較的多く発症し, 死因の上位であるため, 下痢や血便, 粘液便など, 便の性状に注意して観察する.
- 長時間の血流遮断などによって, **下肢の虚血**および再灌流障害が出現する可能性があるため, 下肢の血流（動脈触知, 色調, 末梢温, 疼痛など）, 下肢のコンパートメ

ント症状（腫脹，硬さなど）を観察する．

● AAAでは虚血性心疾患を有する患者が多いため，胸部自覚症状，心電図上の虚血性変化，循環動態の変化に注意する．

ケアのポイント

● 人工血管置換術では，術創が大きく疼痛が強いため，硬膜外鎮痛や経静脈鎮痛薬を使用しながら積極的に除痛を図る．

● 破裂症例や術中の大量出血例では，術後も高侵襲の状態が続くため，組織低酸素や感染，ケアによる疼痛・苦痛などのセカンドアタック（二次侵襲）を回避し，臓器障害や侵襲の遷延化を回避する．

● 破裂症例では，長期人工呼吸管理を要することがあるため，人工呼吸器関連肺炎（VAP），人工呼吸器関連肺傷害（VALI）の予防を行う．

● 腹腔内圧上昇，腹部コンパートメント症候群を伴う場合，ヘッドアップにより腹腔内圧の更なる上昇をきたすため，挙上角度は原則15～30°以下とし，一回換気量の低下や血圧の低下などの所見を確認しながら，徐々に行う．

● 非破裂症例では，術翌日からリハビリテーションを行い，術後合併症を予防する．

参考文献

1) 日本循環器学会ほか：2020年改訂版　大動脈瘤・大動脈解離診療ガイドライン．http://www.j-circ.or.jp/cms/wp-content/uploads/2020/07/JCS2020_Ogino.pdfより2022年2月4日検索

AAA

食道がん術後

疾患の概要

- 食道は周囲を心臓や気管支，肺といった重要臓器や大動脈に囲まれており，手術操作は複雑および困難である．

治療

- 食道がんはリンパ節転移を起こしていることが多い．
- 食道がんで多い胸部食道がんの場合，右開胸・開腹による食道亜全摘術および頸部・胸部・腹部の3領域のリンパ節郭清手術が主流となる．
- 内視鏡やロボット支援による低侵襲な手術も行われている．
- 食道切除後は胃の使用が可能であれば，胃を管状に胃管を作成し，頸部で吻合を行う．胃の使用が不可能な場合には，結腸などを用いることもある．
- 食道再建経路と経路ごとの特徴を**図1**に示す．

食道がん術後に準備するものを記載

＜食道再建経路＞

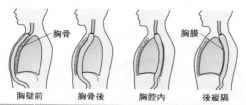

経路	長所	短所
胸壁前	・吻合操作が容易 ・縫合不全が発生しても致命的とはならない ・逆流性食道炎になりにくい	・再建距離が長く血行障害で縫合不全になりやすい ・美容上外見が悪い（胸骨部位が大きく盛り上がる） ・鎖骨による屈曲で軽度の嚥下困難を伴う
胸骨後	・胸壁前経路にくらべ再建距離が短い ・縫合不全が発症しても処置が比較的容易である	・肺や心臓を圧迫する ・胸骨・鎖骨で再建臓器が圧迫される
胸腔内	・頸部操作が不要	・縫合不全が発生すると膿胸となり致命的となる
後縦隔	・再建距離が短く，縫合不全が少ない ・生理的な経路であるため，嚥下が良好で食物の通過がスムーズ	・縫合不全が発生すると縦隔炎となり致命的となる ・逆流性食道炎になりやすい

図1 》 食道再建経路とその違い

観察のポイント

出血

● 術後出血の有無を確認する．

● ドレーン留置は排液ドレナージのほか，異常の早期発見の目的もある（**図2**）．

呼吸器合併症

● 全身麻酔や術中の片肺換気の影響もあり，肺の虚脱や拡張不全を起こしやすい．また，気管挿管や人工呼吸管理の影響で咳嗽反射は低下し，気管分泌物が増加し，換気

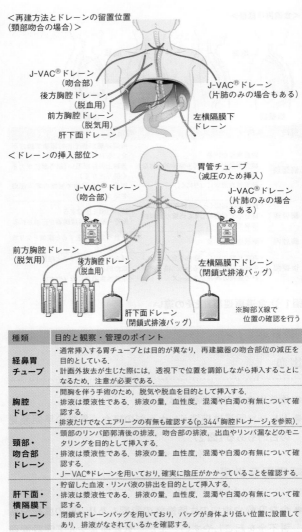

<再建方法とドレーンの留置位置
(頸部吻合の場合)>

J-VAC® ドレーン
(吻合部)

J-VAC® ドレーン
(片肺のみの場合もある)

後方胸腔ドレーン
(脱血用)

前方胸腔ドレーン
(脱気用)

左横隔膜下
ドレーン

肝下面ドレーン

<ドレーンの挿入部位>

胃管チューブ
(減圧のため挿入)

J-VAC® ドレーン
(吻合部)

J-VAC® ドレーン
(片肺のみの場合
もある)

前方胸腔ドレーン
(脱気用)

後方胸腔ドレーン
(脱血用)

左横隔膜下ドレーン
(閉鎖式排液バッグ)

肝下面ドレーン
(閉鎖式排液バッグ)

※胸部 X 線で
位置の確認を行う

種類	目的と観察・管理のポイント
経鼻胃チューブ	・通常挿入する胃チューブとは目的が異なり,再建臓器の吻合部位の減圧を目的としている. ・計画外抜去が生じた際には,透視下で位置を調節しながら挿入することになるため,注意が必要である.
胸腔ドレーン	・開胸を伴う手術のため,脱気や脱血を目的として挿入する. ・排液は漿液性である.排液の量,血性度,混濁や白濁の有無について確認する. ・排液だけでなくエアリークの有無も確認する(p.344「胸腔ドレナージ」を参照).
頸部・吻合部ドレーン	・頸部のリンパ節郭清後の排液,吻合部の排液,出血やリンパ漏などのモニタリングを目的として挿入する. ・排液は漿液性である.排液の量,血性度,混濁や白濁の有無について確認する. ・J-VAC®ドレーンを用いており,確実に陰圧がかかっていることを確認する.
肝下面・横隔膜下ドレーン	・貯留した血液・リンパ液の排出を目的として挿入する. ・排液は漿液性である.排液の量,血性度,混濁や白濁の有無について確認する. ・閉鎖式ドレーンバッグを用いており,バッグが身体より低い位置に設置してあり,排液がなされているかを確認する.

図2 》 食道がん術後の創とドレーン挿入部位,各ドレーンの観察・管理のポイント

文献1)をもとに作成

障害を起こしやすい.

- 手術侵襲で血管透過性は亢進し, 術直後に体液はサードスペースに移行するが, 術後2～3日で血管内に戻ってくる (refilling期). 血管内の循環血液量が急激に増加するため肺うっ血を起こし, 無気肺や胸水貯留, 肺水腫の原因となる.
- 術中操作で反回神経を損傷し, 反回神経麻痺を起こすことがある. 反回神経麻痺は声帯の閉鎖が困難となり, 誤嚥を起こしやすくする.
- SpO_2 や呼吸パターン, 呼吸数, 呼吸音のほか, 胸部X線も確認する.
- **反回神経麻痺**を疑う時には, 医師が気管支鏡で声帯の動きを確認する.
- 循環血液量の目安をつけるため, 水分出納バランスを確認する.
- なかでも呼吸数の変化は, 呼吸器合併症のみならず, 急変徴候の1つとしてもとらえられており, とくに注視する必要がある.

循環不全

- 手術侵襲による循環血液量の急激な変化は血圧や心拍数の変化を引き起こし, 不整脈を誘発する.
- 血圧・心拍数のモニタリング, 水分出納バランスの把握とあわせて, 尿比重, 電解質バランスを観察する. また, 胸部X線の確認も行う.

縫合不全

- 術後5～9日目で現れることが多い.

- 吻合部位は呼吸運動や嚥下運動，心臓や肺の動きの影響を受けて血流障害を起こしやすい．
- 血流障害から縫合不全を生じると，胸腔内に消化管内容物が溜まり，細菌感染によって胸膜炎が起こる．増加した胸水で細菌が増殖すれば，膿胸が起こる．
- 吻合部位とドレーンの挿入部位・目的・観察のポイントを**図2**に示す．

ドレーン管理

- ドレーンの挿入部位・管理を**図2**に示す．

ドレーン抜去

- 排液量の目安はそれぞれ，頸部ドレーン40mL/日以下，胸腔ドレーン200mL/日以下，腹腔内ドレーン100mL/日以下である．
- 抜去の際はドレーンに沿って挿入部までたぐり，抜去するドレーンが間違いないことを確認する．

ケアのポイント

状況の説明と疼痛コントロール

- 胸郭は呼吸のたびに動くため，開胸を伴う術式の場合疼痛を生じやすい．
- 術後は十分な疼痛コントロールと，ドレーン類の位置や役割について患者に説明することが必要である．
- 疼痛管理は，術中から硬膜外にチューブを挿入して鎮痛薬を持続的に注入し，患者が疼痛を感じる時に，患者の

意思で鎮痛薬をボーラス投与できる自己調節硬膜外鎮痛法（PCEA）も普及している．

● アセトアミノフェンの定時投与や経静脈的に持続鎮痛薬投与を行うこともある．

● 重要なのは，患者の疼痛時にすみやかに対応できるように，医師に指示を確認しておくことである．

早期離床

● 術後の経過に問題がなければ，手術翌日にも離床は可能である．早期の離床は肺の拡張，気道分泌物の移動と喀出を促し，呼吸器合併症を予防する．

● 立位が難しい場合は，高機能ベッドのチェアモードポジションの利用や背面開放坐位・端坐位保持を試みる．大事なのは，ベッドから背中を離す時間を確保することである．

● 術直後の離床について，患者は不安を訴えることもある．早期離床の必要性を十分に説明し，疼痛のコントロールで不安を緩和する．

● 身体を動かす前に，鎮痛薬を予防的に使用することも有効である．

● ドレーンのほか，中心静脈カテーテルや動脈カテーテルも留置されているので，十分なマンパワーを確保し，安全を担保する必要がある．

● 歩行などの大きな動きを伴うリハビリテーションを行う場合は，リハビリテーションの内容，誰がどの役割を担うかなどを，あらかじめシミュレーションを行うことが成功の鍵である．

● すべてを医療者側主導で行うのではなく，その日の目標やリハビリテーションの内容などを患者と共有することも重要である．

乳び胸

通常，胸腔ドレーンの排液量は日が経つにつれて減少していくが，排液量が1,000mL/日以上持続する場合にはリンパ管の損傷によるリンパ漏を疑う．

乳び胸とは，リンパ管である胸管や胸管と交通するリンパ管が，①手術操作により損傷，②がんの浸潤によるリンパ管の切除などによって，リンパ液が胸腔内に漏れ出し，胸腔ドレーンの排液が白く混濁（白濁）した状態である．

胸管からリンパ漏がある場合，食事摂取による脂肪の負荷で白濁した乳び排液がみられるようになる．乳び胸が起こると，循環変動や呼吸器合併症のみならず栄養状態の低下やリンパ球の喪失による免疫力の低下につながることがある．

乳び胸を起こした場合には，特別な処置を行わず，ドレナージで対応する．排液量が少なくならない場合には，手術（胸管結紮術）を要することもある．

引用文献

1) 齋藤心ほか：食道切除・再建術後ドレナージ．ドレーン&チューブ管理マニュアル改訂第2版（永井秀雄ほか編）．p.145-149，学研メディカル秀潤社，2019

Memo

消化管穿孔術後

疾患の概要

● 消化管穿孔とは，種々の原因によって消化管に孔（あな）が空き，消化管の内容物が腹腔内に漏れ出て腹膜炎や敗血症を起こす疾患である（**表1**）.

表1 》消化管穿孔の分類と原因・誘因

部位	分類	原因・誘因
上部消化管穿孔 （トライツ靭帯〜口側まで）	食道穿孔	食道破裂，異物誤嚥，食道潰瘍，医原性穿孔
	胃十二指腸穿孔	十二指腸潰瘍，胃潰瘍，胃がん
下部消化管穿孔 （トライツ靭帯〜肛門側まで）	小腸穿孔	小腸潰瘍，絞扼性イレウス
	大腸穿孔	大腸がん，憩室炎，特発性大腸穿孔，宿便性大腸穿孔，壊死型虚血性腸炎，腸軸捻転，外傷性・医原性穿孔

診断

遊離ガス（free air）

● 全症例に認められるわけではなく，上部消化管穿孔では現れやすいが，下部消化管穿孔では現れにくい. そのため，腹部超音波検査やCT検査による鑑別も必要である.
● 一般的には，立位のX線単純像で横隔膜下に認められる.
● 臥位のX線像では，腹側に遊離ガスが貯留して区別が困難になる. 重症患者であれば，側面からのX線は前後方のX線よりも感度が高いため，左側臥位で撮影し，縦隔内や腹腔内の遊離ガスの存在が診断できる.

腹膜刺激症状

●以下の腹部所見の有無で診断する.

・反跳痛（ブルンベルグ徴候）：腹部を圧迫した手を急に離すことで痛みを感じる徴候を認める.

・筋性防御：壁側腹膜の炎症により，腹壁の筋肉が緊張して硬くなる．症状が進行するとさらに硬くなり，板状硬の状態になる.

治療

上部消化管穿孔

●胃十二指腸潰瘍穿孔に対し，開腹下または腹腔鏡下での腹腔鏡洗浄ドレナージ＋穿孔部縫合閉鎖＋大網被覆術が推奨されている[1].

下部消化管穿孔

●大腸穿孔の術式の選択は，腹膜炎の程度，全身状態，原疾患などを統合的に考慮し，術後合併症の少ない術式が選択される（**図1**）.

●軽度の憩室穿孔などを除き，大腸穿孔には開腹による緊急手術が施行される.

●大腸穿孔は，穿孔部からの糞便流出に伴い，細菌性腹膜炎を発症し，術後は敗血症治療が必要となるケースが多い．抗菌薬の使用とともに，エンドトキシン吸着療法を行うこともある.

① 穿孔部を含め腸管を切除し，口側断端を人工肛門とし，
　肛門側断端を閉塞する

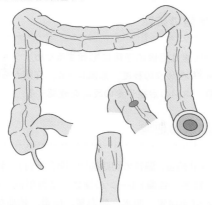

② 腸管切除後の口側・肛門両断端を双孔式人工肛門とする

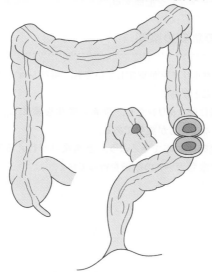

図1 》下部消化管穿孔の術式の例

文献2) より引用

術前の状態の確認

・・・

● 術前の状態は術後の予後に影響するため，ショック状態の有無，ショックの程度，意識レベル，発症から手術までの時間，術前の治療やその反応を確認する．

術中の状況の把握

・・・

● 術式（穿孔部位，腸管の切除範囲，吻合部位），手術時間，術後診断名，各種ドレーンの種類や留置部位，水分出納バランス（出血量，腹水，輸液量，尿量，輸血など），検査データなどを把握する．

術後の急変の察知

・・・

● バイタルサインが安定していても，突然ショック状態を呈することがある．
● 適切にモニタリングし，患者の変化を察知し，急変を見逃さないことが重要である．
● 急変時に対応できるよう，急速投与が行えるラインの確保や救急カートの準備を行っておく．

Memo
_____

_____

_____

_____

ケアのポイント

創部・腹痛の経時的観察

....

● 創部・腹痛を経時的に観察する.
● 発熱を伴う腹痛の増大, 圧痛部位の拡大, 腹膜刺激症状の再発は縫合不全の徴候である.

ドレーン管理

....

● ドレーンの排液量・性状を観察する. 術直後は出血に注意が必要である. 術後2日目以降は, 縫合不全による汚染腹水や膿瘍の有無に注意する.
● ドレーンは, 固定した糸に力が加わらないように固定する.
● 有効なドレナージが実施されるよう, 排液バッグの位置を工夫する.

ストーマ管理

....

● 術直後の粘膜は浮腫状が多い. 粘膜の色調は血流を反映しており, 暗赤色に変化してくる際は, 虚血・壊死に注意が必要である.
● 緊急で増設した人工肛門は, 壊死・陥没・離開・脱出・周囲皮膚の感染を生じやすい.
● 患者は術前の説明をどのように認識しているのかを把握する. 不安や否定的な言動がある場合は, 精神的援助が必要である. 家族の受け入れ体制も把握する.
● ストーマケアを行う際は, マイナスのイメージを患者や家族が抱かないように注意する.

- 適切な時期にストーマの管理方法を説明する.
- ストーマ造設術後の観察のポイントを**表2**に示す.

表2 》》ストーマ造設術後の観察のポイント

観察部位	観察項目	観察の目的
ストーマ	色, サイズ (横径・縦径・高さ), 浮腫, 出血	異常の早期発見
ストーマの縫合部	縫合糸の脱落・離脱, 排膿, 出血	感染・縫合不全の早期発見
ストーマ周囲の皮膚	びらん, 腫脹, 発赤, 疼痛, 瘙痒感	皮膚トラブルの回避
装具内の排泄物	排液の量・性状, 粘液・血液の有無, 排ガス・排便	ストーマ機能の回復状態の把握
装具の装着状態	皮膚保護材の溶け具合, 漏れの有無	適切な装具かの把握

ストーマケアに関連した業務を記載

Memo

ストーマの種類

ストーマとは，疾患などにより肛門や膀胱を切除した場合に「腸」や「尿管」を体表面に出して，人工的につくられた排泄口である．

ストーマの種類としては，永久的に造設されるものと，一時的に造設されるものがある．

また，おもには結腸（コロストーマ），回腸（イレオストーマ），尿路系（ウロストーマ）に造設される（**図**）．

開口部が1つの単孔式と，開口部が2つの双孔式がある．双孔式には，係蹄式（ループ式），2連銃式（ダブルバレル式），完全分離式の種類がある．

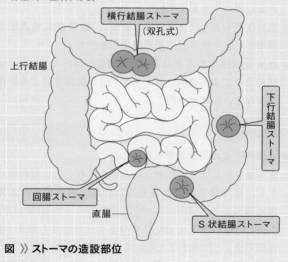

横行結腸ストーマ
（双孔式）

上行結腸

下行結腸ストーマ

回腸ストーマ

直腸

S状結腸ストーマ

図 》ストーマの造設部位

引用文献

1) 日本消化器病学会編：消化性潰瘍診療ガイドライン2020．南江堂，2020
2) 石田秀行ほか：大腸穿孔．消化器外科 34（11）：1639-1647，2011

急性肝不全

概要

- 何らかの影響で肝細胞の機能低下や肝細胞総数が減少することで，解毒や代謝などの肝臓の機能が著しく低下し，代償することが困難になった病態である．
- 多くの場合は，ウイルス性や薬物性肝障害による広範囲の肝細胞死によって引き起こされるが，薬物中毒，急性妊娠脂肪肝，循環障害，術後肝不全など，炎症がほとんどない病態でも起こりえる．
- 蛋白生産能が低下することによって，血漿膠質浸透圧が低下し，腹水や浮腫，循環障害をきたす．
- 血液凝固因子の生産低下による出血傾向，ビリルビン処理能低下による黄疸，アンモニア処理能低下による肝性脳症などの症状が出現する．

診断

- **急性肝不全の診断基準**を以下に示す．
- 正常値ないし肝予備能が正常と考えられる肝に肝障害が生じ，初発症状出現から 8 週以内に，高度の肝機能障害に基づいてプロトロンビン時間（PT）が 40 % 以下，ないしは国際標準比（INR）値 1.5 以上を示すものを「急性肝不全」と診断するとされている（**表 1**）[1]．
- 昏睡が認められない，ないしは昏睡 I 度までを「非昏睡型」，昏睡 II 度以上を「昏睡型」と分類する．
- 8 週以降 24 週以内に昏睡 II 度以上の脳症を発現した症例を「遅発性肝不全（LOHF）」と定義して，「急性肝不全（ALF）」の類縁疾患として扱うことを定めている（**表 1**）[2]．

表1 》》急性肝不全の診断基準

●正常肝ないし肝予備能が正常と考えられる肝に肝障害が生じ，初発症状
出現から 8 週以内に，高度の肝機能障害に基づいてプロトロンビン時間
が 40% 以下ないしは INR 値 1.5 以上を示すものを「急性肝不全」と診
断する．

●急性肝不全は肝性脳症が認められない，ないしは昏睡度が I 度までの「非
昏睡型」と，昏睡 II 度以上の肝性脳症を呈する「昏睡型」に分類する．また，
「昏睡型急性肝不全」は初発症状出現から昏睡 II 度以上の肝性脳症が出現
するまでの期間が 10 日以内の「急性型」と，11 日以降 56 日以内の「亜
急性型」に分類する．

（注 1）B 型肝炎ウイルスの無症候性キャリアからの急性増悪例は「急性肝不
全」に含める．また，自己免疫性で先行する慢性肝疾患の有無が不明の症例は，
肝機能障害を発症する前の肝機能に明らかな低下が認められない場合は「急
性肝不全」に含めて扱う．
（注 2）アルコール性肝炎は原則的に慢性肝疾患を基盤として発症する病態で
あり，「急性肝不全」から除外する．但し，先行する慢性肝疾患が肥満ないし
アルコールによる脂肪肝の症例は，肝機能障害の原因がアルコール摂取では
なく，その発症前の肝予備能に明らかな低下が認められない場合は「急性肝
不全」として扱う．
（注 3）薬物中毒，循環不全，妊娠脂肪肝，代謝異常など肝臓の炎症を伴わな
い肝不全も「急性肝不全」に含める．ウイルス性，自己免疫性，薬物アレルギー
など肝臓に炎症を伴う肝不全は「劇症肝炎」として扱う．
（注 4）肝性脳症の昏睡度分類は犬山分類（1972 年）に基づく．但し，小児
では「第 5 回小児肝臓ワークショップ（1988 年）による 小児肝性昏睡の分類」
を用いる．
（注 5）成因分類は「難治性の肝疾患に関する研究班」の指針（2002 年）を
改変した新指針に基づく．
（注 6）プロトロンビン時間が 40% 以下ないしは INR 値 1.5 以上で，初発症
状出現から 8 週以降 24 週以内に昏睡 II 度以上の脳症を発現する症例は「遅
発性肝不全」と診断し，「急性肝不全」の類縁疾患として扱う．

持田 智，他：肝臓　2011；52（6）：393-398

治療

人工肝補助療法（血漿交換，血液濾過透析）

● **血漿交換（PE)** は，肝臓で代謝できない毒性因子の除去
と，アルブミンや凝固因子を補充する目的で行われる．

● 血漿交換だけではアンモニアや芳香族アミノ酸（AAA）を
除去することが不十分なため，血液濾過透析（HDF）を

併用することもある.

肝臓移植手術

- 内科的治療の効果が得られない場合に, 肝臓移植を行う症例がある.
- 劇症肝炎では病状の進行が速く, 数時間の判断の遅れで移植のタイミングを逃す可能性もある. **昏睡Ⅱ度**が出現した時点で重症度を評価し, **肝臓移植の適応を判断する**のが一般的である.
- 肝臓移植ができる施設は限られるため, 早めの相談が必要である.

特殊組成アミノ酸製剤

- **肝性脳症発症**には, **血中アンモニア値の上昇**と, AAAと分岐鎖アミノ酸 (BCAA) のバランスの崩れ, **fischer比** (BCAA/AAA) **の低下**が関与している.
- BCAAを多く含む特殊組成アミノ酸製剤を投与することで, アミノ酸のアンバランスを改善することを目的としている.
- BCAA自体が窒素負荷となる場合もあるため, 投与する場合には肝性脳症の増悪に注意が必要である.

ステロイド投与

- 自己免疫性, 薬剤性の肝不全を考える場合に行われる.
- 炎症性サイトカインの抑制, 過剰免疫を抑制することが目的である.

観察のポイント

● アンモニア（NH_3）の提出方法を確認しておく．施設によって「氷水に入れる」「激しく混和させる」など方法が異なる．

自施設でのアンモニアの検体の取り扱い方法を記載

意識レベル

● 肝性脳症による意識障害は，治療方針や予後に影響を与える．
● 昏睡は**表2**の昏睡度分類[1]を用いて評価し，観察を行う．
● 肝性脳症では脳浮腫を併発する症例が多く，昏睡の症例ではクッシング現象や呼吸状態の変動など，頭蓋内圧亢進症状に注意が必要である．
● 侵襲によってせん妄を発症する症例もあり，意識レベルの評価は困難な場合がある．
● 意識レベルの変化があった場合は，常に肝性脳症や頭蓋内圧上昇の可能性を念頭に置き，観察する．
● 脱水・便秘・消化管出血・感染などは肝性脳症の増悪因子であり，注意する．

表2 》肝性脳症の昏睡度分類（犬山シンポジウム, 1972）

昏睡度	精神症状	参考事項
I	・睡眠・覚醒リズムの逆転 ・多幸気分，ときに抑うつ状態 ・だらしなく，気にとめない状態	・retrospective にしか判定できない場合も多い
II	・指南力（とき・場所）障害 ・物をとり違える（confusion） ・異状行動（例：お金をまく，化粧品をゴミ箱にすてるなど） ・時に傾眠傾向（普通の呼びかけで開眼し，会話ができる） ・無礼な言動があったりするが，医師の指示には従う態度をみせる	・興奮状態がない ・尿・便失禁がない ・羽ばたき振戦あり
III	・しばしば興奮状態，せん妄状態を伴い，反抗的態度をみせる ・嗜眠傾向（ほとんど眠っている） ・外的刺激で開眼しうるが，医師の指示には従わない，または従えない（簡単な命令には応じる）	・羽ばたき振戦あり ・指南力障害は高度
IV	・昏睡（完全な意識の消失） ・痛み刺激には反応する	・刺激に対して，払いのける動作，顔をしかめる
V	・深昏睡 ・痛み刺激に反応しない	

持田 智，他：肝臓　2011；52（6）：393-398

循環動態

● 肝不全では低アルブミン血症による**膠質浸透圧の低下**，高サイトカイン血症による**血管透過性の亢進**が起こり，**循環血液量が減少している**状態であり，**組織循環が低下する**危険性がある．

● **循環血液量の減少**は，肝臓の再生を阻害し壊死を悪化させ，肝不全の状態をより悪化させる危険性がある．血圧や心拍数，水分バランスや各種検査データなどを観察していく．

● **乳酸値**は組織における低酸素症の評価に用いられるが，**肝臓で代謝されるため，肝不全の症例では注意して評価する必要がある**．

呼吸状態

●　肝不全では血漿膠質浸透圧の低下，炎症の波及による血管透過性の亢進により，**肺うっ血**となり**低酸素血症に陥る**危険性がある．

●　急性呼吸窮迫症候群（ARDS）となり，重度の呼吸不全を呈する症例もあるため，呼吸音や呼吸パターン，動脈血ガス分析や胸部X線などを観察し，酸素療法や人工呼吸管理の適応を評価する．

頭蓋内圧亢進症状

●　**肝性脳症**では，多くの場合で**脳浮腫を併発**しており，脳浮腫による頭蓋内圧上昇から脳ヘルニアを発症し，死に至る場合もある．

●　肝性脳症の症例では「脳灌流圧（CPP）＝平均血圧（MAP）－頭蓋内圧（ICP）」が維持できているか評価する．

●　頭蓋内圧を測定できない状況であっても，クッシング現象や呼吸状態の変化など，脳灌流圧や頭蓋内圧上昇を意識した観察が必要である．

感染性合併症

●　急性肝不全の重症例では，人工呼吸管理や人工肝補助療法などで各種デバイスが留置されることが多く，感染性合併症が起こるリスクが高い状態にある．

●　**ステロイドパルス療法**を実施した場合は，**易感染状態**にあるため，感染性合併症にはとくに注意する．

急性肝不全

意識レベルの変化

● 肝不全に伴う昏睡は，治療方針や予後に影響を与えるため，常に肝性脳症に伴う意識障害が起こりえることを念頭に患者を観察する必要がある．

● 不穏やせん妄になった，入眠したと判断した症例が，実は肝性脳症に伴う意識レベルの変化であって，気がついた時には脳ヘルニアの状態だったという場合もある．そのため，意識レベルの観察は，注意深く行う必要がある．

循環の安定

● 血漿膠質浸透圧の低下，血管透過性の亢進により，循環血液量が減少し，循環動態が不安定な状態である．可能な限り安静が必要となる．

● 循環血液量が減少した状態では，体動から血圧が低下し，循環不全となる場合や，肝臓の壊死の増悪，脳浮腫の増悪につながる場合もある．

● 循環に影響を及ぼし酸素消費量を増大させる危険性のある，不必要な体動やケアを控える必要がある．

呼吸の安定

● 呼吸状態の安定を図るために，酸素消費量を増大するような状況が必要最低限となるよう管理する．

● 必要時に酸素療法や人工呼吸管理が実施できるように，主治医と治療方針を共有しておくことが重要である．

● 低酸素血症は肝臓の再生を阻害し，肝細胞の壊死を悪化

させ，脳浮腫を悪化させる要因となりえる．呼吸状態を
安定させるために，適切な酸素療法や人工呼吸管理が必
要となる．
● 腹水によって横隔膜が圧迫され，換気不良となることが
ある．腹部の圧迫を解除するため，体位の調整も重要で
ある．

精神的なケア

● 昏睡Ⅱ度の肝性脳症を発症し重症度判定で予後不良と判
断された場合，肝臓移植ができない場合は死亡宣告と同
様である．親族からの生体肝移植を受ける場合にも，ド
ナーとなる親族の不安は小さくない．
● 肝性脳症を発症したケースでは，患者だけでなく家族に
とっても大きなストレスになるため，患者・家族への精神
的なケアが必要となる．

Memo

予後因子

急性肝不全の重症度の判定は，肝移植適応につながり，肝性昏睡II度が出現した時点，人工肝補助を開始した時点で重症度の判定を行う．わが国のスコアリングシステム（**表**）[2]では，発症から昏睡II度が出現するまでの日数，PT，総ビリルビン，直接ビリルビン，血小板，肝萎縮の有無をスコアリングし，合計点が5点以上で死亡と予測するのが一般的である．

昏睡II度の発症時期については，症状発現から昏睡までの期間が10日以内の急性型と11日以上の亜急性型では後者で死亡率が高く，症状発現から昏睡までの期間がより長いLOHFではさらに予後が不良である．

表 》 移植適応基準スコアリング（肝移植適応ガイドライン 2008）

スコア	0	1	2
発症〜昏睡（日）	0〜5	6〜10	11≦
PT（%）	20<	5< ≦20	≦5
総ビリルビン（mg/dL）	<10	10≦ <15	15≦
直接ビリルビン（mg/dL）	0.7≦	0.5≦ <0.7	<0.5
血小板（×10⁴）	10<	5< ≦10	≦5
肝萎縮	なし	あり	

スコア合計と予測死亡率 0点：ほぼ0%，1点：約10%，2〜3点：20〜30%，4点：約50%，5点：約70%，6点以上：90%以上

文献2）より引用

引用文献

1) 持田智ほか：我が国における「急性肝不全」の概念，診断基準の確立：厚生労働省科学研究費補助金（難治性疾患 克服研究事業）「難治性の肝・胆道疾患に関する調査研究」班，ワーキンググループ-1，研究報告．肝臓 52（6）：393-398, 2011

2) 厚生労働省「難治性の肝・胆道疾患に関する調査研究」班：劇症肝炎に対する肝移植適応ガイドライン．2008

重症急性膵炎

疾患の概要

- 何らかの原因で活性化された膵酵素による膵臓の自己消化で炎症が起こる.

- 膵消化酵素前駆体の1つであるトリプシノーゲンが何らかの理由により膵内で活性化されてトリプシンとなり, それに伴ってほかの消化酵素も活性化され, 膵炎を発症する.

- 原因:アルコール性(約31%), 胆石性(約24%), 特発性(約17%)の順に多い[1]. 男性ではアルコール性, 女性では胆石性が最も多い(男女比:2:1).

- ほかの原因:手術, 脂質異常症, 内視鏡的逆行性膵胆管造影(ERCP), 膵胆管合流異常, 膵腫瘍, ウイルス感染, 薬剤(ステロイド, 利尿薬など)など.

- 症状や臨床所見:持続する腹痛や悪心・嘔吐, 発熱を認め, 重症化するとサイトカインや好中球の遊走による全身性炎症反応症候群(SIRS)や多臓器不全(MOF)など.

- 重症急性膵炎は致命率が高く, 年齢とともに致命率は上昇する.

診断

- 急性膵炎の診断基準を**表1**, 重症度判定基準を**表2**, Pancreatitis Bundle を**表3**に示す.

表1 》》急性膵炎の診断基準
（厚生労働省難治性膵疾患に関する調査研究班2008年）

1. 上腹部に急性腹痛発作と圧痛がある.
2. 血中または尿中に膵酵素の上昇がある.
3. 超音波，CT または MRI で膵に急性膵炎に伴う異常所見がある.

上記3項目中2項目以上を満たし，他の膵疾患および急性腹症を除外したものを急性膵炎と診断する．ただし，慢性膵炎の急性増悪は急性膵炎に含める.
注：膵酵素は膵特異性の高いもの（膵アミラーゼ，リパーゼなど）を測定することが望ましい.

文献2）p.32より引用

血液・尿検査

● 血中の膵酵素アミラーゼやリパーゼの上昇を認める．尿中アミラーゼなどが挙げられる.

● 血中アミラーゼは迅速に測定することが可能であるが，発症後にはすみやかに正常化することや，特異性が低く，ほかの疾患でも上昇するため，注意が必要である.

超音波検査

● 膵腫大や膵周囲への炎症の波及などについて，侵襲なく検査することができる.

● 重症急性膵炎では，腸管内にうっ滞したガス像などにより描出が不良なことがある.

胸腹部 X 線

● 膵炎自体の診断では有効ではないが，ほかの疾患との鑑別診断ができる.

● 膵炎では麻痺性イレウスの所見や，重症化した膵炎の炎症の波及から，左胸水貯留などの所見を認める.

表2 》急性膵炎の重症度判定基準
（厚生労働省難治性膵疾患に関する調査研究班2008年）

A. 予後因子（予後因子は各1点とする）

1. Base Excess≦−3 mEq/L，またはショック（収縮期血圧≦80 mmHg）
2. PaO₂≦60 mmHg（room air），または呼吸不全（人工呼吸管理が必要）
3. BUN≧40 mg/dL（or Cr≧2 mg/dL），または乏尿（輸液後も1日尿量が400 mL以下）
4. LDH≧基準値上限の2倍
5. 血小板数≦10万/mm³
6. 総Ca≦7.5 mg/dL
7. CRP≧15 mg/dL
8. SIRS診断基準*における陽性項目数≧3
9. 年齢≧70歳

＊：SIRS診断基準項目：（1）体温＞38℃または＜36℃，（2）脈拍＞90回/分，（3）呼吸数＞20回/分またはPaCO₂＜32torr，（4）白血球数＞12,000/mm³か＜4,000/mm³または10％幼若球出現

B. 造影CT Grade

1. 炎症の膵外進展度

前腎傍腔	0点
結腸間膜根部	1点
腎下極以遠	2点

2. 膵の造影不良域
膵を便宜的に3つの区域（膵頭部，膵体部，膵尾部）に分け判定する．

各区域に限局している場合，または膵の周辺のみの場合	0点
2つの区域にかかる場合	1点
2つの区域全体を占める，またはそれ以上の場合	2点

1＋2 合計スコア

1点以下	Grade1
2点	Grade2
3点以上	Grade3

重症の判定

①予後因子が3点以上，または②造影CT Grade2以上の場合は重症とする．

文献2）p.26より引用

CT

● 消化管ガスなどの影響を受けることなく，画像診断ができる．

表3 》Pancreatitis Bundles 2021

急性膵炎では，特殊な状況以外では原則的に以下のすべての項が実施されることが望ましく，実施の有無を診療録に記載する

1. 急性膵炎診断時，診断から24時間以内，および，24〜48時間の各々の時間帯で，厚生労働省重症度判定基準の予後因子スコアを用いて重症度を繰り返し評価する．
2. 重症急性膵炎では，診断後3時間以内に，適切な施設への転送を検討する．
3. 急性膵炎では，診断後3時間以内に，病歴，血液検査，画像検査などにより，膵炎の成因を鑑別する．
4. 胆石性膵炎のうち，胆管炎合併例，黄疸の出現または増悪などの胆道通過障害の遷延を疑う症例には，早期のERCP＋ESTの施行を検討する．
5. 重症急性膵炎の治療を行う施設では，造影可能な重症急性膵炎症例では，初療後3時間以内に，造影CTを行い，膵造影不良域や病変の拡がりなどを検討し，CT Gradeによる重症度判定を行う．
6. 急性膵炎では，発症後48時間以内はモニタリングを行い，初期には積極的な輸液療法を実施する．
7. 急性膵炎では，疼痛のコントロールを行う．
8. 軽症急性膵炎では，予防的抗菌薬は使用しない．
9. 重症急性膵炎では，禁忌がない場合には診断後48時間以内に経腸栄養（経胃でも可）を少量から開始する．
10. 感染性膵壊死の介入を行う場合には，ステップアップ・アプローチを行う．
11. 胆石性膵炎で胆嚢結石を有する場合には，膵炎沈静化後*，胆嚢摘出術を行う．

＊：同一入院期間中か再入院かは問わない．

文献3）p.27より引用

● 膵腫大や膵実質の不均一化，膵周囲への炎症の波及などを認める．ほかの疾患との鑑別にも有効である．

治療

輸液

● 重症急性膵炎では血管透過性の亢進などにより，循環血液量の減少を認め，循環血液量減少性ショックをきたしやすい．さらに，循環血液量が減少することで虚血を誘

発し，膵炎の悪化をまねくという悪循環をきたす.

● 循環動態を安定させるため，平均血圧や時間尿量の維持を目標に，輸液量を調整する.

鎮痛薬

● 急性膵炎では持続的に激しい疼痛を認めるため，すみやかに鎮痛薬を投与する必要がある.

● アセトアミノフェン，非ステロイド性抗炎症薬（NSAIDs），ブプレノルフィン塩酸塩（レペタン®），ペンタゾシン（ペンタジン®，ソセゴン®）などの非オピオイド性鎮痛薬を投与する.

● さらに疼痛がひどい場合にはオピオイドも考慮する.

抗菌薬

● 腸管由来の細菌が膵臓へ移行し，膵壊死組織で感染を合併することで予後はさらに悪化する.予防的抗菌薬は推奨されていないが，感染が疑われれば可及的すみやかに抗菌薬を投与すべきである.

● 軽症例では抗菌薬は不要とされることも多いが，重症例では後述の蛋白分解酵素阻害薬と併用した蛋白分解酵素阻害薬・抗菌薬膵局所動注療法が選択されることがある.

蛋白分解酵素阻害薬

● 膵酵素の活性化を阻害する目的で，蛋白分解酵素阻害薬を投与することが多い.しかし，効果を示す良質なエビデンスがなく，投与されないこともある.

- 膵臓は薬剤の移行性がほかの臓器とくらべて低く，重症急性膵炎では膵臓の炎症に伴う血管攣縮や微小血栓形成による膵壊死が起こる．そのため，直接動脈にカテーテルを留置して薬剤を投与する場合がある(膵臓の虚血や炎症の部位によって，総肝動脈や胃十二指腸動脈，脾動脈，腹腔動脈などにカテーテルの先端を留置する)．
- 投与する薬剤としてはガベキサートメシル酸塩（エフオーワイ®），ナファモスタットメシル酸塩（フサン®），ウリナスタチン(ミラクリッド)を用いる．
- 2021年のわが国のガイドラインでは，通常の診療として実施する適応はないと記述されている．

栄養管理

- 異化亢進やバクテリアルトランスロケーションの観点から，循環動態が安定した比較的早期から経腸栄養を開始する．
- 十二指腸に炎症が及んでいることを考慮し，透視下もしくは内視鏡下で空腸内へ栄養チューブ先端を留置して投与することもある．

観察・ケアのポイント

循環管理

- 尿量や血圧などをモニタリングし，輸液を行う．
- 指標としては尿量 ≧ 0.5〜1mL/kg/hr，平均血圧 ≧ 65mmHg が維持できるよう管理する．
- このほかにも，必要に応じてフロートラック センサー®などを用いて，十分に循環動態を把握し，過剰輸液となら

ないよう調整していく必要がある.

呼吸管理

- 腸管の浮腫や腹水などの影響から腹腔内圧が上昇することで, 横隔膜の動きが制限される.
- 全身性炎症反応症候群 (SIRS) により肺の微小血管が損傷し, 血管透過性が亢進されることで急性呼吸窮迫症候群 (ARDS) などを併発することもある.
- 呼吸困難や呼吸数, SpO_2, 胸部 X 線などを観察し, 場合によっては人工呼吸管理を行う.

苦痛の緩和

- 持続する腹痛や悪心, 呼吸困難, 治療に伴う安静保持など, 患者にはさまざまな苦痛が生じている. 薬剤投与による症状緩和や痛みの評価, 安楽な体位の調整などを行う.
- 膵炎そのものや集中治療下での影響により, 意識障害やせん妄などを認めることがあるため, せん妄などの評価, 対応も必要である.

その他

- 腹腔内圧上昇に注意する.

引用文献

1) 正宗淳ほか：日本における急性膵炎の実態—全国調査より—. 胆と膵 34 (10)：1031-1034, 2013
2) 武田和憲, 大槻 眞, 北川元二, 他. 急性膵炎の診断基準・重症度判定基準最終改訂案. 厚生労働科学研究補助金難治性疾患克服研究事業難治性膵疾患に関する調査研究, 平成 17 年度総括・分担研究報告書 2006; 27-34. (OS)
3) 急性膵炎診療ガイドライン 2021 改訂出版委員会編：急性膵炎診療ガイドライン 2021. 第 5 版, 金原出版, 2021

COLUMN

動注療法の注意点

　動注カテーテルは屈曲しないようにしっかりと固定し，マーキングによってカテーテルの位置のずれを確認する．炎症の部位によってカテーテルの先端が留置される場所は異なる(**図**)．

　患者には事前に，下肢の屈曲を避けること，下肢の安静が必要であること，その他治療期間や治療内容について説明しておく．

<動注カテーテルの固定方法の1例>

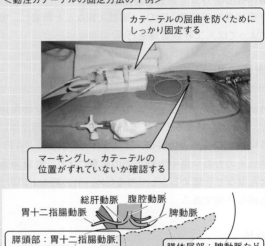

カテーテルの屈曲を防ぐためにしっかり固定する

マーキングし，カテーテルの位置がずれていないか確認する

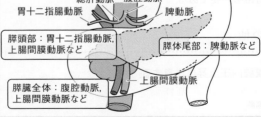

総肝動脈　腹腔動脈
胃十二指腸動脈　　　　　脾動脈

膵頭部：胃十二指腸動脈，上腸間膜動脈など

膵体尾部：脾動脈など

膵臓全体：腹腔動脈，上腸間膜動脈など

上腸間膜動脈

図 》動注カテーテルの固定方法の例と炎症部位別のカテーテル留置位置

熱傷

疾患の概要

● 熱傷は，外傷のなかでも生体へ最大の侵襲を加える．感染との戦いが余儀なくされ，敗血症から生じる多臓器不全（MOF）により生命危機に陥る．

● 熱傷は物理的な熱作用（衣服への引火や火事，風呂や油，湯たんぽなど），化学薬品による損傷（化学熱傷），放射線による損傷（放射線熱傷），電撃による損傷（電撃傷）などの外的因子による皮膚損傷で，さまざまな原因により受傷する．

● 病期は①熱傷ショック期（48〜72時間），②熱傷感染期（受傷後5〜7日以降），③社会復帰準備期に分けられる．

● 超急性期の循環管理，呼吸管理，refilling期の体液管理，創管理，感染コントロール，栄養管理，急性期からのリハビリテーション，社会復帰までのメンタルサポートなど多角的介入が必須であり，チーム医療の推進が重要である．

診断

● 熱傷の重症度は以下の指標を用いて診断する．

①深達度の分類（**表1**）

②熱傷面積（**図1**）

・熱傷面積の推定方法には，5の法則や9の法則，Lund and Browder の法則がある．

③熱傷指数と熱傷予後指数

・熱傷指数（burn index：BI）

BI＝Ⅱ度熱傷面積×1/2＋Ⅲ度熱傷面積

＜10～15以上は重症＞

・熱傷予後指数（prognostic burn index：PBI）

PBI＝BI＋年齢

＜100以上は重症，120を超えると死亡率は90%を超える＞

④Artzの基準（一部改変）に基づく病院選定の基準

重症：熱傷専門施設での入院加療を要す
　　　Ⅱ度 30% BSA 以上
　　　Ⅲ度 10% BSA 以上
　　　気道熱傷の疑い
　　　特殊部位（顔面，手，関節部，会陰部）などの
　　　熱傷
　　　軟部組織損傷を伴うもの
　　　化学損傷
　　　電撃傷・雷撃傷
中等症：一般病院での入院加療を要す
　　　　Ⅱ度 15 ～ 30% BSA，特殊部位を除く
　　　　Ⅲ度 2 ～ 10% BSA，特殊部位を除く
軽症：外来通院
　　　Ⅱ度 15%未満
　　　Ⅲ度 2%未満

文献1）より改変

Memo

表1 》熱傷深度（日本熱傷学会分類）と臨床所見

熱傷深度(略)	障害組織	外見	症状	治癒過程
I度 (epidermal burn：EB)	表皮（角質層）	紅斑（血管の拡張・充血）	疼痛，熱感	数日で治癒瘢痕なし
浅達性II度 (superficial dermal burn：SDB)	表皮（有棘層，基底層）	水疱形成（水疱底の真皮が赤色）	強い疼痛，灼熱感	1〜2週間で治癒瘢痕なし
深達性II度 (deep dermal burn：DDB)	真皮（乳頭層，乳頭下層）	水疱形成（水疱底の真皮が白色，貧血状）	疼痛，知覚鈍麻	3〜4週間で治癒肥厚性瘢痕あり
III度 (deep burn：DB)	真皮全層，皮下組織	壊死，白色レザー様，褐色レザー様，炭化	無痛性	自然治癒なし植皮しないと瘢痕拘縮あり

文献1）より引用

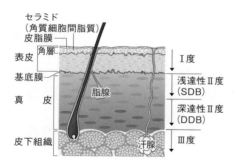

熱傷

Memo

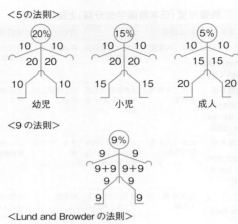

<5の法則>

20%

10　10
20　20
10　　10

幼児

15%

10　10
20　20
15　　15

小児

5%

10　10
15　15
20　　20

成人

<9の法則>

9%

9　9
9+9　9+9
9　9
9　　9

<Lund and Browderの法則>

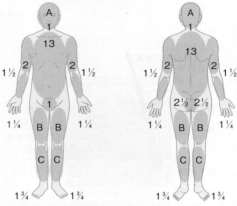

Area	Age 0	1	5	10	15	Adult
A=half of head	9½	8½	6½	5½	4½	3½
B=half of one thigh	2¾	3¼	4	4½	4½	4¾
C=half of one lower leg	2½	2½	2¾	3	3¼	3½

図1 》 熱傷面積の推定方法

文献2）より改変

治療

初期診療

● 熱傷の初期診療はABLS（Advanced Burn Life Support course）に沿って行う．外傷におけるJATECと同様に行われるが，ABLSは熱傷に特有の評価・処置が含まれる．

[Primary survey]

A：気道熱傷評価；疑わしければ挿管を考慮する．

B：CO中毒を考え100％酸素投与を行う．胸郭全周性の熱傷の場合は減張切開を考慮する．

C：四肢の全周性の熱傷の場合は，四肢末端の血流を評価し，必要に応じて減張切開を考慮する．

D：CO中毒，薬物中毒，低酸素，基礎疾患に起因するものなどの鑑別が必要である．

E：乾いたシーツですみやかに保温する．

[Secondary survey]

・AMPLE に基づく聴取を行う．とくに受傷機転は詳細に聴取する（熱傷の原因：火災，高温液体，化学物質，電気など）．

・頭からつま先までを観察し，熱傷の重症度（熱傷進達度，面積の算定）を判定する．

・熱傷の進行を止める．汚染された着衣を除去し，必要に応じてシャワー浴を実施する．

・処置を行う際は，スタンダードプリコーションを徹底する．

輸液管理

● 成人で15％ TBSA 以上，小児で10％ TBSA 以上では，

表2 》小児維持輸液量

体重	輸液量
～10 kg	100 mL/kg/24 h
11～20 kg	1,000 mL＋50×(BW−10 kg)
21 kg～	1,500 mL＋20×(BW−20 kg)

受傷後2時間以内に輸液療法を開始することが推奨される.

・成人：乳酸リンゲル液2～4mL×体重(kg)×熱傷面積(%)

受傷後8時間でその半量を，その後の16時間で残りの半量を投与する(近年の過剰輸液を戒める傾向を反映して，2010 ABLS fomulaでは4mLの半分の量となっている).

・小児(体重≦30kg)：乳酸リンゲル液3～4mL×体重(kg)×熱傷面積(%)

小児においては5%ブドウ糖液による維持輸液を追加する(**表2**).

● 尿量や循環動態をみながら，輸液の管理を行う．輸液内容は乳酸リンゲル液が基本である.

手術

● 熱傷創の感染をコントロールして，3～4週間のうちにすべての熱傷創の上皮化を目標とする.

● 早期手術は，広範囲熱傷の治療においては非常に重要である．受傷後1週間以降で，局所感染が生じ，感染症の合併で予後が大きく左右する.

● 手術は，1回目は熱傷ショック期(48時間以内)，2回目は受傷5～6日目頃に行われ，その後は週1～2回の頻度で行われる.

感染症管理

●感染症が疑われた場合は以下を考慮する.
・熱傷創感染
・カテーテル関連感染
・呼吸器感染
・尿路感染
・消化管(バクテリアルトランスロケーション)
●偽膜性腸炎や深在性真菌症の可能性も念頭においておく.

熱傷

熱傷創管理

●基本的には,連日創処置を行う.手術により熱傷部位がなくなっても,採皮部の処置が必要である.
●処置を行う際は,鎮痛・鎮静管理を必ず行う.疼痛管理に使用される薬物療法は非麻薬(オピオイド)性鎮痛薬,麻薬性鎮痛薬,塩酸ケタミンなどがある.
●治療経過中,感染徴候を認めた場合は,シャワー浴を行う.
●処置中の鎮痛管理を徹底するとともに,呼吸・循環状態の観察が重要である.急変に備えた環境整備を行う.

栄養管理

●熱傷は生体に加わる侵襲のなかでも最大の侵襲であり,栄養管理は皮膚の上皮化を進めるうえで必要不可欠である.
●熱傷のエネルギー消費量は,健常人の安静時エネルギーの1.5〜2倍であり,著しい代謝亢進が起こる.

バイタルサイン，体重

● 熱傷部位によって，心電図モニターやマンシェットの装着が困難な場合があるため，電極やマンシェットによる創の悪化を防ぎながら，正しく測定できるよう管理する．

● 観血的血圧測定の場合は，針の抜去や接続外れなどの防が必要である．

● 体重は滲出液を含まない包帯交換直後に測ることが望ましい．

尿量

● 適正尿量（ABLS）は，成人で 0.5mL/kg/hr，小児で 1mL/kg/ 時である．

● ヘモグロビン尿が見られた場合には，適切に対処しないと腎障害をきたす．輸液量の増量やハプトグロビンの投与を検討する．

● ミオグロビン尿も見逃すと腎障害をきたすため，輸液量を増量する．

創状態

● 創処置時，必ず皮膚の状態を観察する．

● 感染を疑う場合は，すみやかに細菌培養（組織検体が望ましい）を提出する．

合併症の有無

- 以下の合併症の予防と早期発見に努める.
- 挿管に伴う呼吸器合併症
- カテーテル関連感染症(尿道留置カテーテル, 中心静脈カテーテル, 血管内留置カテーテル)
- 代謝亢進に伴う栄養障害, 長期臥床・瘢痕拘縮に伴う運動機能障害, 深部静脈血栓症など
- RST, NST, リハビリテーション, リエゾン(チームなど)の早期介入を行い, 多角的介入を実践する.

ケアのポイント

- 循環・呼吸・代謝・栄養といった急性期における全身管理の徹底が必要であり, 幅広い知識と技術が求められる.
- 感染予防・感染期での感染コントロールにおいては, スタンダードプリコーション, 環境整備, 創管理に加え, 皮膚が欠損していることによる疼痛や, 軟膏やガーゼによる不快感を軽減することが看護師の役割として大切である.
- 受傷範囲によっては長期入院や厳しいリハビリテーション, ボディイメージの障害により精神的苦痛は計り知れない. 精神的支援を継続する. 本人へのリエゾンチームや緩和の介入のみならず, 家族への支援も実践していく. 方針によって終末期ケアの実践が求められる.

引用文献

1) 岡本 健：熱傷治療マニュアル改訂2版（田中裕編著）, 中外医学社, 2013
2) 日本熱傷学会学会用語委員会編：熱傷用語集. 2015改訂版, p.53, 日本熱傷学会, 2015

参考文献

1) 日本熱傷学会学術委員会：熱傷診療ガイドライン. 改訂第3版, 熱傷47 (supple)：S1-S108, 2021

肺塞栓症（PE）

疾患の概要

● 肺塞栓症（PE）と深部静脈血栓症（DVT）をあわせて**静脈血栓塞栓症（VTE）**と呼び，PEを起こす原因のほとんどがDVTによるものとされている．

● PEは急性と慢性に分けることができ，多くの場合は急性PEであり，おもに急速に出現する肺高血圧や低酸素血症を示す病態である．とくに重症なPEとなると，血栓などによる機械的閉塞と肺血管攣縮により肺高血圧となり，肺血管床減少と気管支攣縮による換気血流比不均衡により低酸素血症を引き起こす．

● 急性PEを引き起こすと，肺高血圧により右室負荷が増大し，左室前負荷が減少する．その結果，心拍出量が減少し循環不全に陥り，ショックとなる．また，心停止する場合もある．

● 慢性PEは長期にわたって血栓・塞栓が残存し，肺高血圧を呈する慢性血栓塞栓性肺高血圧症といった状態になることがある[1]．

リスク因子

● PEの発症要因は血栓形成であり，血流停滞，血管内皮障害，血液凝固能亢進が原因として挙げられる．それぞれの要因のリスクを**表1**に示す．

Memo

表1 》 PE, DVT のリスク因子

血流停滞	血管内皮障害	血液凝固亢進
長期臥床	手術	悪性腫瘍
肥満	外傷	手術
加齢	CVC留置	薬物(経口避妊薬など)
全身麻酔	血管炎・抗リン脂質抗体候	感染症
下肢麻痺	群	脱水
長時間の座位(エコノミー	喫煙	抗リン脂質抗体症候群
クラス症候群)	など	など
など		

文献1)をもとに作成

表2 》 PE の自覚症状と臨床症状

自覚症状	臨床所見
呼吸困難, 胸痛, 発熱, 失神, 咳嗽, 喘鳴, 冷汗, 血痰, 動悸	頻呼吸, 頻脈, 血圧低下, 心雑音(Ⅱp音亢進)→肺高血圧, 頸動脈怒張→右心不全

文献1)をもとに作成

診断

- PEでは**表2**のような症状がみられることがある. しかし, 特異的な症状はなく, 症状からPEと確定診断することは難しい.

- 疑わしい症状があった場合, 確定診断するうえで各種検査が行われる.

- 低酸素血症($PaO_2 \leqq 80mmHg$), 低二酸化炭素血症($PaCO_2 \leqq 35mmHg$)は特異的な所見であるため, 動脈血ガス分析を行う.

- 凝固のマーカーとしてD-ダイマー(基準値:$1.0\mu g/mL$以下)はよく用いられ, 正常範囲であればPEを否定できる. しかし, 高値であっても必ずしもPEとはいいきれない.

- その他, 胸部X線, 12誘導心電図, 心エコー, 造影CT, 肺シンチグラフィなどを使用して診断する.

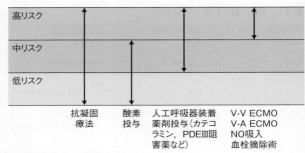

図 1 》PE の治療法

治療

● 各種検査（CT・エコーなど）で低・中・高リスク評価を行う. どの段階でもほとんどの場合, 抗凝固療法が必要になってくるが, その他の治療はリスク別で異なる（**図1**）.

予防

● PEの発症原因はDVTであることが多く, DVT発症予防がとくに重要になってくる.

● DVTは, 抗凝固療法（ヘパリン投与など）, 弾性ストッキング（弾性ストッキングの予防効果はほとんどないという研究が近年多くある）, フットポンプなどにより予防する.

● DVTがある場合は, 下大静脈フィルターを留置することがある.

Memo

重症PEの管理とケア

● 重症PEを発症した場合, 頻脈や血圧低下など血行動態悪化や, 呼吸数増加, SpO_2低下などの呼吸状態の悪化に備えて, 厳重に心拍数, 血圧, 呼吸数, SpO_2などのモニタリングを行う.

● モニタリングから得られるデータ以外にも, 胸痛や呼吸パターンの悪化, 呼吸困難感などの自覚症状の悪化はないか, モニタリングとあわせて注意して観察する.

● 人工呼吸管理, V-V/V-A ECMO, 外科的血栓摘除など高度な治療を要する場合があり, どの状況においても対応できるように準備をしておく.

観察のポイント

● 異常の早期発見のため, 患者の自覚症状はとても大切な情報となるが, PEの特異的な症状はない. そのため, 発症リスクが高い患者はとくに注意して観察する必要がある.

● ICUに入室する重症患者はPE, DVTの発症リスクが高いことが多い.

● リハビリテーション時にDVTが原因でPEを起こす可能性がある. 以下に示すDVT発症の症状にも注意して観察する.

・下肢の浮腫, 腫脹, 紅斑, 痛みなど

・足関節の背屈時にみられる腓腹部のホーマンズ徴候 (**図2**) が有名であるが, 特異的な症状とはいえない. つまり, ホーマンズ徴候がないからといって, DVTがないとはいえず, さまざまな症状を統合的にみて判断しなければならない.

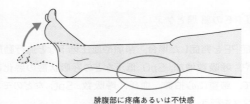

腓腹部に疼痛あるいは不快感

図 2 》 ホーマンズ徴候

文献 2) より引用

ケアのポイント

● すでにDVTが存在している，もしくはDVTのハイリスク
  と判断された場合は，とくにリハビリテーション時などに
  急性PEが起こる可能性があることを常に念頭に置く．

● 急性PEと思われる症状が出現した場合はケア，リハビリ
  テーションをすみやかに中止し，医師に報告する．モニタ
  リングを行い，急変に備えて救急カートなどの必要物品
  を用意する．

引用文献

1) 日本循環器学会ほか：肺血栓塞栓症および深部静脈血栓症の診断，治療，予防
   に関するガイドライン（2017年改訂版）
   https://www.j-circ.or.jp/cms/wp-content/uploads/2017/09/
   JCS2017_ito_h.pdfより2022年4月6日検索
2) 岸幹夫：深部静脈血栓症．循環器疾患ビジュアルブック（落合慈之監），第2版，
   p.340，学研メディカル秀潤社，2017

Memo

胆囊炎

疾患の概要

- 胆囊に炎症が生じた病態で，**90〜95%**は胆石に由来する．
- 胆石が胆囊管に嵌頓し閉塞をきたすことで，胆汁が胆囊内にうっ滞し，胆囊粘膜障害によって炎症性メディエーターの活性が生じ，胆囊炎となる（**図1**）[1]．
- 急性胆囊炎の病理学的分類を**表1**に示す．
- 胆石が存在しない胆囊炎（**無石胆囊炎**）がある．
- **リスク因子**として，手術，外傷，長期間のICU滞在，長期の絶食・経静脈栄養，糖尿病，動脈硬化症，膠原病，肝動脈塞栓術後の胆囊虚血などが挙げられる．
- 慢性胆囊炎は，胆囊炎の穏やかな繰り返しで起こり，胆囊粘膜の萎縮および胆囊壁の線維化が生じた状態で，胆石の慢性的な刺激により発症すると考えられている．
- 女性，多産，40歳代，肥満などの発症が多いとされる．
- 予後は良好であり，胆囊炎による死亡率は1%未満と報告されている[2]．

診断

- 「急性胆管炎・胆囊炎診療ガイドライン2018」による急性胆囊炎の診断基準は**表2**[1]のとおりである．
- Murphy's signとは，右上腹部の触診時に深呼吸をしてもらうと，痛みにより吸気できなくなることである（**図2**）．
- ICUにおいては，無石性胆囊炎は典型的な症状を伴わないことが多い．

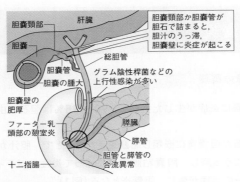

図1 》胆嚢炎

文献1) より引用

表1 》急性胆嚢炎の病理学的分類

分類	発症の経過	特徴
浮腫性胆嚢炎	発症2〜4日	胆嚢壁のうっ血，浮腫のみで壁構造は保たれた状態である
壊疽性胆嚢炎	発症3〜5日	胆嚢内圧の上昇によって胆嚢壁が圧迫され，その結果，動脈血行が停止して，組織の壊死が生じる
化膿性胆嚢炎	発症7〜10日	壊死組織に白血球が浸潤し，化膿が始まった状態である．炎症の修復によって胆嚢壁は硬く肥厚する．胆嚢壁を越えて壁外に化膿が波及すると，胆嚢周囲膿瘍となる

表2 》TG18 / TG13 急性胆嚢炎診断基準

A 局所の臨床徴候
　(1)Murphy's sign*1，(2)右上腹部の腫瘤触知・自発痛・圧痛
B 全身の炎症所見
　(1)発熱，(2)CRP値の上昇，(3)白血球数の上昇
C 急性胆嚢炎の特徴的画像検査所見*2

疑診：Aのいずれか＋Bのいずれかを認めるもの
確診：Aのいずれか＋Bのいずれか＋Cのいずれかを認めるもの

注）ただし，急性肝炎や他の急性腹症，慢性胆嚢炎が除外できるものとする．

*1 Murphy's sign：炎症のある胆嚢を検者の手で触知すると，痛みを訴えて呼吸を完全に行えない状態．
*2 急性胆嚢炎の画像所見：
・超音波検査(US)：胆嚢腫大(長軸径>8cm，短軸径>4cm)，胆嚢壁肥厚(>4mm)，嵌頓胆嚢結石，デブリエコー，sonographic Murphy's sign(超音波プローブによる胆嚢圧迫による疼痛)，胆嚢周囲浸出液貯留，胆嚢壁 sonolucent layer (hypoechoic layer)，不整な多層構造を呈する低エコー帯，ドプラシグナル．
・CT：胆嚢壁肥厚，胆嚢周囲浸出液貯留，胆嚢腫大，胆嚢周囲脂肪織内の線状高吸収域．
・MRI：胆嚢結石，pericholecystic high signal，胆嚢腫大，胆嚢壁肥厚．

文献2) より引用

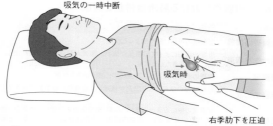

図2 》Murphy's sign

吸気の一時中断

吸気時

右季肋下を圧迫

重症度分類 (表3)[2]

- 重症急性胆嚢炎は，臓器障害により全身症状をきたし，生命予後に影響を及ぼす．
- 中等症は診断の遅れが臓器障害につながる重要な病態である．また，重篤な局所合併症 (**表4**) を併発する恐れがあるため，危険性を予測し対応する．

表3 》急性胆嚢炎重症度判定基準

重症急性胆嚢炎 (Grade III)

急性胆嚢炎のうち，以下のいずれかを伴う場合は「重症」である．
- 循環障害 (ドーパミン≧5μg/kg/min,もしくはノルアドレナリンの使用)
- 中枢神経障害 (意識障害)
- 呼吸機能障害 (PaO_2/FiO_2 比＜300)
- 腎機能障害 (乏尿，もしくはCr＞2.0mg/dL)
- 肝機能障害 (PT-INR＞1.5)
- 血液凝固異常 (血小板＜10万/mm^3)

中等症急性胆嚢炎 (Grade II)

急性胆嚢炎のうち，以下のいずれかを伴う場合は「中等症」である．
- 白血球数＞18,000/mm^3
- 右季肋部の有痛性腫瘤触知
- 症状出現後72時間以上の症状の持続
- 顕著な局所炎症所見 (壊疽性胆嚢炎，胆嚢周囲膿瘍，肝膿瘍，胆汁性腹膜炎，気腫性胆嚢炎などを示唆する所見)

軽症急性胆嚢炎 (Grade I)

急性胆嚢炎のうち，「中等症」，「重症」の基準を満たさないものを「軽症」とする．

文献2)より引用

表4 》 胆嚢炎における局所合併症と病態

合併症	病態
胆嚢周囲膿瘍	胆嚢壁の内側に膿が溜まった状態.
胆汁性腹膜炎	炎症や胆石によって胆嚢壁が破れ,胆汁が胆嚢の外に漏れ出し,腹膜に炎症をきたした状態
肝膿瘍	胆嚢の炎症が波及し,肝臓の中に膿が溜まる状態
胆嚢捻転症	胆嚢頸部の捻転により血流が途絶し,胆嚢壁に壊疽性変化を生じた状態
気腫性胆嚢炎	胆嚢壁の中にガスが溜まった状態.細菌感染を示唆し,胆嚢の局所的な炎症にとどまらず,腹腔内膿瘍,汎発性腹膜炎,敗血症など致死的な合併症を起こす
壊疽性胆嚢炎	浮腫性変化ののちに組織の壊死出血が起こった胆嚢炎.内圧の上昇により胆嚢壁を圧迫し,動脈分岐の血行を停止させ組織の壊死に至る
化膿性胆嚢炎	壊死組織に白血球が浸潤し化膿が始まった胆嚢炎

治療（表5）

● 初期治療は,絶食および十分な補液と抗菌薬の投与である.

● 初期治療と並行して,重症度判定基準を用いて重症度の判定を行う（**表3**）.初期治療の反応に応じて,頻回に重症度の再評価を行い,重篤化していないかを確認する.

● 急性胆嚢炎は,原則として胆嚢摘出術を前提とした治療が行われる.

● 経皮経肝胆嚢ドレナージ（PTGBD）が施行された場合には,胆汁の腸肝循環が障害されることによって,脂溶性物質の消化・吸収低下が生じ,脂溶性ビタミン（ビタミンK）が低下し,易出血性となる.そのため,PT–INR値が1.5以上を超える場合はビタミンKの補充を検討する.

観察・ケアのポイント

● ICU滞在中にも,胆嚢炎は新規に発症する可能性がある.
● 胆嚢炎は,胆石以外でも,胆嚢の血行障害,細菌や寄

表5 》 胆嚢炎の治療

全身管理	
絶食	胆嚢の安静，嘔吐・吐気の予防を目的とする
補液	嘔吐や下痢による脱水，電解質異常の補正を目的とする
抗菌薬投与	胆嚢炎における胆嚢胆汁中の細菌培養陽性率は40〜54%程度で，必ずしも細菌が存在するわけではないが，抗菌薬の適応となる
鎮痛	疼痛にはNSAIDsなどの鎮痛薬で対応する
胆道ドレナージ	経皮経肝胆嚢ドレナージ（PTGBD）などを行う
手術	腹腔鏡下胆嚢摘出術などを行う

・軽症であり，手術に耐えられる状態であれば，早期の腹腔鏡下胆嚢摘出術が望ましい．すぐに手術ができない状態であれば，保存的治療を先行し，状態が改善した後に腹腔鏡下胆嚢摘出術を考慮する．

・中等症では，早期の腹腔鏡下胆嚢摘出術が望ましい．ただし，局所の炎症が高度で炎症を抑えることが優先される場合は胆嚢ドレナージ術を行い，早期または待機的胆嚢摘出術を行う．

・重症では，まずは臓器障害の程度を判断し，臓器障害に対する全身管理を行い，全身状態が許すなら熟練した内視鏡外科医による腹腔鏡下胆嚢摘出術を検討する．手術に耐えられなく，胆嚢の炎症コントロールができなければ，早期のPTGBDを検討する（**図4**）[3]．

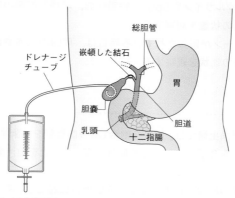

図4 》 経皮経肝胆嚢ドレナージ（PTGBD）

文献 3）をもとに作成

生虫感染，膠原病，経静脈栄養，術後などでも起こる．

● 胆嚢炎は腹痛全体の3〜10%を占めるとされている[4]．さらに，人口の10%は胆石を保有しており，そのうち15.5〜51%が有症状化するとされているため，メジャーな疾患であるといえる[2]．

- ICU患者は，人工呼吸器を装着していたり，鎮痛薬・鎮静薬が投与されていたりと，コミュニケーションが十分にとれないことがある．そのようななかで，胆嚢炎を早期に発見し対応するためには，腹部のフィジカルアセスメントをおろそかにしないことが重要である．
- 腹部疾患以外の患者にも，日頃から腹部フィジカルアセスメントや採血データをチェックする．
- リスク因子を有している患者や，腹痛や嘔吐，発熱は胆嚢炎の可能性があることを念頭に置く必要がある．

腹腔鏡下胆嚢摘出後

- バイタルサインやSpO_2，呼吸状態，喀痰や咳嗽の有無，疼痛の状態を観察する．
- ドレーンが留置されている場合は，周囲の発赤や出血，排液の性状を観察する．

胆汁漏

- 胆嚢摘出術では，胆管を吻合したり胆嚢管を結紮するが，この吻合部や結紮部から胆汁が漏れることを胆汁漏という．
- 術前の胆嚢炎による炎症が強い場合に起こるリスクが高くなる．
- 胆汁漏が起こると，腹腔内に漏れた胆汁によって腹膜炎が発症する．発熱や右季肋部痛の有無，ドレーンの排液に黄色の胆汁が混じっていないかを観察する．

Memo

PTGBD 施行後

● 胆汁の量や色の性状を観察する.

● ドレナージ初期は感染による膿性胆汁が排出されるが, 病状の改善に伴い黄色の胆汁となる. 結石が胆嚢頸部に嵌頓していれば, 透明な胆汁が出ることがある.

● 胆汁の分泌量は 600 〜 800mL/日程度である. 排泄量が少量の場合には, ドレーンの閉塞を疑い, 排液がなくなればドレーンの逸脱を考える.

胆嚢炎

COLUMN

食事開始のタイミング

　胆嚢炎の初期治療は, 絶食と十分な補液と抗菌薬の投与である. 手術で胆嚢摘出を行った場合は, 通常翌日に腸蠕動が確認できれば食事が開始となる. 軽症例で保存的治療を選択した場合は, 炎症が改善したことを確認して食事再開を検討する.

　ただし, 保存的治療や経皮経肝胆嚢ドレナージなどで, 胆石や胆嚢を除去せずに治癒した場合は, 再発率が 19 〜 47% 程度との報告がある. そのため, 食事再開によって急性胆嚢炎の発作が起こる可能性があり, 注意が必要である.

引用文献

1) 長谷川潔ほか：胆道感染症. 消化器ビジュアルブック（落合慈之監）, 第 2 版, p.326, 学研メディカル秀潤社, 2014
2) 高田忠敬編：TG18 新基準掲載　急性胆管炎・胆嚢炎診療ガイドライン 2018. p.52, p.86, 医学図書出版, 2018
3) 山本夏代：肝胆膵チューブのズバリ & ポケットメモ. 消化器外科ナーシング　20(9)：787-794, 2015
4) 若井俊文ほか：胆嚢炎. ニュートリションケア　3(6)：618-621, 2010
5) 井上宏之：ERCP/EST（内視鏡的胆管膵管ドレナージ/内視鏡的乳頭括約筋切開術）. 消化器外科ナーシング　23(3)：210-213, 2018

内視鏡的逆行性胆管膵管造影（ERCP）

　内視鏡的逆行性胆管膵管造影（ERCP）は，胆道や膵臓に何らかの疾患が疑われた場合に行う．十二指腸から内視鏡を十二指腸下降脚まで挿入し，カテーテルを膵胆管に入れて造影剤を注入しX線撮影することで，形態的な診断を行う検査である（図）[5]．

　また，この技術を応用し，胆管結石や閉塞性黄疸などの治療も行われる．胆石を除去する場合は，切開を加えて取り出し口を広げないと取り除くことはできないため，十二指腸乳頭切開術（EST）を加え，胆石の出口を確保する．

　ERCPの合併症としては，膵炎や胆管炎が挙げられるが，これは膵管や胆管の出口である十二指腸乳頭部にカテーテルや処置具が入ることによって乳頭部の腫れ，膵液や胆汁の流れが悪くなるためである．その他の合併症は消化管穿孔，出血，胆道感染症などがある．発生頻度は，0.2〜1%である．

　かつては胆嚢摘出術の術前検査として，胆管結石の有無を調べたり，胆道系の解剖を把握し手術に臨むために広く行われていた検査である．しかし，現在は磁気共鳴胆道膵管撮影（MRCP）など非侵襲的な検査が主流となってきている．

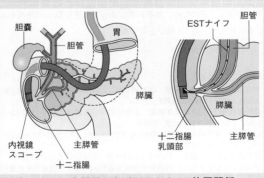

図 》ERCPの内視鏡およびESTナイフの位置関係

文献 5）より引用

NOMI（非閉塞性腸管膜虚血）

疾患の概要

● 明らかな動脈閉塞を認めないにもかかわらず，腸管虚血をきたす疾患概念である．

● 病態は現在も不明な点が多いが，**心原性ショックや敗血症に伴う全身の低灌流に対して生理的に反応する上腸間膜動脈（SMA）の攣縮を起因とする腸管虚血**と考えられている．

● 死亡率が高いため，**疑った場合には迅速な治療方針**の決定が必要である．

診断

● NOMIの診断は臨床的な総合判断によるものであり，特異的な血液検査は存在しない．診断には選択的血管造影検査が有用である．

● **リスク因子（表1）**を有する患者で，持続する高乳酸血症（lac＞5mmol/L），代謝性アシドーシス（pH＜7.2もしくはB.E＜−5），低血圧に加え，意識障害・腹痛など腸管虚血を疑う所見がある場合にはNOMIを疑う．

● まず，身体所見と採血結果（**表2**）からNOMIが疑われる場合には造影CTを行う．

● 造影CTにて腸管の造影不良，腸管壁の肥厚，門脈気腫などの所見を認め，NOMIが疑わしければ選択的血管造影検査を行う．

● 血管造影検査ではSMAの分岐部の狭小化，攣縮，末梢動脈の攣縮，腸管壁造影不良などの所見が認められる．

表1 》 NOMI のリスク因子

NOMIのリスク因子	NOMIのリスク因子（心臓血管外科術）
うっ血性心不全	術前因子：70歳以上
ジギタリス中毒	慢性腎臓病（CKD）
血液濃縮・脱水	大動脈弁狭窄症（AS）
高齢者	大動脈高度石灰化
不整脈	術中因子：長時間の人工心肺・手術
利尿薬の使用	術後因子：持続する高乳酸血症（lac＞5mmol/L）
ショック	代謝性アシドーシス（pH＜7.2もしくはBE＜-5）
透析	Nad使用量＞0.1μg/kg/分
糖尿病	輸血
熱傷	再開胸
膵炎	大動脈内バルーンパンピング（IABP）
血管収縮薬の使用	
低心拍出量症候群（LOS）	

表2 》 NOMI の身体所見，採血結果

身体所見	採血結果
意識障害	CK上昇
頻呼吸	LDH上昇
腹痛	AST（GPT）上昇
新規発症の乏尿，無尿	ALT（GOT）上昇
腸蠕動音の低下あるいは消失を伴う	高乳酸血症（lac＞5mmol/L）
腹部膨満感	代謝性アシドーシス（pH＜7.2もしくはB.E＜
輸液反応性の乏しいショック	-5），
リベド	

- 血管造影検査でNOMIが疑われる場合，続けて血管拡張薬の動注療法へ移行する．
- 特異的な症状に乏しいため，リスク因子について理解する必要がある．近年，基礎疾患を有する患者への手術適応が拡大されており，心臓血管外科術後患者を受け入れる場合は，心臓血管術後のリスクについても理解しておく必要がある（**表1**）．

Memo

治療

- NOMIは死亡率の高い予後不良な疾患である．開腹と動脈注射による治療方針を迅速に決定していく必要がある（**図1，2**）．
- 血管造影検査では，大腿動脈より4Frまたは5Frのシースを挿入し，SMAを選択造影する．
- ・NOMIを疑う所見を認めれば，続けて血管拡張薬の動注療法に移行する．
- ・血管拡張薬はパパベリン塩酸塩あるいはアルプロスタジル（Lipo PGE$_1$）のうち，どちらか効果があるほうを用いる．改善が認められれば，持続動注療法を開始する．
- NOMIを発症した場合bacterial translocationが生じるため，広域スペクトラムの抗菌薬投与も行う．輸液による初期蘇生と抗菌薬投与を組み合わせることで，死亡率を低下させる．

観察のポイント

- 急性期は循環動態，呼吸状態を含めた全身状態の管理を行う．
- 組織灌流を保ち，酸素需給バランスを適正化するため，輸液や輸血，昇圧薬・強心薬を使用する．

目標値（例）

Hb＞8.0g/dL	SvO$_2$＞65%
MAP＞65mmHg	CI＞2.5L/分/m^2
	乳酸値＜4mmol/L

※ノルアドレナリンなど血管収縮作用のある薬剤はできるだけ使用しない．

- 動注カテーテル刺入部の観察として，刺入部の出血，血腫，感染徴候（発赤・腫脹・疼痛），カテーテル屈曲・ずれの有無を観察する．

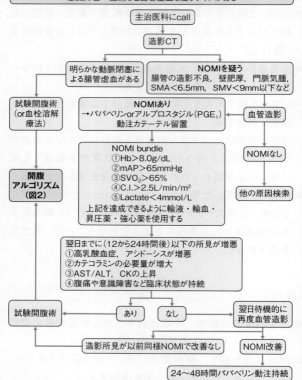

図 1 》 NOMI フローチャート

文献 1) より改変

Memo

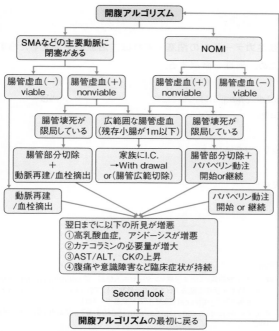

図2 ≫ 開腹アルゴリズム

文献 1) より改変

* Third look以降については症例ごとに検討する
* 広範囲な腸管虚血がある場合はWithdrawalも考慮する

Memo

ケアのポイント

● 動注カテーテルの閉塞・ずれは，治療の中断をもたらす
ため，管理を徹底する.

動注療法中のルールについて記載

固定：

シリンジ交換：

その他：

引用文献

1) 自治医科大学附属さいたま医療センター集中治療部：開心術周術期NOMI予防バ
ンドル. 特定非営利活動法人日本集中治療教育研究会（JSEPTIC）Webサイト，
ジャーナルクラブ／ Clinical Q&A, M＆Mに基づくプロトコル
http://www.jseptic.com/journal/mm150608_03.pdfより2022年4月6
日検索

参考文献

1) 佐藤瑞樹ほか：非閉塞性腸管虚血. INTENSIVIST 8（1）：193-202, 2016
2) 遠山信幸：心臓外科術後の非閉塞性腸管虚血症に対するNOMI Surviving
Campaign. 医療と安全（4）：23-27, 2015

Memo

PD（膵頭十二指腸切除術）後

疾患（膵がん）の概要

- 膵臓に生じた悪性腫瘍である．早期発見が難しく，症状出現時には進行がんであることが多いため，予後はきわめて不良である．

- 診断時に約70%の患者は手術での切除が不可能であるが，手術により根治術が行われれば5年生存率は約3倍（15%）になる．

治療

- 膵臓手術は腹部手術のなかでも最も難易度が高く，最大級の手術侵襲を伴う．

- **以下の理由**から，**術後合併症の危険性が高い**（30～70%）．

・吻合箇所が多い．

・十二指腸や膵臓などの後腹膜臓器は脂肪や結合組織の中に埋まっているため，手術手技が高難度である．

・血管が豊富な膵臓周囲を処置するために常に，出血の危険性が高い．

- 手術適応は遠隔転移がなく，周囲の主要血管（腹腔動脈や上腸間膜動脈）への浸潤がない場合に限られる．

- 膵頭部がんに対しては「膵頭十二指腸切除術（PD）＋リンパ節郭清＋消化管再建法」，膵体・尾部がんに対しては「膵体尾部切除＋リンパ節郭清」が行われる．

- 胃をどこまで切除するかによって，さまざまな術式が確立されている（**表1，図1**）．

表1 》》 術式別の特徴

術式	特徴
膵頭十二指腸切除術 （PD）	・吻合部の潰瘍発生予防のため，減酸目的に胃切除を実施する ・多臓器にわたり広範囲に切除するため，侵襲が大きい
幽門温存 膵頭十二指腸切除術（PpPD）	・消化機能の温存を目的として胃を温存する術式である ・術後，胃蠕動運動機能の回復遅延や胃内容物の排出遅延が発生する ・術後栄養状態はPDと比較して良好である
亜全胃温存 膵頭十二指腸切除術（SSPPD）	・PpPDにより幽門輪を温存することで，胃内容の排出遅延が増加することを懸念し，幽門輪を切除する術式である ・実際に胃内容物の排出遅延が改善するかどうかは定かではない
膵体尾部切除（DP）	・膵液漏が起こりやすい

PD，PpPD，SSPPD

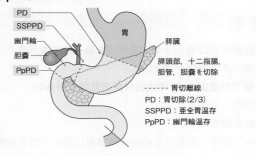

DP

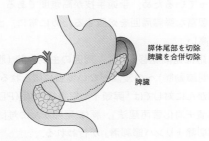

図1 》》 術式別の切除範囲

入室にあたり準備しておく物品を記載

ベッド

Memo

出血・水分出納バランス

● 好発時期（手術中の不完全な止血操作による**術後出血**）は，術後24時間以内である．

● **膵液漏**を起こした患者では，脾動脈や総肝動脈などの主要血管が膵液に曝され，術後数日経過してから動脈壁の破裂による**大出血**を起こすことがある．**緊急カテーテル術や緊急手術の適応**となる．

● 開腹術による不感蒸泄〈手術時間（時）×患者の体重（kg）×10（mL）〉や出血量，尿量など身体から出ていく水分は多いが，通常本術式では手術中に輸血は行われない．さらに手術による侵襲が加わり，交感神経の興奮や発熱による発汗が促進されることで，**循環血液量が減少**しやすい．

● ドレーン排液血性変化，心拍数上昇，血圧低下，呼吸数の上昇，チアノーゼの出現，尿量減少，意識レベル低下，尿量，尿比重，採血データ(Hb, Hctの低下)に注意する．

膵液漏

● 好発時期は**術後3〜7日**で，発生頻度は10〜20％である．

● 血清アミラーゼの正常値は37〜125U/Lである．

● 膵液漏の定義は**「血清アミラーゼ値の3倍以上のドレーンアミラーゼ値が術後3日以上持続すること」**[1]である．

● 膵液は強力な消化酵素（アミラーゼやリパーゼ）を含むため，消化管外に漏出すると自己消化を起こす．血管壁を破綻させれば**出血**，吻合部を破綻させれば**縫合不全**，消化管の内容物が漏れ出せば**腹腔内膿瘍**を引き起こし，

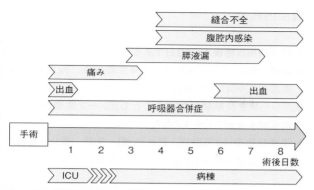

図2 》 術後合併症の好発期間

腹腔内感染の原因にもなる.

● 術翌日,それ以降は必要に応じて胆管空腸吻合部,膵空腸吻合部ドレーンの排液を検査に提出し,**ドレーンアミラーゼ値を確認**する.

● 膵管ドレーン色調の血性または膿性への変化,ドレーン刺入部の発赤,腹痛に注意する.

縫合不全

● 好発時期は**術後4〜9日**である.

● 術前からの膵臓機能不全による高血糖や,高齢による脆弱な組織,消化管の蠕動などの物理的刺激,膵液漏,腹腔内感染といった原因で発症する.

● おもに膵臓−十二指腸吻合部,胆管−空腸吻合部の吻合不全が起こる.

● ドレーン排液の膿性変化,炎症データ(WBC, CRP)の上昇,腹痛,腹部膨満の出現に注意が必要である.

腹腔内感染

- 好発時期は**術後4〜10日**である.
- 腹膜全体に波及すると急性汎発性腹膜炎, 敗血症から敗血症性ショックへ移行する.
- ドレーンを長期間留置することでドレーン関連感染症, 創部感染を起こしやすくなる.
- 腹膜刺激症状 (反跳痛, 筋性防御), 発熱, 激しい腹痛, 嘔吐, 炎症データ (WBC, CRP) の上昇に注意する.

ケアのポイント

ドレーン管理

- 異常の早期発見を行うためには, 挿入部位と目的, 正常な排液の性状や量について知っておくことが重要である (**図3, 表2**).
- ドレーンを長期間留置しておくことで感染症や痛み, 離床の遅延をまねくため, 可能な限り早期抜去が望まれる.

痛み

- 痛みのピークは**術直後〜2, 3日目**である.
- 離床や咳嗽, 患者の安楽を阻害しないため, 痛みは積極的に取り除く.
- 患者自己調節硬膜外鎮痛法 (PCEA) は, 硬膜外にカテーテルを挿入し, 術中から鎮痛薬を持続的に注入することで術後の痛みを軽減しようとするもの. 設定された量のオピオイド鎮痛薬 (フェンタニルクエン酸塩など) を患者が自分のタイミングでボタンを押し, ボーラス投与 (急速

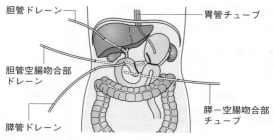

胆管ドレーン

胃管チューブ

胆管空腸吻合部
ドレーン

膵ー空腸吻合部
チューブ

膵管ドレーン

図3 》》 ドレーン刺入部と先端位置

静注)できる.

● PECAは患者がどのタイミングでボタンを押したかわからないため, 薬液の減り具合について適宜ボトルを確認し, 残液がなくなる前に薬液の追加もしくはカテーテルの抜去などの対応について検討しておく.

● リハビリテーションなどで身体を動かすタイミングなど患者の希望時にすぐ薬剤が使用できるよう, PCEAを含めた疼痛時の対応を医師に確認しておく.

● ドレーンや創部の位置, 痛みは我慢せず取り除くべきこと, PCEAの使用方法について患者に説明する.

● 悪心・嘔吐, 傾眠, 呼吸抑制などの副作用がある場合には, 薬液の流速減量や薬剤組成の変更を検討するため, 医師に相談する.

● PCEA使用中は下肢のしびれや感覚低下に注意する.

Memo

表2 》 PD後の各種ドレーン管理

名称	目的	正常	異常
胆管ー空腸吻合部ドレーン	胆管ー空腸吻合部の縫合不全の早期発見	・術直後は淡血性 ・徐々に漿液性へと変化	・100mL/時以上の血性排液：出血 ・胆汁様排液の増加：縫合不全 ・膿汁の排出：感染
膵ー空腸吻合部ドレーン	膵ー空腸吻合部の縫合不全時の早期発見	・術直後は淡血性 ・徐々に漿液性へと変化	・100mL/時以上の血性排液：膵液漏による出血 ・ドレーンアミラーゼ5000U/L以上：膵液漏 ・胆汁や膿汁様の排液：吻合部周囲の感染
胆管ドレーン	胆汁を体外に誘導し胆管ー空腸吻合部を減圧する	・ビリルビン色(黄色～赤茶色) ・200～300mL/日 ・術直後は吻合部浮腫のため排液量が多い ・3～4週間で抜去可	・術後早期に量が減少：胆管ー空腸吻合部の縫合不全，ドレーン位置不良 ・緑色の排液： (肝機能,胆道系血液データを確認)
膵管ドレーン	膵液を体外に誘導して膵管と吻合部を減圧する	・性状はほぼ透明 ・術直後は膵管の浮腫が強いため排液は少量，術後1週間で200～300mL/日 ・約3週間で抜去可	・術後数日経っても排液がまったくない：ドレーン閉塞 ・刺入部の発赤：膵液漏 ・ワインレッド色：縫合不全や膵液漏による出血
胃管	胃ー空腸吻合部や胃内の減圧，胃液の排出	・透明～黄緑色 ・経口摂取が可能となれば抜去可	・量の急激な増加：術後イレウス ・量の急激な減少：ドレーン位置不良や閉塞

リハビリテーション

● 術後1日目（医師の指示による）から立位，歩行を目指して離床を行う．

● 早期リハビリテーションは運動機能の改善のみでなく，呼吸器合併症予防や血流増加による創部癒合の促進，ICUで発症するせん妄の予防にも効果的である．

● 高侵襲な手術の後であり循環血液量が減少しやすいことに加えて，臥位から上体を起こすだけで約700mLの体液が下半身に移動するといわれる．また，臥床が長くなれば自律神経系の調整障害のため，起立性低血圧を起こ

しやすい状態にある.

● 体位変換による20%以上の収縮期血圧の変動やめまいなどの出現があった場合は，すみやかにリハビリテーションを中止する.

● PD後の患者は各種ドレーンやカテーテルにより，ICUに入室する患者のなかでもとくに体内留置物が多い.

● 体内留置物の計画外抜去や転倒に十分注意し，必ず事前に万全の環境調整（ドレーン類の固定確認，ベッド周囲の障害物撤去，足台の用意）やバイタルサインの測定を行ってからリハビリテーションを開始する.

● 初回リハビリテーションは最低2～3名（①患者の身体を支え表情や身体所見の確認，②ドレーンやカテーテル類の保持，③点滴棒の移動と不測の事態への対処）の看護師が介助できるよう人員を確保する.

リハビリテーション時に準備しておく物品を記載

栄養

- 消化管切除によって胃の蠕動運動や消化酵素の産生を促進するホルモン（モチリン）が欠如すること，胃幽門付近の虚血，腹腔内膿瘍などの合併症に付随する二次的な胃運動障害などが原因となり，胃内容排泄遅延（DGE）が起こる．

- PpPDではPDとくらべてDGEを発症する患者が多い．

- 手術の技術が向上しており，早くから経口摂取が可能となっているため，術後早期から胃管や腸瘻を使って経腸栄養を行わなくても良いとされている[2]．

- PD術後によく用いられる経腸栄養剤（エレンタール®など）は脂肪分を含まず低残渣であり，糞便量を減らすことで術後の腸管を安静に保つことができる．

- 経腸栄養を行う場合はチューブの不快感や計画外抜去，下痢に注意する．

- 経腸栄養剤を経口摂取する場合は，味の悪さで摂取が進まないことが考えられる．専用のフレーバーを使用したり，冷蔵庫で冷やすことで，口当たりが良くなることもある．

引用文献

1) Bassi C et al：Postoperative pancreatic fistula: an international study group (ISGPF) definition. Surgery 138 (1)：R8-R13, 2005
2) 日本膵臓学会膵癌診療ガイドライン改訂委員会編：膵癌診療ガイドライン 2019年版
http://suizou.org/pdf/pancreatic_cancer_cpg-2019.pdfより2022年4月4日検索

参考文献

1) 道又元裕ほか：ICU 3年目のノート．第1版（道又元裕編），p130-132，日総研出版，2013
2) 小松良平：膵頭十二指腸切除術（PD）．Intensive Care Nursing Review 4(1)：74-81, 2017

肝切除術後

肝臓の解剖（図1）

- 肝臓は右上腹部に位置し，肝右葉の前部は右結腸曲に接し，後部は右腎が接している．
- 肝左葉の後面に食道と胃が位置している．
- 肝臓は，肝鎌状間膜を境にして解剖学的右葉・左葉とカントリー線（胆嚢窩と下大静脈を結んだ線）を境とする外科的右葉・左葉に分かれる．
- 肝十二指腸間膜から分かれた3本のグリソン鞘が左葉，右葉前区域，右葉後区域のそれぞれを支配している．
- 肝動脈と門脈という2種類の流入血管がある．肝動脈は酸素を含み30％を担い，門脈は消化管から吸収された栄養素を含み70％を担う．
- 肝静脈は唯一の流出血管であり下大静脈へつながる．
- 肝臓で合成された胆汁が通る胆管がある．
- 血管と胆管が網の目のように全体に張り巡らされている．

肝臓の生理

- 肝臓の機能は，おもに代謝，解毒，胆汁の生成・分泌である．
- 肝臓は代謝の中心的役割を担っており，糖質，脂質，蛋白質の三大栄養素の代謝を行っている．
- 薬物や毒物を代謝し，尿や糞便，胆汁中に排泄する．
- 肝臓は胆汁を合成して十二指腸へ分泌している．胆汁は小腸での脂肪の消化吸収を助けている．
- ビタミンや鉄を貯蔵したり，心拍出量の約25％をプール

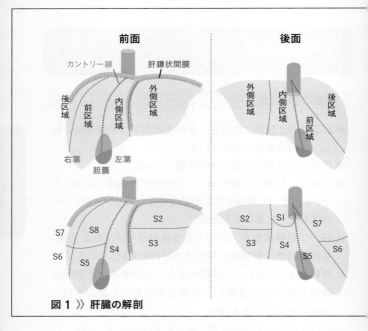

前面　　　　　　　　　　　　　　　　　　　後面

カントリー線　肝鎌状間膜

後区域　前区域　内側区域　外側区域

右葉　　左葉

胆囊

S7　S8　　S2

S6　　S4　S3

S5

S2　S1　S7

S3　S4　S6

S5

図1 》肝臓の解剖

することで循環血液量の調整にかかわっている.

● 肝臓に多く存在するナチュラルキラーT（NKT）細胞や,
細菌を貪食するクッパー細胞などにより, 生体防御にかか
わっている.

肝切除術の適応

● 肝細胞がんの治療の選択基準として, 肝癌診療ガイドライ
ン治療アルゴリズムに従って選択することが推奨されてい
る（**図2**）[1].

● わが国では, 肝細胞がんの37.7％, 肝内胆管がんの
72.9％で手術が選択されている[2].

● 肝切除の適応は, 肝臓に腫瘍が限局しており, 3個以下

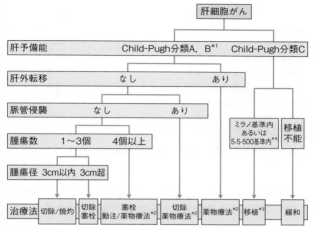

肝細胞がん

| 肝予備能 | Child-Pugh分類A，B[*1] | | | | | Child-Pugh分類C | |

肝外転移　　なし　　　　　　　　　　　あり

脈管侵襲　　なし　　　　　あり

腫瘍数　　1〜3個　　4個以上

腫瘍径　3cm以内　3cm超

ミラノ基準内あるいは5-5-500基準内[*4]／移植不能

| 治療法 | 切除/焼灼 | 切除塞栓 | 塞栓動注/薬物療法[*2] | 切除薬物療法[*2] | 薬物療法[*2] | 移植[*3] | 緩和 |

治療法について，2段になっているものは上段が優先される．
スラッシュはどちらも等しく推奨される．
*1：肝切除の場合は肝障害度による評価を推奨
*2：Child-Pugh分類Aのみ
*3：患者年齢は65歳以下
*4：遠隔転移や脈管侵襲なし，腫瘍径5cm以内かつ腫瘍数5個以内かつ
　　AFP500ng/mL以下

図2 》 治療アルゴリズム

日本肝臓学会編「肝癌診療ガイドライン2021年版」2021年．P76, 金原出版

である場合が望ましいとされているが，大きさについての
制限はないとされている．

● 手術適応を決定する際の術前肝機能評価法として，
Child-Pugh分類（**表1**）[3]やインドシアニングリーン15分
停滞率などで評価される．

・わが国においては，一般的な肝機能検査に加えてインドシア
ニングリーン15分停滞率を測定した結果と，予定する
肝切除量とのバランスから決定することが推奨されている．

・インドシアニングリーン15分停滞率とは，肝臓の機能
をみるものである．色素であるインドシアニングリーン

表1 》Child-Pugh 分類

項目 ポイント	1点	2点	3点
脳症	ない	軽度	ときどき昏睡
腹水	ない	少量	中等量
血清ビリルビン値(mg/dL)	2.0未満	2.0～3.0	3.0超
血清アルブミン値(g/dL)	3.5超	2.8～3.5	2.8未満
プロトロンビン活性値(%)	70超	40～70	40未満

各項目のポイントを加算しその合計点で分類する.

Child-Pugh分類	A　5～6点 B　7～9点 C　10～15点

日本肝癌研究会「臨床・病理　原発性肝癌取扱い規約第6版(補訂版)」2019年.
P15, 金原出版

　を静脈内に注入し，15分後に色素がどれだけ血液中に
残っているかを測定する．正常は10％以下である.

術式

開腹肝切除術

[部分切除]

● 肝機能が不良な症例に行われる.
● 腫瘍縁から5～10mmの距離をとって切除される.

[系統的肝切除]

● 肝十二指腸間膜から分かれるグリソン鞘の支配領域を切除する術式である.
● 左右の葉切除，区域切除，クイノー分類に基づく亜区域切除がある.
● 肝区域切除は，腫瘍の局在領域を支配する門脈の走行を考慮して，肝区域の1つを切除する方法である.
● 亜区域切除は，腫瘍の局在領域を支配する門脈の走行を考慮して行われる方法である.

腹腔鏡下肝切除術

● 肝部分切除や肝外側区域切除術が可能な腫瘍，かつ肝前下領域の末梢にある5cm以下の腫瘍に対して選択される.

術後合併症と観察のポイント

● わが国における肝切除後の周術期死亡率はわずか1.1%である[4].
● 肝切除後の合併症には出血，術後肝不全，胆汁漏，呼吸器合併症などがある.

後出血

● ショックの徴候に注意する（p.380「ショックの考え方」を参照）.
● 肝臓は血流が豊富な臓器であること，凝固因子を合成している臓器であることにより，後出血に注意する必要がある.
● **術直後から48時間以内**に起こりやすい.
● **数日から数週間後**に，胆汁漏や腹腔内膿瘍が原因で血管が破綻して出血する場合もある.
● 部位としては，肝離断面や横隔膜が多い.
● ドレーンが留置されている場合，100mL/時以上では再開腹となる可能性がある.

胆汁漏

● 胆汁漏は，感染による敗血症や肝不全につながる重篤な

術後合併症である.

● 胆汁漏とは,胆管から胆汁が漏出し,漏出した胆汁が体表や臓器と交通したものである.

● 肝切除後では,肝切離断端や肝外胆管,胆管を切除した際の空腸吻合部から胆汁が漏れ出ることがある.

● 診断基準は,**「術後3日目以降のドレーン排液中のビリルビン値が血清ビリルビン値の3倍以上である場合,また,胆汁貯留に対するドレナージ処置や胆汁性腹膜炎に対して再手術が必要な場合」**である[5].

● 胆汁漏は以下の3つのGradeに分類されている.

・Grade A:治療を必要としない

・Grade B:再開腹以外の治療が必要である

・Grade C:再開腹が必要である

● 多くの場合は**術後早期に発症するが,術後2週間以上経過してから発症する遅発性のものもある**.

● 胆汁漏は時間とともに自然閉鎖するが,それまでドレーン留置が必要である.

● 胆汁の漏出が減少しない場合,漏出形態を把握することが重要であり,形態によって対応を選択する必要がある.

● 離断型胆汁漏は,ドレーン管理では改善しないことがある.その場合,胆汁漏出を止めるために無水エタノールによる胆管焼却が実施される.

術後肝不全(PLF)

● 術後肝不全(PLF)はISGLS(International Study Group of Liver Surgery)によって「術後5日目以降のプロトロンビン時間国際標準比(PT-INR)の上昇や高ビリルビン血症に特徴づけられた,合成,排泄,解毒機能を維持するための肝臓機能の障害」と定義された[6].

表2 》》術後肝不全　重症度

重症度	グレードA	グレードB	グレードC
肝機能	PT-INR＜1.5 神経所見なし	1.5≦PT-INR＜2.0 傾眠・混乱など	2≦PT-INR 肝性脳症
腎機能	尿流量良好 (0.5mL/kg/時) BUN＜150mg/dL 尿毒症なし	尿流量減少 (0.5mL/kg/時) BUN＜150mg/dL 尿毒症なし	利尿薬 (0.5mL/kg/時) BUN＜150mg/dL 尿毒症なし
呼吸機能	SaO_2＞90%	酸素投与下でもSaO_2＜90%	酸素投与下でもSaO_2＜85%
治療法	治療の必要なし	新鮮凍結血漿 アルブミン製剤 利尿薬 非侵襲的換気法	ICUへの移送 循環作動薬 血液透析(血漿交換) 体外式補助肝臓 肝移植
追加評価	必要なし	腹部エコー/CT 胸部X線 痰・血液・尿培養 頭部CT	腹部エコー/CT 胸部X線/CT 痰・血液・尿培養 頭部CT ICPモニタリング
死亡率	0%	12%	54%

文献7) より引用

- PLF は**表2**に示す3つの Grade に分類されている[7].

- 術後残存肝容量，切除範囲，肝うっ血，感染などが**リスク因子**となる.

- 肝不全となると，他臓器も臓器不全となることがある. 肝機能低下の徴候を早期に認識することが重要である.

その他

- 肝左葉切除では，切離面に胃・十二指腸が落ち込むことで，通過障害を起こすことがある.

- 肝臓と横隔膜を固定する肝冠状間膜を切離すると，腹膜欠損部が横隔膜にできることによって**右胸水貯留**が起こる可能性がある.

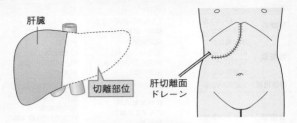

肝左葉切除　外側区域切除

肝臓

切離部位

肝切離面
ドレーン

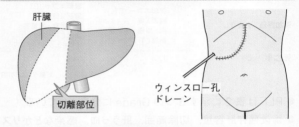

肝前区域切除　S4，S5亜区域切除

肝臓

切離部位

ウィンスロー孔
ドレーン

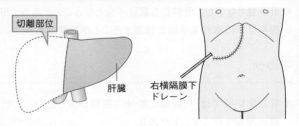

肝右葉切除，前区域切除，S7，S8亜区域切除

切離部位

肝臓

右横隔膜下
ドレーン

図3 》》肝切除部位とドレーン挿入部位
肝切除後のドレーンは切除面付近に置かれる．

Memo

ドレーン管理（図3）

● ドレーン留置により，感染や出血などの合併症発症の頻度が高くなることが報告されており，ルーチンでの留置は推奨されていない[7].

● 一方で，ドレーンによる胆汁漏の予測や，胆汁漏や腹腔内液体貯留に対する治療などのためにドレーン留置を勧める報告もある.

● ドレーンが留置された場合は，3日以内などできるだけ早期に抜去されることが望ましい.

● ドレーン性状や出血量に注意して観察する．胆汁漏の場合はドレーン留置が長期となるため，新たな出血や感染徴候に注意して観察する.

肝切除術後

引用文献

1) 日本肝臓学会編：肝癌診療ガイドライン2021年版．p.76，金原出版，2021
2) 日本肝癌研究会追跡調査委員会：第20回全国原発性肝癌追跡調査報告（2008～2009）．肝臓　60（8）：258-293，2019
3) 日本肝癌研究会：臨床・病理　原発性肝癌取扱い規約第6版（補訂版）．p15，金原出版，2019
4) Yasunaga H et al：Relationship between hospital volume and operative mortality for liver resection：Data from the Japanese Diagnosis Procedure Combination database. Hepatol Res 42（11）：1073-1080, 2012
5) Kock M et al：Bile leakage after hepatobiliary and pancreatic surgery：a definition and grading of severity by the Intestinal Study Group of Liver Surgery. Surgery 149（5）：680-688, 2011
6) Rahbari NN et al：Posthepatectomy liver failure：A definition and grading by the International Study Group of Liver Surgery（ISGLS）. Surgery 149（5）：713-724, 2011
7) Gavriilidis P et al：Re-appraisal of prophylactic drainage in uncomplicated liver resections：a systematic review and meta-analysis. HPB(oxford) 19（1）：16-20, 2016

Memo

脳炎・髄膜炎

疾患の概要

- 脳実質に，髄膜炎は脳の周りを覆う髄膜（軟膜・クモ膜）に炎症が起こる病態である．
- 病原体の感染経路は①直接性，②血行性，③神経向性である．
- 髄液の循環障害や頭蓋内圧亢進による障害（2次性障害）も起こることがあり，明確に髄膜炎と脳炎を区別できないこともある．

脳炎

- 脳炎の分類を**表1**に示す．
- 単純ヘルペス脳炎は国内では最も頻度が高く，脳炎患者の約20%を占める．単純ヘルペスウイルスが原因であり，

表1 》 脳炎の分類

分類	病原
急性脳炎 （急性ウイルス性脳炎）	・単純ヘルペス脳炎 ・日本脳炎 ・ウエストナイル脳炎 ・狂犬病
感染後性脳炎	・麻疹後脳炎
遅発性ウイルス性感染症 プリオン病	・亜急性硬化性全脳炎（SSPE） ・進行多巣性白質脳症 ・HIV脳症 ・クロイツフェルトヤコブ病
その他の脳炎・脳症	・インフルエンザ脳症 ・神経梅毒 ・原虫症 ・エキノコックス症 ・Reye症候群

文献 1) より引用

抗ウイルス薬の登場で死亡率は低下したが，現在でも死亡率は10〜15％と高く，生存者の約25％に高度の後遺症を認める[2].

脳膿瘍

● 脳膿瘍は細菌などの感染巣から2次的に炎症が普及し，脳実質内に膿貯留したものである．
● 中耳炎や副鼻腔炎からの菌の直接侵入が原因であることが多い．
● 発熱・頭痛・痙攣がみられ，造影MRI・CTでリング状増強効果といわれる特徴的な所見がみられる．

髄膜炎

● 髄膜炎の分類を**表2**に示す．
● 臨床ではウイルス性髄膜炎が多く，次に細菌性髄膜炎が多い．
● 病原体により進行速度は異なるが，細菌性髄膜炎では1週間以内に急激に症状が進行する．致死率は20％前後であり，生存者の約30％に後遺症を認める[3]. そのため，早期診断・治療が重要である．

[症状]

● 発熱，頭痛，嘔吐，意識障害，項部硬直，ケルニッヒ徴候，ブルジンスキー徴候などの髄膜刺激症状や痙攣が起こる．
● 最も早期に出現する症状は頭痛である．頭部の水平方向への回旋で頭痛が増強するjolt accentuationは髄膜炎診断に有効な所見である．
● 脳神経外科術後（脳室，脳槽ドレナージ術，脳室シャン

表2 ≫ 髄膜炎の分類

原因	経過	分類
感染性	急性	・細菌性髄膜炎 ・ウイルス性髄膜炎
	亜急性〜慢性	・結核性髄膜炎 ・真菌性髄膜炎
非感染性	亜急性〜慢性	・がん性髄膜炎 ・膠原病性髄膜炎 ・薬剤性髄膜炎

文献 1) より引用

表3 ≫ 各病態における髄液検査の指標

	正常	細菌性	ウイルス性	結核性	真菌性
初圧 mmH₂O	$100 \sim 180$	上昇	正常〜上昇	上昇	上昇
外観	透明	黄色 / 混濁	透明	透明 / 混濁	透明 / 混濁
細胞数 /mm³	< 5	$100 \sim 50000$	$5 \sim 1000$	$20 \sim 500$	$20 \sim 500$
細胞種	単核	多形核	単核＞多系核	単核＞多系核	単核＞多系核
蛋白 mg/dL	< 45	> 100	正常〜 100	$50 \sim 500$	$50 \sim 500$
糖 髄液 / 血清比	> 0.5	低下	正常	低下	低下

ト術，経蝶形骨洞手術など）は発症リスクが高い．これ
らの症状が現れた場合は，髄膜炎を鑑別する．

診断

● 頭部CTで脳浮腫・頭蓋内圧亢進の有無を確認する．
● 腰椎穿刺による髄液検査を行い，髄液の外観，圧，細
　胞数，蛋白，糖低下などから病態の鑑別を行う（**表3**）．
　確定診断は，髄液培養やウイルスDNA検査での菌の同
　定による．ただし，頭部CTや臨床所見で頭蓋内圧亢進

や脳ヘルニアを疑う場合，腰椎穿刺は禁忌である．

● 脳炎の原因鑑別の際，CTでは早期の病変を描出できない
  こともある．脳炎の原因鑑別にMRIは有効である．

● がん性髄膜炎では，細胞診や腫瘍マーカーの検査を実施す
  る．

治療

● 細菌性髄膜炎では，一刻も早い抗菌薬投与の開始が重
  要となる．起炎菌の同定を待たずにただちに治療を開始
  する．起炎菌が同定され次第，菌に応じた抗菌薬を投与
  する．抗菌薬投与と同時に副腎皮質ステロイドを併用す
  る．

● ヘルペス脳炎では，アシクロビル（ゾビラックス），ビダ
  ラビン（アラセナ-A）などの抗ウイルス薬を投与する．

● インフルエンザ脳症では，抗インフルエンザ薬を投与す
  る．アスピリン，ジクロフェナクナトリウムは禁忌である
  ため，併用しないよう注意が必要である．

● 脳浮腫に対しては，利尿薬のD-マンニトールや濃グリセ
  リンを投与する．

● 痙攣に対しては，ABC（気道・呼吸・循環）の安定化を図り，
  抗てんかん薬を投与する．

● 痙攣が重積する場合には，脳炎・髄膜炎に対する薬物療
  法と並行して，深鎮静とし挿管，人工呼吸管理を行う．

観察・ケアのポイント

● 呼吸・循環・脳神経・体温などバイタルサインを経時的に
  観察し，バイタルサインの安定化を図ることが重要であ
  る．

- 脳浮腫に伴う頭蓋内圧亢進症状に注意する．GCS 8点以下は切迫する意識障害とされ，早急に治療が必要となる．

- 瞳孔不同，高血圧・脈圧上昇・徐脈（クッシング徴候），異常肢位（除脳硬直，除皮質硬直〔p.133「意識レベルの確認」を参照〕）は脳浮腫に伴う脳ヘルニアを示す所見であるため，これらの症状の有無と経過を経時的に観察する．

- 症状の進行に伴い髄膜刺激症状が認められるため，見逃さないことが重要である．

- 痙攣発作出現時は気道・呼吸・循環が保たれているかを観察し，異常があれば早急に安定化を図る．また痙攣持続時間，痙攣部位，痙攣の型をあわせて観察する．

- 重症感染症であるため，敗血症性ショックや多臓器機能障害症候群（MODS）など致死的合併症へつながるサインを見逃さないことが重要である．

引用文献

1) 医療情報科学研究所編：脳・神経　病気がみえる 7. 第2版, p.402-403, メディックメディア, 2017
2) 日本神経感染症学会ほか監：単純ヘルペス脳炎診療ガイドライン2017. p6-9, 南江堂, 2017
3) 日本神経学会ほか監：細菌性髄膜炎診療ガイドライン2014. p32-33, 2014 https://www.neurology-jp.org/guidelinem/pdf/zuimaku_guide_2014_03.pdfより2022年4月5日検索
4) てんかん診療ガイドライン作成委員会：てんかん診療ガイドライン2018追補. 日本神経学会 https://www.neurology-jp.org/guidelinem/epgl/tenkan_2018_tuiho_cq8-2.pdfより2022年4月5日検索

Memo

痙攣

痙攣とは，脳内の異常な電気放電や電流の異常により，運動神経経路を異常興奮させ，筋肉の急激な不随意運動が引き起こされることである．

とくに発作が止まらず，痙攣が持続したり，発作を繰り返すことを「てんかん重積状態」とされてきた．今まで持続時間は定められていなかったが，2015年の国際てんかん連盟（ILAE）による定義では，てんかん発作は通常1～2分で停止することが多く，5分以上続けばてんかん重積と診断するとされた．

治療は，てんかん診療ガイドラインの治療フローチャートで示されている（図）[4]．痙攣発作が5分以上続くものを「早期てんかん重積状態」とし，治療を開始することを推奨している．バイタルサインを測定し，静脈ラインを確保し，成人ではジアゼパム，ロラゼパム，小児ではミダゾラムの静注を行う．静脈ラインの確保が困難な場合は，ジアゼパムの注腸，ミダゾラムの筋注，鼻腔口腔内投与を行う．

ベンゾジアゼピン系薬による治療を継続しても痙攣発作が30分以上持続するものを「確定したてんかん重積状態」としている．気道確保，酸素投与，循環モニタリングを行い，ホスフェニトインナトリウムまたはフェノバルビタールまたはミダゾラムを静注し，その後レベチラセタムの投与を検討する．

抗てんかん薬（表）の治療・静注を継続しても60～120分以上持続するものを「難治てんかん重積状態」とし，気管挿管，人工呼吸管理に加え，脳波モニタリングを行い，全身麻酔薬を投与する．それでも24時間以上持続するものを「超難治性てんかん重積状態」としている．

また，痙攣発作の原因検索と再発予防のため，痙攣発作時の状況（持続時間，部位，型）や既往歴などの情報収集も重要となる．

表 》 抗てんかん薬の種類

一般名	略語	商品名	治療濃度域(μg/mL)	代謝臓器
フェノバルビタール	PB	フェノバール®	10～35	肝臓
フェニトイン	PHT	アレビアチン®	10～20	肝臓
カルバマゼピン	CBZ	テグレトール®	4～12	肝臓
バルプロ酸ナトリウム	VPA	デパケン®	40～125	肝臓
ゾニサミド	SMS	エクセグラン®	10～30	肝代謝・腎排泄
クロバザム	CLB	マイスタン®	0.1～0.4	肝臓
クロナゼパム	CZP	リボトリール®	0.02～0.07	肝臓
ガバペンチン	GBP	ガバペン®	2～20	腎臓
トピラマート	TPM	トピナ®	5～20	肝代謝・腎排泄
ラモトリギン	LTG	ラミクタール®	3～15	肝代謝・腎排泄
レベチラセタム	LEV	イーケプラ®	12～46	腎臓

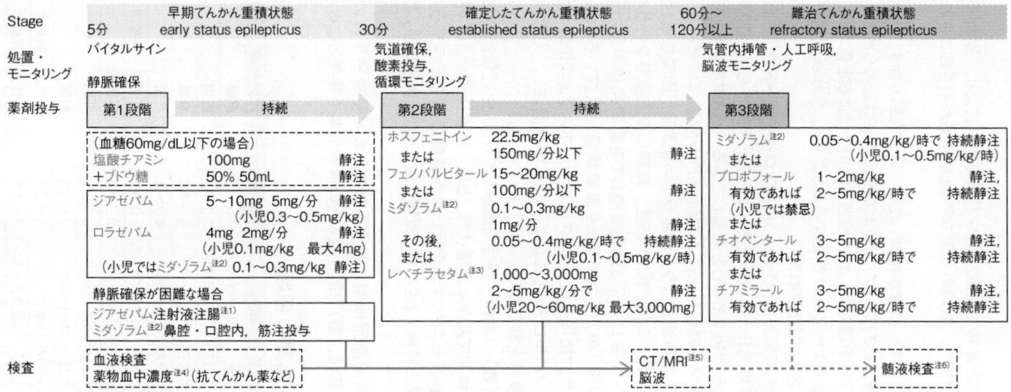

注1）ジアゼパム注射液注腸の用量は10～30mg（小児では0.2～0.5mg/kg）（保険適用外）．
注2）ミダゾラムを鼻腔・口腔内，筋注投与する場合は0.5%注射液を10mg（小児では0.3mg/kg）使用する（保険適用外）．静注・持続静注する場合は0.1%注射製剤が保険適用である．ミダゾラム0.1%注射製剤の添付文書での投与量は，静脈投与0.15mg/kg，持続投与0.1～0.4mg/kg/時となっている．全身麻酔療法では適宜増減する．
注3）てんかん重積状態には保険適用外である．
注4）てんかん治療中であれば服用中の抗てんかん薬血中濃度を確認する．また，けいれん誘発性薬物（テオフィリンなど）の過量が疑われる場合は可能であれば血中濃度を確認する．
注5）必要に応じて頭部MRIまたはCTを行い原因を検索する．必要があれば急性症候性発作に準じて治療を開始する．心因性発作の鑑別や治療効果の判定のために持続脳波モニタリングができれば理想的であるが，困難であっても，治療後にてんかん重積状態が終息しているか脳波で確認することが望ましい．
注6）髄膜炎・脳炎などが疑われる症例は髄液検査を行う．髄液一般，培養，検鏡などのほかに，後に抗神経抗体などの検索ができるように一部を冷凍保存することが望ましい．

図 》てんかん重積状態の治療フローチャート

文献 4）より引用

血管内治療

概要

- IVR（画像下治療）とは，X線や超音波，内視鏡などの画像を描出しながら，必要な部位に針やカテーテルを挿入して行う検査および治療の総称である．ここでは，血管内治療について言及する．
- 多くの場合は，局所麻酔のみで行い，創部は穿刺痕のみであるため，低侵襲である．
- 手技の間，患者とはコミュニケーションがとれるため，苦痛への個別対応が可能である．
- 一方で，痛みを直接感じてしまったり，医療機器の音や医療スタッフのやり取りが聞こえてしまったりすることで，恐怖や不安が強まる可能性もある．

分類

- IVRは，血管系IVRと非血管系IVRに大別できる．おもな適応疾患と手技を**表1**に示す．

血管系IVRの実際

- 穿刺部位は橈骨動脈，上腕動脈，大腿動脈のいずれかを選択する（**図1**）．
- 使用するシースカテーテルは4〜7Frであり，穿刺部位や手技によって選択する．
- 治療に際し，血栓症の予防のために，抗血小板薬を内服する．また，治療中はヘパリンを動注する．

表1 》IVR のおもな適応疾患と手技

分類	適応疾患	手技
血管系	血管狭窄,閉塞(脳血管疾患,冠動脈疾患,肺塞栓,ASOなど)	血管形成術 血栓溶解術 ステント留置術 フィルター留置術
	不整脈	アブレーション
	胸腹部大動脈瘤	ステントグラフト内挿術(TEVAR,EVAR)
	大動脈弁膜症(狭窄症,閉鎖不全症)	経カテーテル大動脈弁留置術(TAVI)
非血管系	胆管閉塞,胆管炎,膿瘍など	ドレナージ術
	胆管,尿管,消化管,気管,気管支の狭窄・閉塞など	ステント留置術 内瘻術,瘻造設術

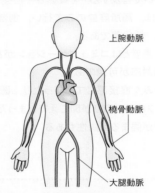

上腕動脈

橈骨動脈

大腿動脈

図1 》血管系 IVR の穿刺部位

● 造影剤を使用する場合が多いが,重篤な副作用として,造影剤アレルギーがある.事前に造影剤アレルギーの有無を確認し,必要な場合は抗ヒスタミン薬やステロイドを予防投与する.

心臓カテーテル治療 (PCI),
末梢血管に対するカテーテル治療 (EVT)

● 狭心症や心筋梗塞,閉塞性動脈硬化症 (ASO) に対する

治療として行われる.

● 穿刺部位は安静制限が最小範囲ですみ, 出血性合併症の出現率が低いことから, 橈骨動脈が第一選択とされている[1].

● 穿刺部位にシースカテーテルを挿入し, 造影カテーテルを上行大動脈付近, もしくは閉塞血管の手前まで挿入する.

● 造影を行い, 狭窄および閉塞部位を特定する.

● ワイヤーを挿入し, 病変部を貫通させた後, バルーン拡張やステント留置などにより血管を開通させる.

脳血管内治療；脳動脈瘤コイル塞栓術

● 脳動脈瘤およびクモ膜下出血に対する治療として行われる.

● 大腿動脈にシースカテーテルを挿入し, ガイディングカテーテルを目的部位へ誘導する.

● マイクロカテーテルを動脈瘤内へ誘導し, コイルで動脈瘤を塞栓し, 破裂もしくは再破裂を予防する.

脳血管内治療；血栓回収, バルーン拡張

● 超急性期の脳梗塞で, 血栓溶解療法 (t-PA療法) の適応でない場合に限り行われる. とくに, 中大脳動脈 (MCA) 閉塞の場合に多い.

● 大腿動脈にシースカテーテルを挿入し, ガイディングカテーテルを目的部位へ誘導する.

● マイクロカテーテルを閉塞部位へ留置し, 血栓の除去やバルーンカテーテルを使用し, 血管形成を行う.

経カテーテル大動脈弁置換術 (TAVI)

● 経カテーテル大動脈弁置換術 (TAVI) は大動脈弁狭窄症に対し，大腿動脈などから専用のカテーテルを挿入し，生体弁を留置する弁置換術である(**図2**).

使用する生体弁　　　経大腿アプローチ (TF)　　　経心尖アプローチ (TA)

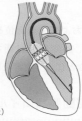
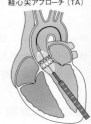

バルーン拡張型人工弁
(写真提供:
エドワーズライフサイエンス株式会社)

図2 》 経カテーテル大動脈弁置換術 (TAVI)

● 留置経路は低侵襲な大腿動脈が第一選択であるが，血管アクセスに問題がある症例も多く，近年は総頸，鎖骨下動脈からのアプローチも増えている．しかし，日本人は鎖骨下動脈の走行が椎骨動脈分岐末梢で急角度に弯曲している症例が多く，脳梗塞などの脳血管合併症に注意が必要である．その他のアクセス部位は大動脈，心尖部がある[1].

● 弁の種類はバルーン拡張型と自己拡張型がある．自己拡張型弁によるTAVIは伝導路障害をきたしやすく，ペースメーカー留置率が高いとされる[2].

● 開心操作や人為的な心停止を必要としない点で，非常に低侵襲であり，その適応は拡大しつつある．

● 一方で，大動脈弁置換術 (AVR) の長期予後が確立している年齢層への適応には疑問視する見解もある．TAVIの長期予後は弁の耐久性も含め不明であり，その適応を多職種で検討する必要がある(**表2**)[2].

表 2 》AS患者の治療方針決定において弁膜症チームで協議すべき因子

	SAVRを考慮する因子	TAVIを考慮する因子
患者背景に関する因子	・若年 ・IEの疑い ・開胸手術が必要な他の疾患が存在する 　CABGが必要な重症冠動脈疾患 　外科的に治療可能な重症の器質的僧帽弁疾患 　重症TR 　手術が必要な上行大動脈瘤 　心筋切除術が必要な中隔肥大 　など	・高齢 ・フレイル ・全身状態不良 ・開胸手術が困難な心臓以外の疾患・病態が存在する 　肝硬変 　呼吸器疾患 　　閉塞性肺障害（おおむね1秒量＜1L） 　　間質性肺炎（急性増悪の可能性） 　出血傾向
SAVR, TAVIの手技に関する因子	・TAVIのアクセスが不良 　アクセス血管の高度石灰化, 蛇行, 狭窄, 閉塞 ・TAVI時の冠動脈閉塞リスクが高い 　冠動脈起始部が低位・弁尖が長い・バルサルバ洞が小さいなど ・TAVI時の弁輪破裂リスクが高い 　左室流出路の高度石灰化があるなど ・弁の形態, サイズがTAVIに適さない ・左室内に血栓がある	・TF-TAVIに適した血管アクセス ・術野への外科的アプローチが困難 　胸部への放射線治療の既往（縦隔内組織の癒着） 　開心術の既往 　胸骨下に存在するバイパスグラフトの存在 　著しい胸郭変形や側弯 ・大動脈遮断が困難（石灰化上行大動脈） ・PPMが避けられないような狭小弁輪

SAVR/TAVIの治療の選択は患者の希望も十分に考慮して行う

日本循環器学会／日本胸部外科学会／日本血管外科学会／日本心臓血管外科学会：2020年改訂版 弁膜症治療のガイドラインより引用
https://www.j-circ.or.jp/cms/wp-content/uploads/2020/04/JCS2020_Izumi_Eishi.pdf（2022年4月閲覧）

大動脈ステントグラフト内挿術（TEVAR，EVAR）

● 大動脈ステントグラフト内挿術とは，大動脈瘤や大動脈解離に対し，末梢動脈からカテーテルを介して，ステントを留置する方法であり，胸部ステントグラフト内挿術（TEVAR）と腹部ステントグラフト内挿術（EVAR）がある．

● ステントグラフトを留置する目的は大動脈瘤症例では瘤空置，減圧および破裂予防であり，解離症例では偽腔血流の減少および真空血流の回復である．

- TEVARの適応は胸部下行大動脈瘤であり，EVARの適応は腎動脈下の腹部大動脈瘤である[3].
- 開心および開腹術と比較し，人工心肺を要しないことからも低侵襲であり，高齢者など外科的手術の非適応症例においては有効な手段である[3].

観察・ケアのポイント

カテーテル後の看護

[穿刺部位の止血状態の観察]
- 穿刺部位が橈骨動脈，上腕動脈の場合，専用の圧迫止血器具（**図3**）で固定する．
- 検査中はヘパリンを動注し，活性化凝固時間（ACT）を200秒以上に延長させ処置を行い，使用するシースは外形が1.3〜2.3mm（5Fr〜7Fr）と大きいため，シース抜去後の再出血は重篤な状態となる可能性が高い．
- 一方，止血器具での強い圧迫は末梢側のしびれや，穿刺部位の痛みを伴うため，適切な時間での減圧が必要である（**表3**）．
- 大腿動脈の場合は枕子とテープ固定による圧迫に加え，専用のベルトで固定する（**図4**）．

[バイタルサインの観察]
- 心臓カテーテル治療後は，ワゴトニー（血管迷走神経反射）や胸部症状の出現に注意する．
- 必要であれば，12誘導心電図の測定やII誘導，SpO_2の持続モニタリングを行う．
- 心タンポナーデや血栓塞栓症などの重篤な合併症の予防のため，定期的に血圧を測定し，せん妄の発症などに注

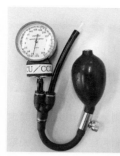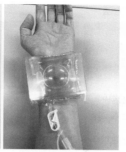

図3 》 圧迫止血器具（加圧器・とめ太くん®）

表3 》 橈骨動脈・上腕動脈止血時のとめ太くん®減圧時間の目安

	圧設定例 （mmHg）	当院のルール	時間 （分）	当院のルール
①初期加圧	200		5	
②第1期減圧	160		30	
③第2期減圧	140		30	
④第3期減圧	120		30	
⑤第4期減圧	100		30	
⑥第5期減圧	80		30	
⑦第6期減圧	60		30	
⑧第7期減圧	40		30	
⑨第8期減圧	20		朝まで	

枕子の固定方法

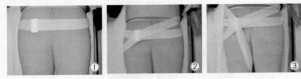

①枕子に平衡にテープを固定する.
②左腸骨上端にテープを乗せ, 穿刺側大腿部の外側へ固定する.
③右腸骨上端にテープを乗せ, 穿刺側大腿部の内側へ固定する.

止血ベルトの装着方法

止血ベルト

ゴム部（腸骨部）　レッテル　ゴム部（腸骨部）　ゴム部（大腿外側部）

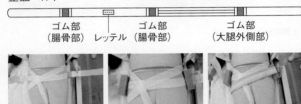

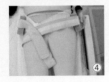

①ベルトを枕子の直下あたりに敷き込む.
②ベルトの圧迫による皮膚損傷を予防するため, 大転子部外側にスポンジを挟む.
③対側のベルトを穿刺側大腿部外側から下部へ通す.
④大腿部を一周させ, 穿刺側のベルトと密着させる.
※ベルトは枕子の直上に位置するよう固定し, 固定後, 末梢動脈が触れることを確認する.

図4 》》 枕子の固定方法と止血ベルトの装着方法

意する.

- 脳血管内治療の場合は脳出血のリスクが高いため，意識レベルの推移や神経学的所見の変化に注意する（p.416「脳出血」を参照）.

[患者指導]

- 安静制限について説明し，シース抜去側の四肢の使用や屈曲は避けるように伝える.
- とくに大腿動脈の場合，下肢屈曲は再出血や血腫形成のリスクが高まるため厳禁である.
- 安静が守れない場合は，屈曲予防のための固定板の装着や患肢の拘束も考慮する.

カテーテル後の合併症

[ワゴトニー（血管迷走神経反射）]

- 交感神経抑制による血管拡張と迷走神経緊張に伴う，徐脈や失神をいう[4].
- 発症要因は，不安や緊張，疼痛や立位などさまざまだが，カテーテル後ではシースの抜針後，圧迫止血中などに起こりやすい.
- 前駆症状として頭重感，頭痛，複視，嘔気，嘔吐，腹痛，眼前暗黒感などがある.
- 失神による転倒は頭部外傷や骨折の危険があるため，前駆症状がある場合は臥床してもらうなど，予防策が重要である.

[造影剤アレルギー]

- 造影剤アレルギーは投与直後から数時間後に発症するものもあり，カテーテル検査後も注意が必要である.
- 症状は皮膚の紅斑，蕁麻疹，瘙痒感，くしゃみ，嘔気，嘔吐，喘鳴，気道狭窄音，呼吸困難感などであり，重篤

な場合はアナフィラキシーショックを呈し，緊急処置が必要となる．

[穿刺部の出血，血種形成]

● 治療後，必要な場合は止血薬を使用するが，遅発性に出血する場合も少なくない．

● とくに大腿動脈は大量出血につながりやすく，重篤な状態へと陥りやすい[4]．

● 血種の形成は，疼痛や関節可動域制限など運動障害を残す可能性もあるため，視診のみではなく穿刺部周囲の触診も行う．

COLUMN

Aシースって何？

Aシースとは，動脈内に挿入しているシースカテーテルのことを指し，「A」は"artery"の頭文字である．

カテーテル治療を行う際に，造影カテーテルやガイドワイヤーの血管内腔への挿入口として留置される．カテーテル後に観血的動脈圧持続モニタリングが必要な場合は，圧ラインを接続し，Aラインとして使用できる．抜去後は穿刺部からの出血のリスクを考慮し，圧迫止血器具の使用，適切な安静の保持が重要である．

引用文献

1) 白坂知識：2020年度低侵襲心臓手術（MICS）分野における進歩．日本心臓血管外科学会雑誌 50（6）：431-434, 2021
2) 日本循環器学会ほか：2020年改訂版 弁膜症治療のガイドライン https://www.j-circ.or.jp/cms/wp-content/uploads/2020/04/JCS2020_Izumi_Eishi.pdfより2022年4月6日検索
3) 日本循環器学会ほか：2020年改訂版 大動脈瘤・大動脈解離診療ガイドライン https://www.j-circ.or.jp/cms/wp-content/uploads/2020/07/JCS2020_Ogino.pdfより2022年4月6日検索
4) 吉町文暢：冠動脈治療低侵襲化の現状と変貌．Geriatric Medicine 53（7）：699-703, 2015

クリティカルケア領域
における併存疾患

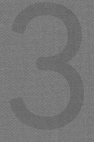

高血圧

疾患の概要

血圧とは

- 血圧とは, 心臓から駆出された動脈血が血管壁に与える血管内圧のことであり, とりわけ大動脈を含む大血管にかかる内圧を指す.
- 血圧は, 「心拍出量」と「全末梢血管抵抗」によって規定される（**図1**）.
- 血圧調節機構が機能することで, 生体反応により規定因子が調整され恒常性の維持が可能となる.

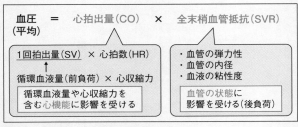

図1 》血圧の規定因子（イメージ）

Memo

血圧の調節機構

● 血圧調節機構には，自律神経性調節と体液性調節がある（**図2**）.

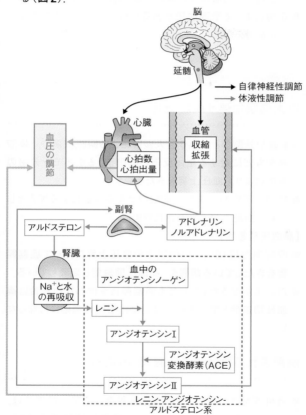

図2 》 **血圧調節のメカニズム**

ICU における高血圧の捉え方

- 高血圧症の既往は，本人や家族が自覚しているとは限らないため，内服薬から確認することが大切である．
- 疾患によって至適血圧があるため，降圧すべき疾患かどうかを考える．

治療

過大侵襲に伴う血圧上昇

- 手術や外傷などに伴う過大侵襲による組織損傷や，体液喪失などに対する生体反応として起こるホルモン分泌の影響により，血圧上昇をきたしやすい．
- 疼痛，不安や不快感，不眠やせん妄発症による弊害としても，血圧上昇が助長されやすい．

[高血圧緊急症]

- 収縮期血圧180mmHg以上の**血圧上昇に伴って臓器障害をきたしている病態**を，**高血圧緊急症**と定義している．
- 血圧上昇をきたしていても臓器障害を伴わない場合は**高血圧切迫症**と定義され，緊急降圧治療の適応にはならない．

使用される降圧薬（内服薬）の選択

- 合併症をきたしていない高血圧患者への第一選択薬は，Ca拮抗薬，アンジオテンシンⅡ受容体拮抗薬（ARB），アンジオテンシン変換酸素（ACE）阻害薬，少量の利尿薬の４剤である．

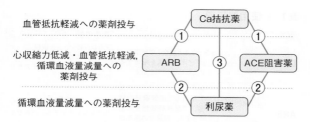

血管抵抗軽減への薬剤投与

心収縮力低減・血管抵抗軽減,
循環血液量減量への
薬剤投与

循環血液量減量への薬剤投与

※①～③；降圧薬併用投与の組み合わせ例

図 3 》》 降圧薬選択と各薬剤の降圧作用

文献 1) をもとに作成

- 併用投与は降圧効果が大きい. 現在第一選択薬のなかで
  推奨される組み合わせは, 以下のとおりである(**図 3**)[1].
  ① ACE 阻害薬あるいは ARB ＋ Ca 拮抗薬
  ② ACE 阻害薬あるいは ARB ＋利尿薬
  ③ Ca 拮抗薬＋利尿薬
- 上記の選択薬では降圧困難, もしくは合併症をきたして
  いる場合には, β 遮断薬の追加選択が検討される.
- 使用される薬剤を**表 1** に示す[1].
- 併存する疾患により選択することがある.

高血圧

Memo

_____

_____

_____

_____

_____

_____

表1 》使用降圧薬

種類	特徴	薬剤の例
Ca拮抗薬	Caチャネルと結合して細胞内へのCa²⁺イオン流入を阻害することで血管拡張作用を示す	アムロジピンベシル酸塩，ニフェジピン，ニカルジピン塩酸塩，アゼルニジピン，ジルチアゼム塩酸塩など
ARB	アンジオテンシンⅡタイプの受容体と結合して血管収縮や体液貯留，交感神経活性を抑制して降圧する．腎排泄の薬剤が多いため，腎機能障害患者での薬効遷延には注意を要する	ロサルタンカリウム，カンデサルタンシレキセチル，バルサルタンなど
ACE阻害薬	レニン-アンジオテンシン系阻害およびカリクレイン・キニン系増強により降圧する．腎排泄の薬剤が多いため，腎機能障害患者での薬効遷延には注意を要する	カプトプリル，エナラプリルマレイン酸塩，ペリンドプリルエルブミンなど
サイアザイド利尿薬	少量の利尿薬使用により遠位尿細管でのナトリウム再吸収抑制での循環血液量減少による降圧作用を期待する	トリクロルメチアジド，ヒドロクロロチアジド，インダパミドなど
β遮断薬	心筋β₁受容体の遮断により心収縮力や心拍数を下げることによる心拍出量低下，腎でのレニン産生の抑制や交感神経の活動抑制により降圧する	アテノロール，ビソプロロールフマル酸塩など

※非ステロイド性抗炎症薬（NSAIDs）は，腎でのプロスタグランジン産生抑制による水分貯留や血管拡張抑制を誘発，ARB・ACE阻害薬・β遮断薬・利尿薬の降圧効果を減弱させる．
※ヒスタミン（H₂）受容体拮抗薬（ファモチジン）はCa拮抗薬・β遮断薬の降圧効果を増幅する．

文献1）をもとに作成

周術期の降圧薬内服の注意点

● 降圧薬内服中の患者は原則，術前まで内服し，術後は早期の内服再開を検討する(術式や術後の経過による)．

● 利尿薬は，手術侵襲による術後の血管内容量減少や低カリウム血症の危険性を勘案し，術前投与の中止を検討する．

● ARBおよびACE阻害薬は，手術侵襲の影響とその回復過程をふまえて内服再開を検討する．

● Ca拮抗薬は，必要時に経静脈投与を行い，降圧を図る．

観察のポイント（侵襲時，術後の注意点）

● **高血圧症の患者では，至適血圧が高いことが多い**．つまり，高めの血圧で臓器血流が維持されることが多く，普段の血圧を知っておくことは大切である．

● 高血圧症に長期間罹患している場合，全身の細動脈において動脈硬化が進行し，臓器障害を併発する危険性が高い．そのため，術前の脳梗塞や心機能低下，腎機能障害の有無を把握する．

● 高血圧症を有する患者は降圧処置により容易に臓器血流が低下するため，各臓器障害に関する血液検査データの推移を把握し，臓器障害に対するアセスメントを行う．

● 臓器障害に対するアセスメントとして，一般的なバイタルサイン（不整脈や呼吸様式の変化など）に加えて，**尿量減少の有無**，可能であれば動脈血ガス分析での**血清乳酸値の推移**やアシドーシスの有無を把握する．

高血圧

引用文献

1) 日本高血圧学会高血圧治療ガイドライン作成委員会編：高血圧診療ガイドライン2019. ライフサイエンス出版, 2019

参考文献

1) Richard E. Klabunde：臨床にダイレクトにつながる 循環生理（百村伸一監），p242, 羊土社, 2014

Memo

糖尿病

● 通常血糖は，消化吸収されたグルコースをインスリンにより肝臓や筋・脂肪組織にエネルギー源として溜め込む（同化）ことで，一定以上には上昇しないようになっている．

● この時に溜め込んだエネルギー源は，ストレスホルモン（グルカゴン，カテコラミン，コルチゾール，成長ホルモンなど）が放出されることで，グルコースなどのエネルギー源に変換（異化）されて使用される．

● 糖尿病では，インスリンが分泌されないか，効きにくくなっている状態のため，グルコースの同化ができず高血糖状態が発生している．

診断

● 糖尿病の臨床診断のフローチャートを**図1**に示す[1]．

病態

● 膵臓のランゲルハンス島では，α細胞（グルカゴン分泌）とβ細胞（インスリン産生）がグルコース濃度を調整している．糖尿病の場合，インスリンが分泌できないか，あるいはインスリンが効きにくくなっている（インスリン抵抗性）ため，高血糖を引き起こす[2]．

● 高血糖による身体への影響でおもなものを**表1**に示す．

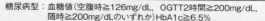

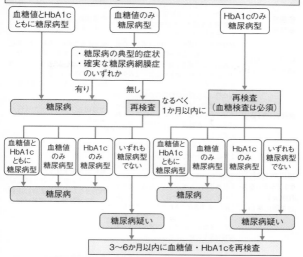

図1 》糖尿病の臨床診断のフローチャート

文献1）より転載

分類

● 糖尿病には，1型糖尿病と2型糖尿病がある．

[1型糖尿病]

● **自己免疫によるβ細胞の破壊**により，インスリン欠乏が原因で発症する．典型例は若年者の急激な発症である．

[2型糖尿病]

● 糖尿病患者の大多数を占めており，インスリン分泌低下やインスリン抵抗性を示す両者の遺伝子に過食・運動不足・肥満などの**環境因子が加わり**，発症する[3]．

表1 》》高血糖による身体への影響

疾患	病態	備考
多尿症, 多飲症	血液中のグルコースが増加し, 尿細管の再吸収率を超えると尿中に漏れ出るため, 浸透圧利尿が発生する	血糖値≧250mg/dLで発生リスクがある
糖尿病網膜症, 硝子体出血	網膜の毛細血管障害が原因であり, 血管透過性の亢進による浮腫→血管閉塞による虚血→血管新生と進行していく. 新生血管は脆いため, 硝子体出血による失明を起こしやすい	硝子体出血が起こるまでは自覚症状がほぼないため, 発見時にはかなり進行していることがある. そのため, 糖尿病の診断がついたら定期的に眼科を受診する必要がある
糖尿病(性)腎症	高血糖による細小血管障害が原因で, 糸球体の構造と機能に障害が生じていると考えられている. 進行により腎不全へ移行すると, 血液透析による腎代替療法が必要となる	血糖値≧300mg/dLで進行が早まる
糖尿病(性)ケトアシドーシス(DKA)※1型に多い	高血糖・アシドーシス・ケトン血症を特徴とする. 不十分な血糖コントロールや感染状態では, インスリンが相対的に不足するため組織はグルコースを効率的に取り込めずエネルギー不足となる. 代替エネルギーとして脂質からケトン体への代謝(異化)が引き起こされるが, これが続くとアシドーシスが発症する. 浸透圧利尿も起こるため, 細胞内・血管内脱水や電解質異常も同時に発生している	電解質異常を伴っているため, インスリン療法を行う際には低カリウム血症の進行に注意し, 電解質補正も同時に行っていく
高浸透圧高血糖状態(HHS)※2型に多い	高浸透圧による意識障害を特徴とする. DKAと異なり, インスリンは産生されているため異化亢進せず, ケトン体に伴う悪心・嘔吐・腹痛といった症状が発生しない. そのため, 意識障害で発見された時には浸透圧利尿による症状がDKAより進行している場合が多い	電解質異常を伴っているため, インスリン療法を行う際には低カリウム血症の進行に注意し, 電解質補正も同時に行っていく
糖尿病(性)神経障害	発症要因は血管因子や代謝因子といった原因が考えられているが, 明確な機序はわかっていない. 診断には自覚症状と神経伝達検査が必要とされている. 簡易診断で用いられる自覚症状では①両側性, ②足趾先および足底の痺れ・疼痛・異常感覚, ③上肢のみの症状はとらない, の3つが挙げられている	アルブミン尿30〜300mg/日が持続すると糖尿病(性)神経障害を発症するリスクがある

文献 2) をもとに作成

治療

● インスリンによる治療を行わないと血糖がコントロールできない状態(インスリン依存状態)では, 成因(1型・2型)にかかわらず, ただちにインスリン療法を開始する[3].

● インスリン非依存状態でも, 重篤な感染症, 全身管理が

表2 》 注意が必要な経口薬療法

薬剤の分類	一般名	作用機序	注意事項
ビグアナイド薬	・メトホルミン塩酸塩 ・ブホルミン塩酸塩	・糖新生阻害 ・インスリン抵抗性改善 　（肝内脂肪酸減少） ・便中へのブドウ糖排泄促進（メトホルミン塩酸塩）	・乳酸からの糖新生阻害に伴う乳酸アシドーシス発症のリスクがある ・薬物動態は腎機能に依存しているため，以下は内服しない ①75歳以上（潜在的な腎機能障害の可能性） ②ヨード剤使用当日から3日間（腎機能障害を起こす可能性）
チアゾリジン誘導体	ピオグリタゾン塩酸塩	・インスリン抵抗性の改善 　（脂肪細胞小型化） ・骨格筋におけるブドウ糖取り込み能増加 ・糖新生抑制	・水分貯留による心不全増悪のリスクがある 　（食欲増進による脂肪組織重量増加，末梢血管拡張，腎ナトリウム再吸収亢進）
αグルコシダーゼ阻害薬	・アカルボース ・ボグリボース ・ミグリトール	消化管における糖消化・吸収阻害 （二糖類→単糖類への変換阻害）	・未消化の糖類が，大腸で分解される際に腸内ガス産生が亢進し腸閉塞発症のリスクがある ・腹部手術後や腸閉塞既往のある場合は慎重投与 ・低血糖時は飴（二糖類）ではなく，ブドウ糖（単糖類）を摂取する
SGLT2阻害薬	・エンパグリフロジン ・ダパグリフロジンプロピレングリコール ・カナグリフロジン ・イプラグリフロジンL-プロリン ・トホグリフロジン	尿細管での糖吸収阻害	・尿路感染症のリスクがある ・浸透圧利尿に伴う脱水のリスクがある ・尿糖排泄によるエネルギー喪失が異化亢進をまねくことで，ケトン体産生亢進に伴うケトアシドーシス発症のリスクがある

必要な外科手術時，肝・腎などの併発症の程度によってはインスリンによる治療を開始する[3]．

● その他のインスリン非依存状態においては，高度代謝障害（随時血糖250〜300mg/dL程度またはそれ以上）がある場合は，最初から血糖降下薬やインスリンなどによる薬物療法を行う[3]．

糖尿病治療薬

● 重症患者において注意を要する経口薬療法を**表2**に示す．

侵襲時, 術後の注意点

● 侵襲時に問題となるのは, ストレス誘発性高血糖症 (SIH)で, 発症機序はおもに以下の2つある.

・糖新生とグリコーゲン分解促進

・インスリン抵抗性の発生:炎症性サイトカインがグルコース輸送(細胞内への取り込み)の障害をまねくことで高血糖に至る[4].

● 侵襲時の高血糖化は, 脳を含む主要臓器のエネルギー維持のための正常な反応である. しかし, 遷延化や血糖値の大幅な上昇は免疫機能を低下させることから, 感染の重症化や創傷治癒遅延をまねくため, 適切なコントロールが必要である.

● 糖尿病患者では, 血糖値≧180〜220mg/dLがSIHと診断され, 非糖尿病患者より死亡率が上昇する. そのため, 血糖コントロールを維持する必要がある[4].

● 血糖変動は, 酸化ストレスの増加による血管内皮細胞の機能障害と血管損傷を引き起こすが, それは医原的な変動によっても起こる(表3)[5].

● 米国糖尿病学会(ADA)のガイドラインでは, 重症患者で

表3 》 重症患者の高血糖症と低血糖症につながる要因

高血糖	低血糖
ストレスホルモン(グルカゴン, カテコラミン, コルチゾール, TNF-α)	重度の敗血症
薬剤(外因性グルココルチコイド, 昇圧薬, β遮断薬)	外傷
過食	糖尿病
静脈内ブドウ糖投与	インスリン療法後
経静脈栄養	糖質コルチコイド療法後
インスリン抵抗性増加(2型)	心血管障害
インスリン分泌不全(1型)	強化インスリン療法
持続的臥床	

文献4)より引用

は血糖値≧180mg/dLでインスリン療法を開始し，血糖値140〜180mg/dLでコントロールすることを推奨している．また，血糖値≦70mg/dLの低血糖が発生した場合は，更なる低血糖を防ぐために治療計画を見直すことを推奨しており，血糖管理の基本は低血糖を起こさないということが前提となっている[4]．

● 低血糖時はインスリン拮抗作用のあるカテコラミンが分泌されるため，まず交感神経刺激症状（発汗，動悸，不安感，顔面蒼白，頻脈）が出現する．さらに低血糖が進むと，脳や神経のエネルギー利用効率を低下させることから，中枢神経症状（生あくび，空腹感，脱力，傾眠）が出現する．

● 血糖コントロールでスライディングスケールなどを使用してインスリンの量を増やした場合は，その後低血糖になる可能性を念頭に，血糖値測定のタイミングを医師と検討しつつ，低血糖症状が出現していないかを観察していくことが重要である（とくに，腎機能が低下している，低栄養である，肝機能が低下している患者など）．

●おもなスライディングスケール

組成：インスリン製剤：	（　　　　　　　）＋生食（　　　　　）mL
血糖値（mg/dL）	**スケール**

スライディングスケールの注意点

低血糖時のルール

引用文献

1) 日本糖尿病学会：糖尿病の分類と診断基準に関する委員会報告（国際標準化対応版）．糖尿病　55（7）：485-504, 2012
2) Sapra A et al：Diabetes Mellitus. StatPearls [Internet], StatPearls Publishing, 2021
3) 日本糖尿病学会編・著：糖尿病診療ガイドライン2019, p.10-12, p.22～24, 南江堂, 2019
4) Silva-Perez L al：Management of critically ill patients with diabetes. World J Diabetes 8（3）：89-96, 2017
5) American Diabetes Association：Standards of Medical Care in Diabetes-2018 Abridged for Primary Care Providers. Clinical Diabetes 36（1）：14-37, 2018

参考文献

1) 荒木栄一ほか編：糖尿病最新の治療2022-2024．南江堂, 2021

Memo

慢性呼吸器疾患

- 慢性呼吸器疾患とは，気道や肺組織における非感染性慢性疾患の総称である（**表1，図1**）．
- ICUには慢性呼吸器疾患が増悪したことで入室した患者と，別の疾患・治療により入室し慢性呼吸器疾患を併存している患者の2つのケースがある．

表1 》 慢性閉塞性肺疾患（COPD）と特発性肺線維症（IPF）の特徴

	COPD（閉塞性換気障害）	IPF（拘束性換気障害）
症状	慢性的な咳嗽と喀痰，労作性呼吸困難 ⇒気道閉塞のため息が吐きづらい	乾性咳嗽と，労作性呼吸困難 ⇒肺は縮んで硬くなるため息が吸いづらい
身体所見	・呼気延長，口すぼめ呼吸，呼吸補助筋の肥厚（胸鎖乳突筋・斜角筋） ・呼吸音の減弱やwheeze（呼気終末優位）	・ばち指 ・背側・下肺野でfine clackles（吸気終末優位）
X線所見	透過性の亢進　滴状心 横隔膜低位・平坦化	横隔膜高位　網状影 横隔膜のラインが不明瞭
高分解能CT所見	ビア樽状胸郭 上肺野優位の気腫性病変低吸収領域（LAA）	UIPパターン ・蜂巣肺 ・牽引性気管支拡張 ・病変分布の不均一性 肺底部優位の蜂巣肺
呼吸不全	初期は低酸素が主体だが，病期が進行するとII型呼吸不全となる	I型呼吸不全が多く，CO_2ナルコーシスとなることは少ない
肺機能検査	$FEV_1\%$（1秒率）<70%（閉塞性障害） 機能的残気量（FRC）増加	%肺活量（% VC）<80%（拘束性障害） 肺拡散能（D_{LCO}）<80%（拡散障害）

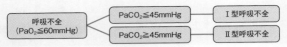

※呼吸不全が1か月以上続く状態を慢性呼吸不全という
※Ⅱ型呼吸不全が換気補助する場合はpHを考慮する

図1 》呼吸不全の分類

ー慢性閉塞性肺疾患（COPD）ー

疾患の概要

● おもに長期喫煙による肺胞の破壊（気腫性病変）や末梢
　気道の狭窄・肥厚（気道病変）が生じ，不可逆的かつ進
　行性の気流閉塞や動的過膨張を示す疾患である．

● 換気血流比不均等等による酸素化低下と，肺胞低換気に伴
　うCO2貯留によりⅡ型呼吸不全を呈することがある．

● 進行すると肺高血圧や全身性の炎症症状，栄養障害，
　抑うつなどを併発する．また，肺がんや気胸など呼吸器
　合併症の発症頻度も高く，多角的なケアが必要である．

診断

● 気管支拡張薬吸入後のスパイロメトリーで**1秒率（FEV1%）
　が70％未満の場合**で，かつ，他の閉塞性疾患を除外で
　きれば診断される．

・1秒率は病期の進行を正確に反映しないため，病期分類
　（**表2**）には対標準1秒量（%FEV1）が用いられる [1]．

Memo

表 2 》 COPD 病期分類

病期		
I 期	軽度の気流閉塞	%FEV₁ ≧ 80%
II 期	中等度の気流閉塞	50% ≦ %FEV₁ < 80%
III 期	高度の気流閉塞	30% ≦ %FEV₁ < 50%
IV 期	きわめて高度の気流閉塞	%FEV₁ < 30%

%FEV₁（対標準 1 秒量）   文献 1）より引用

増悪

- 増悪とは，息切れや咳・痰の増加などの出現や増強を認め，安定期の治療変更を要する状態である．
- 呼吸器感染症によるものが多いが，約 30% は原因不明である[1]．

治療

増悪期

- 薬物療法の基本は ABC アプローチ（A：抗菌薬，B：気管支拡張薬，C：ステロイド）で，治療開始前に動脈血ガス，細菌学的検査（喀痰，尿，血液培養 2 セットなど）を施行し，早期に抗菌薬を開始することが望ましい．
- 起因菌はインフルエンザ菌，肺炎球菌，モラクセラ・カタラーリスの頻度が高く，菌種へのスペクトラムを指標に抗菌薬を選択する[1]．
- II 型呼吸不全は CO_2 ナルコーシスのリスクが高く，SpO_2 90% 前後を目標とし，安易な高流量酸素投与は避ける．
- I 型呼吸不全や軽症 II 型呼吸不全の場合はハイフローセラピーも検討するが，進行する低酸素血症や高二酸化炭素血症の場合は非侵襲的陽圧換気（NPPV）や侵襲的陽

圧換気(IPPV)への移行を迅速に検討する.

● 肺胞は肺実質の破壊により脆弱なため, 人工呼吸管理中は圧外傷(気胸)に注意する.

● 人工呼吸器装着中はauto-PEEPが発生しやすい. 高いPEEPや吸気時間を短く設定することで呼吸仕事量が軽減し, CO_2貯留を抑制できる.

● 急性期の非薬物療法には, 呼吸リハビリテーション, 栄養管理, 吸入指導などがある.

安定期

● 薬物療法の中心は気管支拡張薬の吸入で, 重症度に応じて長時間作用型抗コリン薬や長時間作用型 β_2 刺激薬を併用し, その他テオフィリン薬や去痰薬併用, 喘息病態合併では吸入ステロイドを検討する.

● 非薬物療法には禁煙, 呼吸リハビリテーション, 栄養管理などがあり, アクションプランを含めたセルフマネジメント教育を行う.

増悪期の観察のポイント

● 増悪期の観察のポイントを表3に示す.

※ **安定期にさまざまな視点の客観的評価を行っておくと, 疾患の進行程度や治療の目標設定が行いやすい.**
評価ツール：修正MRC (mMRC), BODE index, CAT, LINQ など

Memo

表3 》 増悪期の観察のポイント

胸部X線, CT	肺炎や気胸の有無(心不全などの鑑別診断を含む)
血液検査	感染徴候(血中プロカルシトニン値含む), 脱水や電解質異常, 耐糖能異常, 低栄養など
動脈血ガス分析	PaO_2, 急性呼吸性アシドーシス(pHの低下を伴う$PaCO_2$の上昇), $A-aDO_2$は開大することが多い
呼吸状態	呼吸数, SpO_2, 呼吸音, 努力呼吸の有無(呼気延長, 呼吸補助筋の緊張など)
CO_2ナルコーシス症状	意識レベル低下, 自発呼吸減弱・停止
感染徴候	発熱や痰の性状・量, quick SOFAスコア
併存症, 合併症症状	右心不全症状, サルコペニアやフレイルの評価, 睡眠障害, うつ症状

ケアのポイント

● 末梢気道の狭窄や呼気時間の短縮によりair trapping が起こり, 体動時の呼吸困難や運動能力の低下の原因となる(動的過膨張).

● オーバーテーブルにうつぶせて体重を乗せると上肢が呼吸補助筋の役割を果たし, 呼吸困難の緩和につながることがある.

● 食事中の息こらえで呼吸困難が増強するため, 咀嚼が少ない形状や量とし, こまめな水分補給で脱水を予防する.

● 上半身を大きく動かす動作は呼吸困難を悪化させるため, 上肢の挙上動作が少ない前ボタン式の寝衣が望ましい.

● 体動時は, 口すぼめ呼吸や呼気の延長を意識した呼吸法を行う.

● 活動性低下や体重減少を防止するため, 早期リハビリテーション介入や高エネルギー食摂取を推奨する.

慢性呼吸器疾患

Memo

— 特発性肺線維症(IPF) —

疾患の概要

- **特発性肺線維症(IPF)** は，**間質性肺炎(IP)** の一種である．
- IPは肺胞壁などの間質に炎症が起こり，炎症の修復過程で間質が線維化し，ガス交換障害や拘束障害を起こす疾患の**総称**である．
- IPの原因は，アミオダロン塩酸塩（アンカロン®），ゲフィチニブ（イレッサ®），漢方薬などによる薬剤性肺障害や，関節リウマチ等による膠原病肺，アスベスト等の曝露による塵肺など多彩である．
- 原因不明のIPの総称を**特発性間質性肺炎(IIPs)** と呼ぶ．そのなかで最も頻度が高く予後不良なのがIPFであり，緩徐進行性に呼吸機能が低下する．
- IPFは肺がん合併率が高く，低酸素血症による肺高血圧症や右心不全など併存症が多数あり，臨床経過が悪化する誘因となる．

診断

- 原因特定可能な間質性肺疾患を除外し，高分解能CT（HRCT）でUIPパターンを認める場合，IPFと臨床診断する（**表1**）．
- ※**外科的肺生検は急性増悪のリスクとなるため，必要と判断する時以外は推奨しない．**

Memo

病期分類

● 医療助成の決定のためには疾患重症度分類（**表4**）が用いられるが[2]，予後予測にはHRCTでの増悪パターンや線維化の広がりが有効であり，治療方針決定の参考になる可能性がある．

表4 》疾患重症度分類

新重症度分類	安静時 PaO_2	6分間歩行時 SpO_2
I	80mmHg以上	
II	70mmHg以上80mmHg未満	90％未満の場合はIIIにする
III	60mmHg以上70mmHg未満	90％未満の場合はIVにする（危険な場合は測定不要）
IV	60mmHg未満	測定不要

日本呼吸器学会 びまん性肺疾患診断・治療ガイドライン作成委員会編：特発性間質性肺炎 診断と治療の手引き2022，改訂第4版，p.7，2022，南江堂

急性増悪

● 急性増悪とは，慢性経過中に両肺野に新たな浸潤影が出現し，急速に呼吸不全が進行する予後不良な病態である．

● 拘束性呼吸障害は肺胞内の含気量も少ないため，わずかな変化で一気に危篤状態に陥ることがある．

治療

● エビデンスが確立した治療法はなく，以下を組み合わせた治療を行う．

Memo

薬物療法

● 抗炎症作用を目的としたステロイドパルス療法を行い，反応が乏しい場合はシクロホスファミド（エンドキサン®）パルス療法やシクロスポリンを併用する．

● 慢性安定期では，ニンテダニブエタンスルホン酸塩，ピルフェニドンの使用が条件付きで推奨されている[3]．

呼吸管理

● Ⅰ型呼吸不全を呈するため，酸素流量が増加してもCO_2ナルコーシスは少ない．また，肺胞のコンプライアンスが低下するため，ネーザルハイフローが有効である．

● 著しい低酸素血症では，人工呼吸管理など侵襲的な治療が必要となることもある．

その他

● 肺移植の対象疾患で，脳死片肺移植は60歳未満，脳死両肺移植は55歳未満，生体肺移植は65歳未満で，その他の条件を満たせば適応となる．

● 安定期には，進行抑制効果を期待し抗線維化薬投与を検討するが，適応は限られ，目標は進行速度の減弱や合併症・併存症予防となる．

Memo

- 血清KL-6, SP-A, SP-Dは間質性肺炎のマーカーで, 活動性の評価や治療反応性の評価に用いられる. 間質性肺炎急性増悪の初期はSP-D, KL-6の順に上昇し, ステロイドの効果がある場合はSP-D, KL-6の順に低下することが多い[4].

- 労作時は血液が肺胞を通過する時間が短くなり, さらに低酸素が悪化し, 呼吸困難が出現する. そのため, 労作時の呼吸数やSpO2の最低値, リカバリーの速度, 酸素吸入への反応性などを記録する.

- ステロイド投与中は高血糖や消化管出血, せん妄などに注意する.

ケアのポイント

- 労作時の酸素化低下が著明な場合は, 体動時に酸素流量を上げ, 低酸素血症や呼吸困難感を予防する.

- 酸素流量が多い場合は, リザーバー付き鼻カニューラやハイフローセラピーへ変更すると食事が可能となり, 快適性が増す.

- 労作時の呼吸困難感が強い場合は, 尿道留置カテーテル挿入による排尿負担の軽減や酸素の加湿, 抗不安薬の投与などを検討する.

- 拘束性肺疾患では口すぼめ呼吸はあまり効果がなく, スクイージングよりもモビライゼーションのほうが有効である.

- CO_2が貯留しにくいため, 最終末期にも意識清明なことが多い. 呼吸困難感が強く, 治療反応性が乏しい場合は, オピオイド(モルヒネ塩酸塩, コデインリン酸塩)やベンゾ

慢性呼吸器疾患

ジアゼピン系薬(ミダゾラム)での鎮静を考慮する[5]. しかし, 疲労の緩和から呼吸抑制が強く出ることもあり, 十分な検討が必要である.

- 慢性呼吸不全の悪化でICUに入室することもあるが, 他の疾患の治療のためにICUに入室することもある. 人工呼吸器からの離脱やリハビリテーションの際に大きな影響を及ぼす因子となりうるため, 予備能として評価することが求められる.

COLUMN

ACP（Advance Care Planning）

起こりうる事態（人工呼吸器離脱困難や気管切開, 意識が回復しない可能性, 医学的ケアや介護の量・質の担保の必要性など）を十分に説明し, 今後の方針について本人や家族と話し合い, 事前のACPなどを含めた意思決定支援が重要である.

引用文献

1) 日本呼吸器学会COPDガイドライン第5版作成委員会編：COPD（慢性閉塞性肺疾患）診断と治療のためのガイドライン, 第5版, p.2, メディカルレビュー社, 2018
2) 日本呼吸器学会 びまん性肺疾患診断・治療ガイドライン作成委員会編：特発性間質性肺炎 診断と治療の手引き2022, 改訂第4版, p.7, 南江堂, 2022
3) Raghu G et al：An Official ATS/ERS/JRS/ALAT Clinical Practice Guideline: Treatment of Idiopathic pulmonary fibrosis. An Update of the 2011 Clinical Practice Guideline. Am J Respir Crit Care Med 192 (2)：e3-e19, 2015
4) 大塚満雄ほか：肺特異的血清マーカーの経時的測定が治療効果の判定に有用と思われた間質性肺炎の一例. 日本呼吸器学会誌 39 (4)：298-302, 2001
5) 日本呼吸器学会ほか：非がん性呼吸器疾患緩和ケア指針2021 https://www.jrs.or.jp/publication/file/np2021.pdfより2022年4月5日検索

慢性心不全

疾患の概要

- 心不全は、「なんらかの心臓機能障害、すなわち、心臓に器質的および/あるいは機能的異常が生じて心ポンプ機能の代償機転が破綻した結果、呼吸困難・倦怠感や浮腫が出現し、それに伴い運動耐容能が低下する臨床症候群」[1]と定義されている.

- 慢性心不全は、慢性的な心臓のポンプ機能の低下により、末梢主要臓器へ必要な血液量を拍出できない状態である.

- ICUに入室する患者のなかには、併存疾患として慢性心不全があることがある.

- ICUに入室した理由が他の疾患であっても、その治療の過程で急性心不全となる可能性があることを念頭に、個別性のある観察を行う.

- 急性心不全については、p.469を参考にすること.

心不全の進展ステージ

- ステージの経過のなかで、増悪と緩解を繰り返すものとしてとらえられている (**図1**)[2].

- 心不全の進展ステージは、ステージA～Dの4つに分類される[3].

Memo

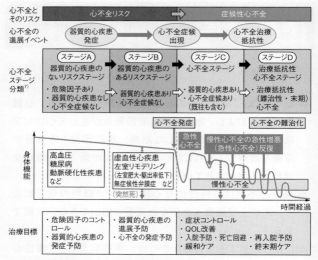

図1 》心不全とそのリスクの進展ステージ

文献 2）より改変

代償機転

● 心臓のポンプ機能は，前負荷・後負荷・心拍数・心収縮力で調整されている．1つの因子が変化しても，他の因子でポンプ機能をカバーする仕組みがある．

● 慢性心不全では，慢性的な心ポンプ機能の低下によりこの代償機転がはたらいているが，心拍出量を維持するために，神経体液性因子が活性化している．

[前負荷]

● 前負荷は，左室に流入してくる血液量が多いほど大きくなる．

● 前負荷は，循環血液量が輸液・輸血などにより増加すれば増大し，出血・脱水などで減少すれば低下する．

[後負荷]

● 後負荷は，大動脈圧と相関し，大動脈の進展性が低下し

ている場合や，末梢血管の収縮により全身の血管抵抗が上昇している場合などに増大する.

[神経体液性因子]

● 交感神経系，レニン・アンジオテンシン・アルドステロン（RAA）系，炎症性サイトカイン等がある(**図2**)[4].

● 神経体液性因子は，体内の水分・ナトリウムを貯留させることで前負荷を増大させ，心拍出量の増加により心ポンプ機能の低下を補おうとする．また，血圧を維持させようと末梢血管を収縮させ，後負荷が増大する．この状態が長期的に続くことにより，心臓に対して負担がかかる状態となる．時間経過とともにこの代償機転が破綻し，心拍出量が維持できず，急性増悪に至る.

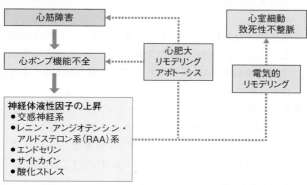

図2 》慢性心不全と神経体液性因子

文献 4) より改変

Memo
_____

_____

_____

_____

おもな薬剤

- アナムネで心不全を聴取できなくても，**お薬手帳に以下のような薬剤が記載されていれば予測できる.**
- 心不全への薬物治療は，心不全ステージに応じた治療薬が推奨されている(**図3**)[1].
- 心不全患者に投与されるおもな薬剤を**表1**に示す[3]. なお，HFrEFとは左室駆出率の低下した心不全を指す.
- アンジオテンシン変換酵素(ACE)阻害薬/アンジオテンシンⅡ受容体拮抗薬(ARB)，β遮断薬，ミネラルコルチコイド受容体(MR)拮抗薬は，心不全に対しては交感神経やRAA系といった神経体液性因子の攻撃から心臓を保護する役割があり，長期的な視点での予後改善効果がある.
- 血圧低下などにより，ACE阻害薬/ARB，β遮断薬は休薬や中止となりやすい薬剤であるが，これらの急な中止は交感神経やRAA系からの心臓の保護作用がなくなるため，心不全悪化のリスクとなる可能性がある.
- 新たに使用されるようになったイバブラジン塩酸塩(Ifチャネル阻害薬)，サクビトリルバルサルタンナトリウム(アンジオテンシン受容体ネプリライシン阻害薬：ARNI)，ダパグリフロジンプロピレングリコール(SGLT2阻害薬)がある(**表2, 3**)[1].

Memo

_____

_____

_____

_____

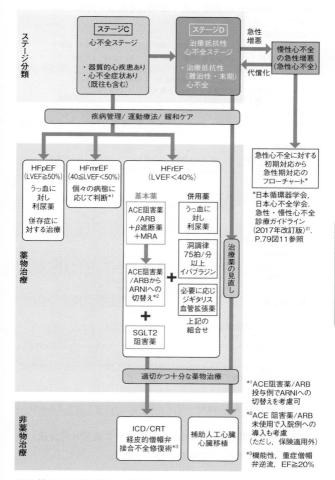

図3 》心不全治療アルゴリズム

日本循環器学会 / 日本心不全学会：急性・慢性心不全診療ガイドライン（2017年改訂版）より引用

https://www.j-circ.or.jp/cms/wp-content/uploads/2017/06/JCS2017_tsutsui_h.pdf（2022年3月閲覧）

表 1 》》HFrEF の薬物治療：薬剤名と用法・用量

薬剤*	用法・用量
ACE阻害薬	
エナラプリル	2.5mg/日より開始，維持量5〜10mg/日　1日1回投与
リシノプリル	5mg/日より開始，維持量5〜10mg/日　1日1回投与
ARB	
カンデサルタン	4mg/日より開始(重症例・腎障害では2mg/日) 維持量4〜8mg/日(最大量12mg/日) 1日1回投与
MRA	
スピロノラクトン	12.5〜25mg/日より開始，維持量25〜50mg/日　1日1回投与
エプレレノン	25mg/日より開始，維持量50mg/日　1日1回投与
β遮断薬	
カルベジロール	2.5mg/日より開始**維持量5〜20mg/日　1日2回投与
ビソプロロール	0.625mg/日より開始**維持量1.25〜5mg/日　1日1回投与
利尿薬	
フロセミド	40〜80mg/日　1日1回投与
アゾセミド	60mg/日　1日1回投与
トラセミド	4〜8mg/日　1日1回投与
トルバプタン	7.5〜15mg/日　1日1回投与
トリクロルメチアジド	2〜8mg/日　1日1回投与
抗不整脈薬	
アミオダロン	400mg/日より開始，維持量200mg/日　1日1〜2回投与
ジギタリス	
ジゴキシン	0.125〜0.25mg/日　1日1回投与
経口強心薬	
ピモベンダン	2.5〜5.0mg/日　1日1回投与

*保険適用のある薬剤に限る.
**重症例では半量より開始.
日本循環器学会/日本心不全学会：急性・慢性心不全診療ガイドライン(2017年改訂版)より引用
https://www.j-circ.or.jp/cms/wp-content/uploads/ 2017/ 06/JCS2017_tsutsui_
h.pdf (2022年3月閲覧)

侵襲時，術後の観察・ケアのポイント（心不全の悪化を防ぐ）

● 心不全を悪化させる要因は，心臓への負担（前負荷，後負荷）の増大と心収縮力の低下である.

前負荷増大

● 周術期において，多量の輸液投与や輸血は前負荷増大による心負荷となる可能性がある.

表 2 ≫ HFrEF の薬物治療：薬剤名 * と用法・用量

クラス名	一般名	用法・用量
I_f チャネル阻害薬	イバブラジン	5mg/日より開始，維持量5，10または15mg/日 目標安静時心拍数50〜60回/分に用量調節 1日2回投与
ARNI	サクビトリル バルサルタン	100mg/日より開始，維持量100，200または 400mg/日 忍容性があれば目標用量まで徐々に増量 1日2回投与
SGLT2阻害薬	ダパグリフロジン	10mg/日 1日1回投与

* 新しく保険適用となった薬剤に限る
日本循環器学会/日本心不全学会：2021年 JCS/JHFS ガイドライン フォーカスアップデート版 急性・慢性心不全診療より引用
https://www.j-circ.or.jp/cms/wp-content/uploads/ 2021/ 03/JCS2021_Tsutsui.pdf（2022年3月閲覧）
HFrEF：heart failure with reduced ejection fraction，左室駆出率の低下した心不全

表 3 ≫ 新規保険適用薬の特徴

I_f チャネル阻害薬	心収縮能には影響せず，純粋に心拍数を減少させる作用がある
ARNI	ACE阻害薬を上回る生命予後改善効果を有するとされ，ACE阻害薬/ARBに代わる薬剤として期待されている
SGLT2阻害薬	糖尿病治療に使用される薬剤であるが，尿細管での糖とナトリウムの再吸収を抑制し，糖とともに尿を排泄する利尿効果がある．腎保護効果もある

- 通常，前負荷が増加すれば心拍出量も増加する．
- ポンプ機能の低下している慢性心不全では，心拍出量の増加はわずかであり，左室拡張末期圧が上昇する．
- これに続いて左房圧，肺動脈楔入圧，肺動脈圧の上昇が引き起こされ，肺うっ血をきたす．
- 水分出納バランスや体重の変化，呼吸状態の変化に注意して観察する．

後負荷増大

- 侵襲時のストレスにより，交感神経系が活性化されることで，末梢血管の収縮をきたし，後負荷増大となる．

- 後負荷の増大は，心臓から全身に血液を送り出す際の抵抗となるため，拍出できない血液により左室拡張末期圧が上昇し，左房圧，肺動脈楔入圧，肺動脈圧の上昇が引き起こされ，肺うっ血をきたす．
- 血圧の急激な上昇や血圧高値が持続している場合には，急性心不全，とりわけ急性肺水腫をきたす可能性があるため，血管拡張薬などの投与により降圧を図る必要がある．

循環血液量減少

- 血管内脱水などにより循環血液量が減少すると，十分な心拍出量が維持されず，低心拍出症候群（LOS）となることがある．
- 組織低灌流に伴う循環不全が主体であり，血圧低下や乏尿，倦怠感や意識障害などの症状に留意し観察する．

高心拍出心不全

- 甲状腺中毒症，敗血症，慢性貧血，慢性肺疾患，肝疾患などでは，心拍出量が増えているにもかかわらず，生体の酸素需要を十分に満たせないために組織低酸素となり，高心拍出心不全のリスクがある．
- 高心拍出心不全は，末梢血管抵抗の低下，循環血液量の増加，心拍出量の増加が長期間持続することで，最終的には正常であった心臓が十分な拍出量を維持できなくなる病態である．
- 元々心ポンプ機能が低下していない場合でも起こりうるため，注意が必要である．

引用文献

1) 日本循環器学会/日本心不全学会：2021年 JCS/JHFS ガイドライン フォーカス アップデート版 急性・慢性心不全診療
   https://www.j-circ.or.jp/cms/wp-content/uploads/2021/03/
   JCS2021_Tsutsui.pdfより2022年3月30日検索
2) 厚生労働省：脳卒中，心臓病その他の循環器病に係る診療提供体制の在り方について．脳卒中，心臓病その他の循環器病に係る診療提供体制の在り方に関する検討会（平成29年7月）
   http://www.mhlw.go.jp/file/05-Shingikai-10901000-Kenkoukyoku-
   Soumuka/0000173149.pdfより2022年3月30日検索
3) 日本循環器学会/日本心不全学会：急性・慢性心不全診療ガイドライン（2017年改訂版）
   https://www.j-circ.or.jp/cms/wp-content/uploads/2017/06/
   JCS2017_tsutsui_h.pdfより2022年3月30日検索
4) Braunwald E et al：Congestive heart failure: fifty years of progress.
   Circulation 14(102(20 Suppl 4))：IV14-IV23, 2000

Memo

_____

_____

_____

_____

_____

_____

_____

_____

_____

_____

_____

慢性心不全

慢性腎不全

疾患の概要

- 腎不全とは，糸球体濾過量（GFR）が低下し，腎機能障害をきたした状態であり，老廃物の排泄や水・電解質・酸塩基平衡の調整，腎臓でのホルモン産生・分泌・代謝などが障害される．

- CKDは，腎障害が慢性的に持続するすべての病態をとらえる概念であり，すべての原発性，続発（性）腎疾患が原因となりうる．頻度の多いものとしては，糖尿病性腎症，慢性糸球体腎炎，腎硬化症，多発性嚢胞腎，ネフローゼ症候群などが挙げられる．

- 慢性腎臓病（CKD）とは，以下の2項目のうちのいずれか，または両方が3か月以上持続する場合を指す．

  ①尿所見，画像診断，血液・病理所見において，明らかな腎障害の存在が示唆される．とくに，0.15g/gCr以上の蛋白尿（30mg/gCr以上のアルブミン尿）の存在が重要である．

  ②GFR＜60mL/分/1.73m^2

- **表1**にCKDの病期分類を示す．

- CKDの患者がICUに他の疾患の治療のために入室した時は，個別性としてとらえ，注意する．

Memo

表1 》CKDの病期分類

原疾患		蛋白尿区分		A1	A2	A3
糖尿病		尿アルブミン定量 (mg/日)		正常	微量 アルブミン尿	顕性 アルブミン尿
		尿アルブミン/Cr比 (mg/gCr)		30未満	30〜299	300以上
高血圧 腎炎 多発性嚢胞腎 移植腎 不明 その他		尿蛋白定量(g/日)		正常	軽度蛋白尿	高度蛋白尿
		尿蛋白/Cr比(g/gCr)		0.15未満	0.15〜0.49	0.50以上
GFR区分 (mL/分 /1.73m^2)	G1	正常または高値	≧90	低	軽度	中等度
	G2	正常または 軽度低下	60〜89	低	軽度	中等度
	G3a	軽度〜 中等度低下	45〜59	軽度	中等度	高度
	G3b	中等度〜 高度低下	30〜44	中等度	高度	高度
	G4	高度低下	15〜29	高度	高度	高度
	G5	末期腎不全 (ESKD)	<15	高度	高度	高度

表の見方

・重症度は原疾患, GFR区分, 蛋白尿区分を組み合わせたステージにより評価する.
・低→軽度→中等度→高度の順に, 死亡, 心血管死亡, ESKDのリスクは高くなる.

文献1)より改変

治療

薬剤

● 腎不全患者に使用される薬剤は, 主として①原疾患に対する薬剤(**表2**), ②CKDによる症状に対する薬剤(**表3**)に分けられる.

● 腎不全患者では, 腎機能障害が進行することで高血圧の増悪をまねき, また高血圧により腎機能障害が増悪するという悪循環が起こるため, なかでも高血圧に対する降圧療法は薬剤治療の重要な位置を占める.

● 降圧薬にはさまざまな種類があるが, 腎不全患者ではレニン・アンジオテンシン系阻害薬(RAS阻害薬)が使用さ

表 2 》 原疾患に対する薬剤

疾患	薬剤の分類	一般名(おもな商品名)	目的
慢性糸球体腎炎	降圧薬(RAS阻害薬)	ロサルタンカリウム(ニューロタン®)オルメサルタンメドキソミル(オルメテック®)	血圧・蛋白尿の改善
	抗血小板薬	ジピリダモール(ペルサンチン®)	蛋白尿の改善
ネフローゼ症候群	副腎皮質ステロイド	プレドニゾロン(プレドニン®)	蛋白尿の改善
	免疫抑制薬	シクロスポリン(ネオーラル®)	蛋白尿の改善
	抗血小板薬	ジピリダモール(ペルサンチン®)	蛋白尿の改善
糖尿病性腎症	降圧薬(RAS阻害薬)	ロサルタンカリウム(ニューロタン®)オルメサルタンメドキソミル(オルメテック®)	血圧・蛋白尿の改善
	利尿薬	フロセミド(ラシックス®)	浮腫の改善
	抗血小板薬	ジピリダモール(ペルサンチン®)	蛋白尿の改善
腎硬化症	降圧薬	オルメサルタン(オルメテック®)アムロジピンベシル酸(アムロジン®)	血圧のコントロール
多発性嚢胞腎	利尿薬	トルバプタン(サムスカ®)	バソプレシンV2受容体拮抗薬で,嚢胞増大を抑え,腎機能低下を抑制する

文献2)より引用

その他,自施設で使用されている薬剤を記載

表3 》CKD による症状に対する薬剤

症状・所見	薬剤の分類	一般名（おもな商品名）	留意点
腎性貧血	腎性貧血治療薬	エポエチン ベータペゴル（ミルセラ®） ダルベポエチン アルファ（ネスプ®）	鉄欠乏性貧血や消化管出血などといった他の貧血の要因を除外する
高リン血症	高リン血症治療薬	炭酸ランタン（ホスレノール®） クエン酸第二鉄（リオナ®）	食物中のリンと結合し，元と一緒に体外へ排泄する薬であるため，食直前や食直後に服用する必要がある
アシドーシス	代謝性アシドーシス治療薬	炭酸水素ナトリウム（重曹）	苦みが感じられやすい
高カリウム血症	高カリウム血症改善薬	ポリスチレンスルホン酸ナトリウム（ケイキサレート®） ポリエチレンスルホン酸カルシウム（カリメート®，ポリスチレンスルホン酸Ca経口ゼリー）	便秘になりやすい
尿毒素蓄積	尿毒症治療薬	炭素（クレメジン®）	他剤を吸着して効力低下の可能性があるため，他の薬剤との同時服用は避ける（食間の服用となることが多い）
浮腫	利尿薬	フロセミド（ラシックス®）	腎機能の悪化がないか定期的に確認する

文献2）より改変

慢性腎不全

その他，自施設で使用されている薬剤を記載

れる場合が多い.
- ●RAS阻害薬は，糸球体内圧を下げることで尿蛋白を減少させ，腎臓を保護する効果があるため，蛋白尿を認める症例において使用が推奨されている.

観察・ケアのポイント

侵襲時，術後の注意点
··

[水・電解質管理]

〈高カリウム血症〉

- ● カリウムはほとんどが腎臓から排泄されるため，腎不全患者では高カリウム血症が起こりやすい.
- ● 高カリウム血症は，カリウムの過剰投与に限らず，アシドーシスや侵襲時の異化亢進，消化管出血，溶血，血腫形成などといったあらゆる原因で起こりうる.
- ● 採血や動脈血ガスデータで血清カリウム値を確認し，必要時，血液浄化療法の導入やGI療法（グルコース・インスリン療法）などが検討される.
- ● 輸液が必要となる場合は，K^+を含まない製剤を使用することが多い.
- ● 輸血用血液製剤の1つである赤血球液にはK^+が含まれている．そのため，腎不全患者に赤血球液の投与が必要となった場合には，カリウム吸着フィルターを用いることが多い.

〈水分管理〉

- ● 保存期腎不全患者の場合は，脱水や循環不全などによる腎機能悪化を防ぐため，腎血流を保持できるように輸液量を調整する.
- ● 慢性透析患者の場合は，循環動態の許す範囲内で，輸

液量は必要最低限とすることが多い.

● 過度な容量負荷による溢水や, 循環血液量の不足に伴う低血圧, 末梢循環不全をきたしやすい.

● バイタルサインだけでなく, 水分出納バランスにも注意を払い, 体液量を評価することが大切である.

● 水分出納バランスは, 術中を含めたICU入室時からのトータルバランス, 1日当たり／1時間当たりのバランスなどを観察する.

[呼吸・循環管理]

● 慢性透析患者では, 肺サーファクタントの減少や免疫異常, 易感染性, 呼吸筋力の低下などによる肺炎や無気肺, 溢水や低蛋白血症などによる肺水腫や胸水を生じやすい.

● 全身状態の許す範囲内で体位変換や離床を積極的に行い, 呼吸器合併症の発症を予防する.

● 正常腎機能の患者にくらべ, 腎不全患者では, 低血圧や高血圧, 電解質異常に伴う不整脈などが起こりやすい.

● 輸液だけでなく, 適宜カテコラミンや降圧薬も併用し, 病態に応じた適切な血圧管理を行う. 不整脈出現時には, 抗不整脈薬の投与だけでなく, 酸塩基平衡や電解質バランスの確認も重要である.

慢性腎不全

その他の観察ポイント, ケアの注意点などを記載

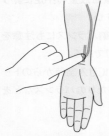

スリルの確認（触診）

シャント部から浮き出た血管を中枢に向かって指で触れる．わかりにくい場合は，駆血帯を装着したり取り外したりして確認する

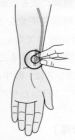

シャント音の確認（聴診）

吻合部から中枢へ向かって聴診する．聴診器を押し付けないようにする

図1 》スリル，シャント音の確認

〈人工透析を行っている場合〉

- CKDで人工透析を行っている患者が術後などによりICUに入室した場合，次回の透析の計画を確認する．周術期の水分出納により，計画より早めに透析を行わなければならないことがある．

- ICU入室の理由にもよるが，治療の優先順位によっては，元々のドライウェイトを目標に管理できないことがある．

- シャント部位を確認し，血圧測定や採血，末梢ライン確保などは必ず非シャント肢で行う．

- 術後・侵襲時の不安定な循環動態や脱水により，シャントが狭窄・閉塞する場合がある．

- スリル（シャントを手指で触れて，血流の振動・拍動を感じること）やシャント音（シャントに聴診器を当て，ザーザーという血流の音を感じること）の確認も毎日行う必要がある（**図1**）．

- シャントが狭窄した場合，スリルが減弱し，シャント部位では狭窄音（ピューピュー，ヒューヒューというような少し高い音）が聴取されたり，音が途切れて聴こえたりする．閉塞した場合には，スリル・シャント音のいずれも消失する．

● 不穏やせん妄により身体拘束を行う場合は，シャント部に拘束帯による強い圧迫が加わらないように注意する．必要時，拘束帯をシーネで代用するなどする．

［栄養・感染管理］

● 腎不全患者では，特有の代謝異常や透析によるアミノ酸喪失などにより，栄養面においても問題点を多く抱えており，元々の栄養状態が悪い場合も多い．

● 末梢循環不全や浮腫などが相まって，褥瘡や医療関連機器圧迫創傷（MDRPU）などといった皮膚障害が一層生じやすくなる．こまめに体位変換や除圧を行い，点滴ルートやドレーンなどの医療デバイスが皮膚を圧迫しないように配慮する．

● 免疫能の低下がみられることも多く，創傷治癒遅延や創感染の頻度が高い．

● 患者に接触する際の手指衛生，処置時の清潔操作，適切な抗菌薬の使用，不要なカテーテルの早期抜去などが大切である．

［薬剤管理］

● 腎不全患者では，薬剤の体内分布や代謝，排泄過程における変化などが関与し，薬理学的作用に変化が生じる．

● 腎排泄性の薬剤や，活性中間代謝産物が腎排泄性である薬剤では，作用の延長や中毒が生じる可能性が高い．

● 造影剤は腎機能をさらに悪化させるため，使用時には必ず医師に確認する．

● 薬剤によっては，透析により除去されてしまうものもある．

- 腎機能障害の程度により，薬剤の投与量や投与方法が異なるため，医師や薬剤師と十分に連携したうえで，慎重に薬剤投与を行う．
- 透析による影響を受ける薬剤の投与時間などは，透析時間も考慮したうえで決定する．
- 非ステロイド性抗炎症薬（NSAIDs）や抗がん薬，アミノグリコシド系薬などの抗菌薬，造影剤などは腎毒性を有し，腎不全患者に使用する際にはとくに注意が必要である．

透析後に投与する必要のある薬剤を記載

引用文献
1) 日本腎臓学会：エビデンスに基づく CKD 診療ガイドライン 2018．p.3，東京医学社，2018
2) 日髙寿美：CKDの治療，まるごと図解　腎臓病と透析（小林修三監），p.66-67，照林社，2017

Memo

第 4 章

クリティカルケア領域
のおもな薬剤

4

抗菌薬

ICUで頻用する薬剤の種類と特徴

- クリティカルケア領域の感染症でみられる病原体は細菌・真菌・ウイルスに大別され，細菌の場合は抗菌薬，真菌の場合は抗真菌薬，ウイルスの場合は抗ウイルス薬が用いられる．
- 感染症治療において重要なことは，投与のタイミングや投与時間，投与間隔である．
- 病原体を検出・同定し，薬剤感受性を決定するために採取される各種検体（喀痰，尿，血液，髄液，膿，ドレーン排液）の正確な採取方法は「検体の取り扱い」(p.44) を参照のこと．

ペニシリン系薬（表1）

表1 》ペニシリン系抗菌薬

一般名	商品名	特徴
ベンジルペニシリンカリウム	ペニシリンGカリウム	狭域のため，肺炎球菌や連鎖球菌などの狭域スペクトラムで使用される
アンピシリン	ビクシリン®	
アンピシリンナトリウム・スルバクタムナトリウム配合	ユナシン®-S	βラクタマーゼ阻害薬が配合されており，グラム陰性菌や嫌気性菌まで抗菌スペクトラムが広く，腹腔内感染や誤嚥性肺炎に汎用されている．広域スペクトラムで使用されるなど，原因菌が判明していない段階での初期治療として投与されることが多い．耐性菌への注意が必要である．
タゾバクタム・ピペラシリン	ゾシン®	

セフェム系薬（表2）

● 第一世代から第四世代まであり，スペクトラムは広がるが，世代が進むごとに黄色ブドウ球菌への効果は弱くなる.

表2 》 セフェム系抗菌薬

世代	一般名	商品名	特徴	
第一	セファゾリンナトリウム	セファメジン®α	メチシリン感受性ブドウ球菌（MSSA）に対する第一選択であるが，メチシリン耐性黄色ブドウ球菌（MRSA）には無効	
第二	セフォチアム塩酸塩	パンスポリン®	モラクセラ・カタラーリスやインフルエンザ菌に対して抗菌活性がすぐれている	
第二	セフメタゾールナトリウム	セフメタゾン®	セファマイシン系だが，腸内細菌や嫌気性菌への抗菌活性がすぐれているため腹部骨盤系の感染症に使いやすい	
第三	セフトリアキソンナトリウム	ロセフィン®	肺炎球菌によく効く一方，緑膿菌はカバーしない	第一，第二世代に無効だったグラム陰性桿菌をカバーし，髄液移行性の良さが特徴であるが，グラム陽性菌への抗菌活性は低下している．左記に示す特徴を考え，選択する必要がある
第三	セフタジジム	モダシン	緑膿菌を含むグラム陰性菌をカバーするが，グラム陽性菌には効果がない	
第四	セフォゾプラン塩酸塩	ファーストシン®	「第一世代＋第三世代」といわれるように，抗菌活性はセフェム系薬のなかで最も広い．グラム陽性菌では，MRSA以外の黄色ブドウ球菌やペニシリン耐性肺炎球菌を含む連鎖球菌属，グラム陰性菌では，ほとんどの腸内細菌や緑膿菌に効果がある	
第四	セフェピム塩酸塩	マキシピーム®		

カルバペネム系薬（表3）

● 超広域スペクトラムの薬剤であるため，漫然とした投与を控え，耐性菌への配慮が必要である.

表3 》 カルバペネム系抗菌薬

一般名	商品名	特徴
イミペネム・シラスタチンナトリウム	チエナム®	グラム陽性，グラム陰性，嫌気性菌のほとんどを網羅し，重症感染症に選択される．腸球菌，MRSA，メチシリン耐性表皮ブドウ球菌（MRSE），バンコマイシン耐性腸球菌（VRE），レジオネラ，マイコプラズマ，マルトフィリア，ノカルディア，クロストリジウム・ディフィシレなどには効果がない．それ以外のほとんどをカバーする超広域スペクトラムの薬剤である
メロペネム	メロペン®	
ドリペネム	フィニバックス®	

抗MRSA薬（表4）

表4 》抗MRSA薬

一般名	商品名	特徴
バンコマイシン塩酸塩	塩酸バンコマイシン	MRSAの切り札とされている．AUC/MIC（最小発育阻止濃度より高い薬物曝露量全体）に比例して効果を発揮する．臨床では，トラフ値（投与直前の血中薬物濃度）を用いて投与計画を立て使用される
テイコプラニン	タゴシッド®	バンコマイシン塩酸塩と同様にMRSAの切り札である
ダプトマイシン	キュビシン®	肺サーファクタントで不活性化されるため，肺炎には使用できない
リネゾリド	ザイボックス®	オキサゾリジノン系薬で静菌的な抗MRSA薬であり，髄液，筋肉，肺への移行が良好である

ニューキノロン系薬（表5）

- ニューキノロン系はとくに尿路排泄であり血中濃度が低い特徴から，第一世代，第二世代の一部までは，おもに尿路感染症に使用されてきた．
- 臨床的な効果が拡大すると濫用の問題が出てくるが，ニューキノロン系も耐性率が増加してきているため，感受性を確認し，適正使用する必要がある．

表5 》ニューキノロン系抗菌薬

一般名	商品名	特徴
シプロフロキサシン	シプロキサン®	高い血中濃度と臓器移行性も良いことから，さまざまな臓器の感染症に使用される
レボフロキサシン	クラビット®	第三世代キノロン系薬で，グラム陰性桿菌だけでなく肺炎球菌を代表とするグラム陽性球菌にも抗菌活性を有する．また，レジオネラ肺炎では第一選択として使用される

Memo

抗菌薬の使用上の注意点

● 抗菌薬は，肺炎，尿路感染，血流感染，腹腔内，皮膚軟部組織，中枢神経系などの感染症の治療として選択される．

● 標的とした臓器や器官に抗菌薬が届くこと（組織移行性）や耐性菌を発現させにくいことを意識して，抗菌薬を選択している．

● 薬剤投与の指示が医師から出た場合，とくに敗血症性ショックを伴う重症患者では早期の抗菌薬投与開始が有効であり，感染の起炎菌特定のための検体の採取がすんでいるかを確認し，すんでいない場合は検体採取にかかる時間を再確認し，投与が大幅に遅れないよう，先に検体採取が可能か，薬剤投与が先かを判断する．

● 抗菌薬使用前の検体採取が基本であるが，感染症治療において，時間は治療結果を左右する要因になるため，あまりに時間が経過するようであれば，先に薬剤を投与する場合もある．

● 抗菌薬の効果を十分に発揮するためには，薬物動態の薬力学（PK/PD）について理解して投与する必要がある．バンコマイシン塩酸塩，テイコプラニン，ゲンタマイシン硫酸塩などは，投与前の血中濃度から投与効果の判定や反復投与の副作用防止のため，トラフ値を測定し投与計画を立てる．

● 抗菌薬は，最高血中濃度に依存する濃度依存と，最小発育阻止濃度（MIC）を維持する時間依存の2つに大別される．

・時間依存の薬剤は投与回数，点滴投与時間に注意し，MIC以上の血中濃度を長く保つことが大切である．

・濃度依存の薬剤は最高血中濃度が抗菌力を増加させるた

め，ピーク値の血中濃度の高さが効果につながる．そのため，1回投与量に注意する必要がある．

観察のポイント

● 抗菌薬は投与後に発赤，蕁麻疹などの出現やアレルギーなどの症状，まれにアナフィラキシーから血圧低下を示す場合がある．とくにペニシリン系薬やセフェム系薬などで注意が必要である．薬剤アレルギーがすでに確認されている場合は電子カルテの禁忌情報に記載されているため，記載場所を確認しておく．

● 菌交代現象から下痢を起こす場合もあり，とくにクロストリジウム・ディフィシレ感染症は院内感染の原因にもなるため，適切に診断，治療を行う必要がある．

● 投与後は，全身の観察を密に行うことが大切である．薬剤の排泄・代謝は腎臓，肝臓で行われるため，腎機能，肝機能のデータの変化に注意する．

参考文献
1) 高久史麿ほか監：治療薬マニュアル2022．p.1373-1523，医学書院，2022
2) 大野博司：ICU/CCUの薬の考え方，使い方ver.2．p.317-347，中外医学社，2015
3) 日本化学療法学会編：抗菌薬適正使用生涯教育テキスト，第3版．2020

COLUMN

施設や地域における特徴ーアンチバイオグラムー

アンチバイオグラムは各施設の細菌検査室などで作成されている表である．ほとんどの施設で，1年に1度更新される．その施設で検出された病原微生物に対して，各種の抗菌薬がどのくらいの割合で効く（と思われる）かを表している．

エンピリック治療 (empiric therapy) から
デ・エスカレーション (de-escalation) へ

　感染症治療においては原因菌が同定できるまでは，できるだけ広範囲な細菌をカバーできる抗菌薬が選択される．これをエンピリック治療という．

　そして，48〜72時間以内に検体から原因菌が同定されると，感受性を考慮したうえで狭域な抗菌薬を選び直す．これをデ・エスカレーションという．

　軽症な感染症なのか重症感染症なのかを，バイタルサインや発症からの転帰などから読み取り，一般病棟での治療か集中治療を必要とするのかを，見定めていく必要がある．

Memo

抗菌薬

抗不整脈薬

頻脈性不整脈で頻用する薬剤

薬剤の種類と特徴

● 頻脈性不整脈に対する薬剤は，心筋が活動する電位の相（0〜4相）で分布するイオンチャネル（Na^+，Ca^{2+}，K^+）にはたらきかけて活動電位持続時間（ADP）に影響を与えることや，交感神経にはたらきかけることによって，抗不整脈薬作用を発揮している．

● **表1**に不整脈に使用する代表的な抗不整脈薬を，ヴォーン・ウィルアムズ分類で示す．

表1 》頻脈性不整脈で頻用する薬剤

不整脈	抗不整脈薬（ヴォーン・ウィルアムズ分類）
発作性上室頻拍	クラスII（β遮断薬） クラスIV（Ca拮抗薬）
心房細動，心房粗動	＜レートコントロール※1＞ ジギタリス製剤 クラスII（β遮断薬） クラスIV（Ca拮抗薬） ＜リズムコントロール※2＞ **※心機能低下時には使用不可** クラスI Na^+チャネル遮断薬（Ia，Ic）
心室性期外収縮，心室頻拍	クラスI Na^+チャネル遮断薬（Ib）**※第一選択** クラスI Na^+チャネル遮断薬（Ia，c） クラスII（β遮断薬）
心室頻拍，心室細動（難治性）	クラスIII（K^+チャネル遮断薬） クラスII（β遮断薬）併用

※1 レートコントロール：心房細動や心房粗動に対する治療において，ジギタリス製剤，β遮断薬，Ca拮抗薬などを使用して脈拍数を調節することを目的として行う治療である．

※2 リズムコントロール：Na^+チャネル遮断薬（クラスIa，Ic）により洞調律に戻すことを目的として行う治療である．

Na⁺チャネル遮断薬（表2）

［作用］

● 心臓の筋肉にあるNa⁺チャネルが開くことにより細胞内にNa⁺が取り込まれ（0相），心筋は興奮する．Na⁺チャネルを遮断することで心筋細胞へのNa⁺の流入を抑制し，伝導速度が低下することにより抗不整脈作用を示す．

［注意点］

● Ⅰcは，陰性変力作用（心筋の収縮力を低下させる作用）が強く，心筋梗塞を有する患者へは死亡率が上昇する報告は（CAST試験より）があり，投与が制限されている．

表2 》 Na⁺チャネル遮断薬

クラス	一般名（商品名）	消失経路	特徴
Ⅰa	ジソピラミド（リスモダン®）	腎	上室性・心室性のどちらの頻脈性不整脈にもリズムコントロールとして有効である．催不整脈作用*(VT, Vf, 洞停止)，低血糖（リスモダン®，シベノール®），QT延長（キニジン硫酸塩のアンカロンとの併用）に注意する ※ピルメノール塩酸塩は心室性のみ
	シベンゾリンコハク酸塩（シベノール®）	腎	
	キニジン硫酸塩（キニジン）	肝(80)腎(20)	
	プロカインアミド塩酸塩（アミサリン®）	肝(40)腎(60)	
	ピルメノール塩酸塩（ピメノール®）	腎	
Ⅰb	アプリンジン塩酸塩（アスペノン®）	肝	心室性不整脈の第一選択である．催不整脈作用（VT），振戦，痙攣，意識障害に注意する．アスペノン®はⅠa作用をもち，上室性にも有効である
	リドカイン塩酸塩（キシロカイン®）	肝	
	メキシレチン塩酸塩（メキシチール®）	肝	
Ⅰc	ピルシカイニド塩酸塩（サンリズム®）	腎	Ⅰaと同様で効果が強く，上室性頻脈，心室性頻脈や心房細動に有効である．催不整脈作用が強く，心機能が低下した患者へは，慎重投与または禁忌である
	フレカイニド酢酸塩（タンボコール®）	肝	
	プロパフェノン塩酸塩（プロノン®）	肝	

* 催不整脈作用：新たな不整脈の誘発，既存の不整脈を悪化させてしまう作用

抗不整脈薬

● 使用している薬剤について記載

薬剤名	溶解方法	注意点

β遮断薬 (表3)

[作用]

● 交感神経のβ受容体を遮断し，心筋細胞内へCa^{2+}が流入することを抑制することで，左室機能抑制，洞調律の抑制，房室伝導速度を低下させる作用がある．

● β遮断薬には，β$_1$受容体 (心収縮力上昇，心拍数増加の作用) とβ$_2$受容体 (気管支拡張，冠動脈・肺・骨格筋の血管拡張作用) の両方を遮断する非選択的β遮断薬と，β$_1$受容体だけを遮断する非選択的β遮断薬の2種類がある．

● 交感神経の興奮が関与する上室性不整脈のレートコントロールに有効で，心房細動での使用頻度は高い．心室性期外収縮にも有効である．

表3 》》 β遮断薬

	一般名（商品名）	消失	特徴
選択的	**ランジオロール塩酸塩（オノアクト®）**	血漿肝腎	頻脈性心房細動の**レートコント**
	ビソプロロールフマル酸塩（メインテート®）	肝	**ロール**として有効である．徐脈，血圧低下，房室ブロック，喘息様症状，末梢循環障害に注意が必
非選択的	**プロプラノロール塩酸塩（インデラル®）**	肝	要である．非選択的β遮断薬（プロプラノロール塩酸塩）は，喘息患者には禁忌である

● 使用している薬剤について記載

薬剤名	溶解方法	注意点

[注意点]

● 喘息患者にはβ_2受容体遮断による気管支収縮が起こるため，非選択的β遮断薬は禁忌で，おもに心臓に作用する選択的β_1遮断薬を用いる．

● β遮断薬投与中の患者では心拍数が抑えられているため，代償性ショック時に頻脈になりにくく，典型的なショック症状を示さないことがある．

K^+チャネル遮断薬 (表4)

[作用]

● K^+チャネルを遮断してK^+を細胞内に留まらせることで心筋の再分極（静止状態に戻る：3相）を遅延させ，不応期を延長することによりエントリー回路を途絶させる．

● 不応期の延長に伴うQT延長が催不整脈作用の要因となるため，多剤無効の難治性不整脈(心室頻拍，心室細動)の，最終選択肢として選択する．

表4 ≫ K⁺チャネル遮断薬

一般名（商品名）	消失	特徴
アミオダロン塩酸塩 （アンカロン®）	肝	QT延長に伴う**催不整脈作用**により既存の不整脈の悪化，TdPを含む心室頻拍に注意し，出現時はただちに投与を中止する．アンカロン®では間質性肺炎，甲状腺機能亢進などの心外副作用に注意が必要である
ニフェカラント塩酸塩 （シンビット®）	肝（50）腎（50）	
ソタロール塩酸塩 （ソタコール®）	腎	

● 使用している薬剤について記載

薬剤名	溶解方法	注意点

● とくに，アミオダロン塩酸塩は，β遮断薬，Na⁺やCa²⁺チャネル遮断薬としての作用も併せもつため，レートコントロール・リズムコントロール両方の治療薬として期待できる．

Ca拮抗薬（表5）

[作用]

● 洞結節および房室結節のCa²⁺チャネルを遮断することにより，脱分極（興奮）を抑制して左室機能抑制，洞調律の抑制，房室伝導速度を低下させる．

● 房室結節をエントリー回路に含む，心房細動，心房粗動，発作性上室性頻拍時のレートコントロールに有効である．

その他

● その他の薬剤として，ジギタリス製剤，アデノシンA₁受容体作用薬がある（表6）．

表5 》 Ca拮抗薬

一般名（商品名）	消失	特徴
ベラパミル塩酸塩 （ワソラン®）	肝(80) 腎(20)	心房細動，心房粗動，発作性上室性頻拍時の**レートコントロール**に有効である．徐脈，房室ブロックに注意する．ベプリコール®はNa⁺，K⁺チャネルの遮断作用も併せもつため，QT延長，VT（TdP含む），間質性肺炎にも注意する
ジルチアゼム塩酸塩 （ヘルベッサー®）	肝(60) 腎(35)	
ベプリジル塩酸塩 （ベプリコール®）	肝	

● 使用している薬剤について記載

薬剤名	溶解方法	注意点

表6 》 その他の薬剤

一般名（商品名）	消失	特徴
【ジギタリス製剤】 ジゴキシン （ジゴシン®） メチルジゴキシン （ラニラピッド®）	腎	迷走神経刺激作用があり，心拍数減少や房室結節の伝導を抑制させる強心薬である．心房細動，発作性上室性頻拍の徐脈化に有効である．血中濃度の上昇や低カリウム血症によるジギタリス中毒（不整脈，悪心・嘔吐，視覚障害）に注意する
【アデノシンA₁受容体作用薬】 アデノシン三リン酸ニナトリウム （アデホス-Lコーワ）	すぐ	洞房結節・房室結節の機能を抑制することによって心拍数を減少させる．作用時間が非常に短いという特徴をもつ

● 使用している薬剤について記載

薬剤名	溶解方法	注意点

抗不整脈薬

薬剤の種類と特徴

●●

- 洞不全症候群（SSS）や房室ブロックでは，めまい，失神，心不全症状など，徐脈に伴う症状がある患者では治療が必要となる．

- 徐脈性不整脈での薬剤の作用機序は，迷走神経（副交感神経）の作用を抑制することや交感神経を刺激することで，洞結節や房室結節機能を亢進させて，抗不整脈作用を発揮している．**表7**に徐脈性不整脈に使用する薬剤を示す．

表7 》徐脈性不整脈で頻用する薬剤

一般名（販売名）	消失	特徴
【抗ムスカリン薬】 アトロピン硫酸塩 （アトロピン）	腎	迷走神経を抑制し交感神経優位にする．心外副作用は，口渇，排尿障害，緑内障や前立腺肥大では禁忌．
【アドレナリン作動薬】 イソプレナリン塩酸塩 （プロタノール®）	腎	交感神経のβ受容体を遮断して作用する．血清カリウム低下，頻脈，心筋虚血に注意．

● 使用している薬剤について記載

薬剤名	溶解方法	注意点

Memo

心電図モニタリング

● 不整脈の出現頻度が，どの程度低下しているのか，あるいは薬剤による催不整脈作用がみられていないかについてモニタリングする．

● QT延長・QRS幅拡大，著明な徐脈などは，催不整脈作用の増悪となるため，12誘導心電図を測定し確認していく必要がある．

● 陰性変力作用によって，血圧低下をきたす場合があるため，血圧の推移やショックの5徴候の観察をあわせて行う．

心臓外の副作用症状の観察

● 抗不整脈薬の副作用には，心臓に由来するもの以外に，呼吸器・消化器・頭部・泌尿器など，一見関連がなさそうな臓器症状がある．

● たとえば，ジギタリス製剤使用中には，消化器症状（食欲不振，悪心，嘔吐），神経症状（頭痛，不眠，抑うつ），視覚症状（黄視症状，暗点）などの中毒症状の有無を確認する．

● 呼吸器系では，アミオダロン塩酸塩使用中の間質性肺炎（乾性咳嗽，微熱，呼吸困難）の症状や，非選択的β遮断薬使用中の喘息様症状が出現していないかを観察する．

● アトロピン硫酸塩使用時には，副交感神経の作用を抑制して排尿障害や散瞳をきたすため，前立腺肥大や緑内障の既往の確認は重要である．

抗不整脈薬

● 薬剤の特徴を理解し，心臓外副作用の項目を観察できることが必要である．

薬物血中濃度測定について

● 抗不整脈薬の薬物動態で注意を要するのは，有効血中濃度の幅が狭く容易に中毒濃度に達する薬剤(ジゴシン®，アンカロン®，リスモダン®，シベノール®など)があることである．

● 上記に加え，ICUでは肝障害・腎障害をきたしている患者も多く，薬物の代謝排泄が遅延し，適切な治療を行っていても副作用発生の頻度が高まる．

● 薬物の血中濃度測定（TDM）を行うことは，安全面から有用であるといえる．

● 看護師には，薬剤の中毒症状の項目を観察し，徴候を感じたらTDMを医師と検討すること，指定通りの日時（定常状態に達した「トラフ（次回投与の直前）」が基本）で，確実に採血を行うことが求められる．

薬物療法の限界を知り，対応する

● 多形性心室頻拍や無脈性心室頻拍，心室細動，停止時間が長いものや高度房室ブロックでは，急激な心拍出量の減少と意識消失をきたすため，薬物療法だけでは治療が困難となる場合がある．

● それぞれの致死的不整脈の緊急治療と，心肺蘇生(CPR)開始を判断する必要があることも忘れてはならない．

Memo

引用文献

1) 日本循環器学会ほか：2020年改訂版 不整脈薬物治療ガイドライン
   https://www.j-circ.or.jp/cms/wp-content/uploads/2020/01/
   JCS2020_Ono.pdfより2022年4月2日検索

2) 医療情報科学研究所編：薬がみえる Vol.1 第2版. メディックメディア, 2021

参考文献

1) 服部隆一ほか編：循環器の基本薬を使いこなす 増補版. 文光堂, 2013

2) 折井孝男監：説明力UP! 臨床で役立つ薬の知識. 改訂版. 学研メディカル秀潤社,
   2009

Memo

抗不整脈薬

降圧薬

薬剤の概要

● 血圧は「心拍出量×末梢血管抵抗」で決まるため，何らかの治療で血圧を下げたい時は，心拍出量を減らすか，末梢血管抵抗を下げることになる．基本的に，降圧薬は血管に作用することを狙っている．

● カルシウムイオン（Ca^{2+}）は血管に分布しており，血管の壁の収縮に使われる．Ca拮抗薬は，このCaを拮抗（勢力を同じにする）することにより，血管の壁を広げ，血管抵抗を減らし，結果的に血圧を下げる作用をもつ．

Memo

ニカルジピン塩酸塩

・・・

商品名 (**)**

投与方法：

備考：

- Ca拮抗薬であり，全身の末梢血管と冠動脈を拡張する．
- とくに末梢血管抵抗を減少させることに適している．投与してから発現するまでの時間は 5 〜 10 分であり，持続時間は 60 分といわれている．
- ICUではシリンジポンプで投与することが多い．
- 投与量は 0.5 〜 6 μg/kg/ 分であり，体重が 50kg の患者の場合，1.5 〜 18.0mL/時の範囲で調整することになる．

[注意点]

- 低血圧のある急性心不全患者や心原性ショックのある患者への使用は禁忌とされている．
- 副作用には頻脈や頭痛，顔面紅潮，局所の静脈炎などがある．
- 配合禁忌があるため，同一ラインで投与する際は薬剤師などに確認する．
- 基本的に上記以外に使いにくい点がほとんどなく，降圧薬においては主役であり，使い勝手の良い薬剤である．

[観察のポイント]

- 複数の降圧薬投与時に，急激な血圧低下が出現しやすいため注意する．
- 筋弛緩薬投与時に筋弛緩作用が増強することがある．

降圧薬

ジルチアゼム塩酸塩

商品名 (　　　　　　　　　　　　　　　　　　　)

投与方法：

備考：

- Ca拮抗薬である．ニカルジピン塩酸塩よりも心臓に影響を及ぼす．
- Ca拮抗作用により，房室結節伝導時間の延長作用を示し，不整脈（とくに上室性），狭心症に効果をもたらすことが特徴である．
- 血圧の低下はニカルジピン塩酸塩よりも緩徐である．そのため，心機能が低下し頻脈になっている症例に対して，頻脈と血圧をコントロールしたい場合に適している．

[注意点]

- 本剤の特徴である房室結節伝導時間の延長により，心拍数が減少し，徐脈になることがある．そのためⅡ°以上の房室ブロック，洞房ブロックのある場合の投与は禁忌である．
- 強度の重篤な低血圧，あるいは心原性ショックのある患者，心筋症・心筋梗塞の患者の場合は慎重投与である．

[観察のポイント]

- 効果発現時間は投与後5分以内である．
- 場合によっては，想定以上に心拍数が減少することがあり，投与後の観察が重要である．

ニトログリセリン

••

商品名 (**)**

投与方法：

備考：

- ニトログリセリンは，一酸化窒素を発生させて血管壁を伸展させることにより，末梢血管抵抗を下げる作用をもつ．
- 少量の投与では静脈（前負荷の軽減）を，大量の投与では動脈（後負荷の軽減）を拡張させる．
- そのほかに特徴的な点として，心臓の冠動脈灌流量を増加させることが知られており，降圧薬でもあるとともに狭心症の治療薬である．
- 高血圧の治療では 0.5 〜 5 μg/kg/分で調整する．50kgの成人では 1.5 〜 15mL/時の間で調整する．

[注意点]

- 急性緑内障発作を引き起こすため，閉塞隅角緑内障の患者には眼圧を上昇させる恐れがあり，禁忌である．
- 脳出血患者では，脳血管拡張作用により脳出血がさらに悪化する恐れがあり避ける．
- 持続投与に使用する投与ラインには，塩化ビニルの場合，薬剤が吸着され，効果が弱くなるため，ポリエチレン製の投与ラインを使用する．
- ニカルジピン塩酸塩と併用する場合，想定外の血圧低下が起こることがある．
- 耐性の出現は 12 〜 24 時間である．

[観察のポイント]

- 急激な血圧低下が出現することがある．
- 副作用として，頭痛が出現することがある．

降圧薬

硝酸イソソルビド

販売名（　　　　　　　　　　　　　　　　　　）

投与方法：

備考：

● ニトログリセリンと類似した薬剤で，一酸化窒素により冠動脈を拡張する効果がある．

● ほとんどの血管に拡張作用があるが，ニトログリセリンよりも，静脈系の血管に効果が強い．

● ニトログリセリンとくらべて末梢血管抵抗を有意に低下させて，心拍出量を増加させる可能性も指摘されている[1]．そのため，降圧作用を狙うよりも，不安定狭心症と急性心不全の治療に使われることが多い．

[注意点]

● 硝酸薬に特徴的なのが耐性の獲得である．

・ 数日で耐性が発生し，作用が弱まる．投与の休止で作用が戻ることが確認されており，連続で投与しないという方法もある．

● 耐性の出現は 48 ～ 96 時間である．

[観察のポイント]

● 降圧を目的とした薬剤ではないが，予想外の血圧低下が起こることがある．

● 妊婦・小児に対しては安全性が確認されていない．

● 副作用として，頭痛・嘔気・嘔吐などがある．

ニコランジル

販売名 (　　　　　　　　　　　　　　　　　　　)

投与方法：

備考：

- 特徴は降圧よりも冠動脈の拡張である．不安定狭心症と急性心不全に対して投与される．
- 投与後，すぐに効果があるといわれている．硝酸薬（ニトログリセリン，硝酸イソソルビド）よりも血圧が低下しにくい．
- 耐性が起こりにくく，投与が長期間にわたり，血圧を下げたくない症例に投与する．

[注意点]

- 重篤な肝臓と腎臓障害・心原性ショックが起こることがあり，注意を要する．
- 高齢者のほうが副作用は生じやすく，頭痛，血圧低下，血小板減少が報告されている．

[観察のポイント]

- p.676「硝酸イソソルビド」を参照.

引用文献

1) 梶本克也：超急性期治療における血管拡張薬の役割．心臓　44 (5)：534-539, 2012

Memo

降圧薬

抗凝固薬

薬剤の概要

- ICUにおいて使用される抗凝固薬は，以下の4種類に大別することができる．
  - ①ヘパリン
  - ②蛋白分解酵素阻害薬
  - ③トロンボモジュリン
    （DIC治療薬と考えられるが，本項では含めて解説する）
  - ④アンチトロンビン
  - ⑤クマリン系薬
  - ⑥直接経口抗凝固薬（DOAC）
- それぞれ播種性血管内凝固症候群（DIC）や肺血栓塞栓症，深部静脈血栓症の治療，弁置換術後，または持続濾過透析の回路に使うことがICUでは多い．

Memo

ヘパリン

ヘパリン

....

販売名 (　　　　　　　　　　　　　　　　　　　　　)

投与方法：

備考：

● ヘパリンそのものには抗凝固作用はないとされているが，アンチトロンビン※と結合すると，効果が高まり，凝固因子のトロンビン，第IXa, Xa, XIa, XIIa因子を阻害し（**図1**），血栓と関連するフィブリンをつくらせないようにすることで抗凝固作用を発現する．

※ **トロンビンの活性を阻害する凝固阻害因子**

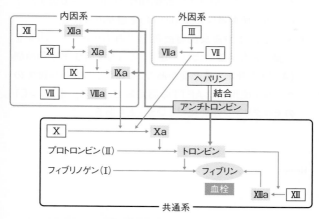

図1 》各凝固因子の番号と凝固系カスケード

抗凝固薬

[注意点]

● アンチトロンビンと結合すると効果を発揮するため，アンチトロンビンIII（AT III）が低下している症例では効果が減弱する.

● 半減期が40〜60分と短く，シリンジポンプでヘパリンを単独で持続投与している場合，処置の前に投与を中断することで，医療的処置を行うことができる.

● 投与される機会が多い薬剤ではあるが，ヘパリン起因性血小板減少症（HIT）を発症することも考える. 出血や感染徴候がないのに血小板が減少する時は，HITを疑う.

● HITと診断された際には，すみやかにアルガトロバンに変更して抗凝固療法を継続する.

[観察のポイント]

● ヘパリンの効果の程度は，検査データで活性化部分トロンボプラスチン時間（APTT）を確認する.

● ヘパリンにより阻害される凝固因子は内因系の因子が多いため，検査項目ではAPTTに影響がみられる.

● 人工心肺下や経皮的冠動脈形成術（PCI）でヘパリンを大量に投与する場合は，APTTではなく活性化凝固時間（ACT）も計測する必要がある. なぜなら，この程度でのヘパリン使用量はAPTTの測定域を超える. また，ACTのモニタリングが簡便だということもある.

Memo

蛋白分解酵素阻害薬

● 身体がフィブリンをつくる過程で存在するさまざまな凝固因子（蛋白）の動きを阻害することにより，効果を現わす.

● ヘパリンと異なり，アンチトロンビンに依存せずに効果を発揮する.

ナファモスタットメシル酸塩

販売名 (　　　　　　　　　　　　　　　　　　　　)

投与方法:

備考:

● トロンビン，第X因子にはたらきかけ，凝固を阻害する. すでに形成された血栓に対しては，線溶（血栓を溶かすこと）を担当するプラスミンにはたらきかけ，血栓が溶けるように作用する.

● 出血傾向を示す患者で，血液透析の際の抗凝固薬としても使用されている.

［注意点］

● 高カリウム血症が現れることがあるため，カリウム保持性利尿薬（スピロノラクトンなど）投与時には定期的に数値を確認する.

［観察のポイント］

● 出血傾向が強まる可能性があるため，痰の吸引時や口腔ケア実施時に，洗浄液などに血液が混入していないかを確認する.

● とくに口腔ケア実施時には，歯肉を拭った綿棒やスポンジなどを用いた観察を推奨する.

抗凝固薬

ガベキサートメシル酸塩

販売名 (   )

投与方法：

備考：

● 血液透析時には使用できないが，急性膵炎に使用できる．

［注意点］

●末梢静脈から投与すると血管炎を起こしやすいため，中心静脈から投与することが多い．

●高カリウム血症が現れることがあるため，カリウム保持性利尿薬（スピロノラクトンなど）投与時には定期的に数値を確認する．

［観察のポイント］

●ナファモスタットメシル酸塩と同じ．

トロンボモジュリン
トロンボモデュリンアルファ

販売名 (   )

投与方法：

備考：

● 生体内の血管内皮細胞上に存在しており，血液中を流れるトロンビンと結合し活性化プロテインCという物質を出す．

● 活性化プロテインCは，凝固因子の第Ⅴa因子と第Ⅷa因子を失活させ，凝固を抑制する．

● 第Ⅷa因子は重要な第Ⅹ因子の活性にかかわり，第Ⅷ因子は凝固に重要なトロンビンの活性にかかわる．

- トロンビンがなければ作用せず，発生したトロンビンの量と比例して作用を発揮する．
- 遺伝子組換え技術でつくられたのが，トロンボモデュリンアルファのリコモジュリン®である．
- 作用が生理的であるため，抗凝固作用も生理的にコントロールされ，副作用の出血が少ないといわれている．

[注意点]
- 頭蓋内出血，肺出血，消化管出血(継続的な吐血や下血，消化管潰瘍による出血) など，すでに出血がある患者には出血を助長する恐れがあり，禁忌である．

[観察のポイント]
- 投与時間は**1回30分**と短時間である．
- 出血は，ほかの薬剤と比較して発生しにくいが，肝臓・胆管系の障害が出現することがあるため，採血データの推移を確認する．

アンチトロンビン

乾燥濃縮人アンチトロンビンⅢ

販売名 (　　　　　　　　　　　　　　　　　　)

投与方法：

備考：

- 乾燥濃縮アンチトロンビンⅢは人体のなかで，トロンビンと第Ⅹa因子を阻害することにより，抗凝固作用を示す．
- 乾燥濃縮アンチトロンビンⅢは，一般的には70%以下になった時に投与され，活性度が通常の120%以上になった場合には抗炎症作用が得られる．
- 乾燥濃縮アンチトロンビンⅢ補充療法にかかる薬価は，1,500単位/日×3日間で約18万円で[1]，高価であること

抗凝固薬

が特徴である.

[注意点]

● 乾燥濃縮アンチトロンビンⅢは, ヘパリン類と結合すると1,000倍もの抗凝固作用をもたらす. ヘパリン類と併用して投与する場合には出血の副作用が多くなる報告があり, 注意が必要である.

● 日本語版敗血症診療ガイドライン2020においては, 死亡アウトカムの減少と出血性合併症の増加が示されている[1]. 利益が害を上回っている可能性が高いと示しているが, 出血性合併症が増加していることも知っておく必要がある.

[観察のポイント]

● ほかの抗凝固薬ほどではないが, 出血の恐れを念頭にケアを行う.

クマリン系薬

ワルファリンカリウム

● ワルファリンカリウムは, ビタミンK拮抗薬である. 肝臓で凝固因子のⅡ, Ⅶ, Ⅸ, Ⅹ因子をつくる際にはビタミンKが必要になる (p.679, **図1**参照 〔ヘパリンのカスケード〕) が, ワルファリンカリウムのビタミンK拮抗作用により, 凝固因子の産生が低下し, 凝固時間が延長するようになる.

● ICUでは, 非弁膜症性心房細動の脳梗塞予防や, 人工弁置換術後の抗凝固療法に使用されることが多い.

[注意点]

● ビタミンK拮抗作用がワルファリンカリウムの効果であるため, 納豆やクロレラ, 海藻類などビタミンKを多く含む食品の摂取は注意を要する.

[観察のポイント]

● 投与量を調整する必要があり，プロトロンビン時間国際標準比（PT-INR）の値で決める．PT-INRは2.0〜3.0程度を目標とするが，70歳以上では1.6〜2.6と目標値が異なる[2)3)]．なお，PT-INRで調整するのは，カリウム依存性の第Ⅶ凝固因子の作用を確認するためである．

直接経口抗凝固薬（DOAC）
ダビガトランエテキシラートメタンスルホン酸塩，リバーロキサバン，アピキサバン，エドキサバントシル酸塩
···

● 直接経口抗凝固薬（DOAC）はNOAC（novel oral anti-coagulants，新規経口抗凝固薬）とも呼ばれ，現在国内では4種類販売されている．

● 作用としては，ダビガトランエテキシラートメタンスルホン酸塩はトロンビン（p.679，**図1**参照〔ヘパリンのカスケード〕）を阻害する．また，他の3剤は第Ⅹ因子の活性化（Ⅹ〜Ⅹa）を阻害し，凝固作用を発揮する．

● 先述のワルファリンカリウムと比較すると，以下の点が異なる．

・ビタミンKがかかわらないので，食事への注意が必要ない．

・ワルファリンカリウムと異なり，一度量が確定すると，安定して投薬できる．ワルファリンカリウムは定期的に採血してPT-INRを確認する必要があるが，DOACは必要ない．

・併用薬があっても使いやすい．ワルファリンカリウムは併用した際に抗凝固作用に影響する恐れのある薬剤は多数ある[4)]．したがって，併用薬が多い患者はDOACのほうが良い．

抗凝固薬

［注意点］

● DOACは高価であり，ワルファリンカリウムでPT-INRが安定している場合は，DOACに変更する必要はない．

● 腎機能によっては投薬できないこともある．

● ワルファリンカリウムよりも消化管出血が多い恐れ[5]があり，既往歴に消化管出血がある際は注意が必要である．

引用文献

1) 日本集中治療医学会：日本版敗血症診療ガイドライン2020．日本集中治療医学会雑誌　28 Supplement，2021

2) 日本循環器学会ほか：循環器疾患における抗凝固・抗血小板療法に関するガイドライン（2009年改訂版），p19
https://www.j-circ.or.jp/cms/wp-content/uploads/2020/02/JCS2009_hori_h.pdfより2022年4月4日検索

3) 日本循環器学会ほか：【ダイジェスト版】心房細動治療（薬物）ガイドライン（2013年改訂版），p11
https://www.j-circ.or.jp/cms/wp-content/uploads/2020/02/JCS2013_inoue_d.pdf．より2022年4月4日検索

4) エーザイ：ワーファリンの抗凝固作用に影響するおそれのある薬剤
https://medical.eisai.jp/products/warfarin/pdf/WF0043_p17-33.pdfより2022年4月4日検索

5) Ruff CT et al：Comparison of the efficacy and safety of new oral anticoagulants with warfarin in patients with atrial fibrillation: a meta-analysis of randomised trials. Lancet 383 (9921)：955-962, 2014

Memo

ICUでのケアに
必須の知識

付録① 略語一覧

A-aDO₂	alveolar-arterial oxygen difference	肺胞気動脈血酸素分圧較差
AAA	abdominal aortic aneurysm	腹部大動脈瘤
AAA	aromatic amino acid	芳香族アミノ酸
AAD	acute aortic dissection	急性大動脈解離
ABLS	Advanced Burn Life Support course	
ABP	ambulatory blood pressure	自由行動下血圧
A/C	assist control	補助／調節換気
ACA	anterior cerebral artery	前大脳動脈
ACE	angiotensin converting enzyme	アンジオテンシン変換酵素
ACP	advance care planning	アドバンス・ケア・プランニング
ACS	acute coronary syndrome	急性冠症候群
ACT	activated clotting time	活性化凝固時間
ADA	American Diabetes Association	米国糖尿病学会
ADL	activities of daily living	日常生活動作
ADP	action potential duration	活動電位持続時間
Af	atrial fibrillation	心房細動
AFL	atrial flutter	心房粗動
AG	anion gap	アニオンギャップ
AHA	American Heart Association	米国心臓協会
AKI	acute kidney injury	急性腎障害
ALF	acute liver failure	急性肝不全
ALT	alanine aminotransferase	アラニンアミノトランスフェラーゼ
AMI	acute myocardial infarction	急性心筋梗塞
ANP	atrial natriuretic peptide	心房性ナトリウム利尿ペプチド
AP	angina pectoris	狭心症
API	ankle brachial pressure index	足関節上腕血圧比
APTT	activated partial thromboplastin time	活性化部分トロンボプラスチン時間
ARB	angiotensin II receptor blocker	アンジオテンシンII受容体拮抗薬
ARDS	acute respiratory distress syndrome	急性呼吸窮迫症候群
ARNI	angiotensin receptor-neprilysin inhibitor	アンジオテンシン受容体ネプリライシン阻害薬
AS	aortic stenosis	大動脈弁狭窄症
AST	aspartate aminotransferase	アスパラギン酸アミノトランスフェラーゼ
ATN	acute tubular necrosis	急性尿細管壊死
ATP	adenosine tri-phosphate	アデノシン三リン酸
AVN	atrioventricular node	房室結節
AVS	atrioventricular septal	房室中隔
BA	basilar artery	脳底動脈
BCAA	branched chain amino acid	分枝鎖アミノ酸
BE	base excess	塩基過剰
BI	burn index	熱傷指数
BIS	bispectral index	麻酔深度
BLS	basic life support	一次救命処置
BMI	body mass index	体格指数
BNP	brain natriuretic peptide	脳性ナトリウム利尿ペプチド
BPS	behavioral pain scale	
BSA	body surface area	熱傷面積
BT	bacterial translocation	バクテリアルトランスロケーション
BtpO₂	brain tissue O₂ partial pressure	脳組織の酸素分圧
BUN	blood urea nitrogen	血中尿素窒素

BW	body weight	体重
CA	celiac artery	腹腔動脈
CABG	coronary artery bypass graft	冠動脈バイパス術
CAG	coronary angiography	冠動脈造影
CAM-ICU	confusion assessment method for the ICU	
CBF	cerebral blood flow	脳血流量
CHDF	continuous hemodiafiltration	持続的血液濾過透析
CHF	continuous hemofiltration	持続的血液濾過
CI	cardiac index	心係数
CIM	critical illness myopathy	
CINM	critical illness neuromyopathy	
CIP	critical illness polyneuropathy	
CNS-FACE	coping & needs scale for family assessment in critical and emergency care settings	
CO	cardiac output	心拍出量
CONUT	controlling nutritional status	
COPD	chronic obstructive pulmonary disease	慢性閉塞性肺疾患
CPAP	continuous positive airway pressure	持続的気道内陽圧
CPOT	critical-care pain observation tool	
CPP	cerebral perfusion pressure	脳灌流圧
CPR	cardiopulmonary resuscitation	心肺蘇生
Cr	creatinine	クレアチニン
CRBSI	catheter related blood stream infection	カテーテル由来血流感染
CRP	C-reactive protein	C反応性蛋白
CRRT	continuous renal replacement therapy	持続的腎代替療法
CRT	cardiac resynchronization therapy	心臓再同期療法
CRT	capillary refilling time	毛細血管再充満時間
CS	coronary sinus	冠状静脈洞
CS	clinical scenario	クリニカルシナリオ
CSWS	cerebral salt wasting syndrome	中枢性塩類喪失症候群
CTR	cardiothoracic ratio	心胸郭比
CVC	central venous catheter	中心静脈カテーテル
CVP	central venous pressure	中心静脈圧
CVR	cerebral vascular resistance	脳血管抵抗
DAM	difficult airway management	困難気道管理
DCI	delayed cerebral ischemia	遅発性脳虚血
DGE	delayed gastric emptying	胃内容排泄遅延
DIC	disseminated intravascular coagulation	播種性血管内凝固症候群
DKA	diabetic ketoacidosis	糖尿病性ケトアシドーシス
DO$_2$	oxygen delivery	酸素供給量
DOAC	direct oral anticoagulants	直接経口抗凝固薬
DSA	digital subtraction angiography	デジタルサブトラクション血管造影
DVT	deep venous thrombosis	深部静脈血栓症
DWI	diffusion weighted image	MRI拡散強調画像
EAP	effort angina pectoris	労作性狭心症
ECMO	extracorporeal membrane oxygenation	体外式膜型人工肺
ECS	emergency coma scale	エマージェンシー・コーマ・スケール
eGFR	estimate glomerular filtration rate	推算糸球体濾過量
EMG	electromyography	筋電図
EOLC	end of life care	エンド・オブ・ライフケア
EPAP	expiratory positive airway pressure	呼気気道陽圧
ERCP	endoscopic retrograde cholangiopancreatography	内視鏡的逆行性膵胆管造影
ESICM	European Society of Intensive Care Medicine	欧州集中治療医学会

ESKD	end-stage kidney disease	末期腎不全
EST	endoscopic sphincterotomy	内視鏡的乳頭括約筋切開術
EtCO₂	end-tidal carbon dioxide	呼気終末二酸化炭素濃度
EVAR	endovascular aneurysm repair	ステントグラフト内挿術
EVT	endovascular treatment	末梢血管形成術
FDP	fibrinogen degradation products	フィブリノゲン分解産物
FIM	functional independence measure	機能的自立度評価法
F₁O₂	fractional concentration of oxygen inspired gas	吸入酸素濃度
FMS	faecal management system	便失禁管理システム
FRC	functional residual capacity	機能的残気量
FRS	face rating scale	表情（フェイス）評価スケール
γ-GTP	γ-glutamyl transpeptidase	γ-グルタミルトランスペプチダーゼ
GALT	gut-associated lymphoid tissue	腸管関連リンパ組織
GCS	Glasgow coma scale	グラスゴー・コーマ・スケール
GEA	gastroepiploic artery	右胃大網動脈
GFR	glomerular filtration rate	糸球体濾過量
GLIM	Global leadership initiative in malnutrition	
GOT	glutamic oxaloacetic transaminase	グルタミン酸オキサロ酢酸トランスアミナーゼ
GPT	glutamic pyruvic transaminase	グルタミン酸ピルビン酸トランスアミナーゼ
GVHD	graft versus host disease	移植片対宿主病
H-FABP	human heart fatty acid-binding protein	心筋型脂肪酸結合蛋白
Hb	hemoglobin	ヘモグロビン
HBP	His bundle pacing	HIS束ペーシング
HCO₃⁻	bicarbonate ion	炭酸水素イオン
HDF	hemodiafiltration	血液濾過透析
HFrEF	heart failure with reduced ejection fraction	駆出率の低下した心不全
HFT	high flow therapy	ハイフローセラピー
HHS	hyperosmolar hyperglycemic syndrome	高浸透圧高血糖状態
HIAS	high interatrial septum	高位心房中隔
HIT	heparin-induced thrombocytopenia	ヘパリン起因性血小板減少症
HRCT	high-resolution computed tomography	高分解能CT
Ht	hamatocrit	ヘマトクリット値
HTR	hemolytic transfusion reactions	溶血性輸血副作用
IABP	intra-aortic balloon pumping	大動脈内バルーンパンピング
IAD	incontinence-associated dermatitis	失禁関連皮膚障害
ICD	implantable cardioverter defibrillator	植え込み型除細動装置
ICDSC	intensive care delirium screening checklist	
ICP	intracranial pressure	頭蓋内圧
ICU-AW	intensive care unit acquired weakness	
IIPs	idiopathic interstitial pneumonias	特発性間質性肺炎
IL	interleukin	インターロイキン
IMA	inferior mesenteric artery	下腸間膜動脈
INR	international normalized ratio	国際標準比
IP	interstitial pneumonia	間質性肺炎
IPAP	inspiratory positive airway pressure	吸気道陽圧
IPF	idiopathic pulmonary fibrosis	特発性肺線維症
IPPV	invasive positive pressure ventilation	侵襲的陽圧換気
IRRT	intermittent renal replacement therapy	間欠的腎代替療法
ISGLS	International Study Group of Liver Surgery	
ITA	internal thoracic artery	内胸動脈

ITP	idiopathic thrombocytopenic purpura	特発性血小板減少性紫斑病
IVC	inferior vena cava	下大静脈
IVR	interventional radiology	画像下治療
IVS	interventricular septum	心室中隔
JCS	Japan coma scale	ジャパン・コーマ・スケール
LAD	left anterior descending coronary artery	左前下行枝
LBBP	left bundle branch pacing	左脚ペーシング
LCX	left circumflex coronary artery	左回旋枝
LDH	lactic acid dehydrogenase	乳酸脱水素酵素
LIAS	low interatrial septum	低位心房中隔
LITA	left internal thoracic artery	左内胸動脈
LMT	left main trunk	左冠動脈主幹部
LOHF	late onset hepatic failure	遅発性肝不全
LOS	low cardiac output syndrome	低心拍出量症候群
MAP	mean arterial (blood) pressure	平均動脈圧
MBP	mean blood pressure	平均血圧
MCA	middle cerebral artery	中大脳動脈
MDRPU	medical device related pressure ulcer	医療関連機器圧迫創傷
MEP	motor evoked potential	運動誘発電位
MI	myocardial infarction	心筋梗塞
MIC	minimum inhibitory concentration	最小発育阻止濃度
MMT	manual muscle test	徒手筋力テスト
MNA-SF	Mini Nutritional Assessment-short form	
MODS	multiple organ dysfunction syndrome	多臓器機能障害症候群
MOF	multiple organ failure	多臓器不全
MR	mineral corticoid receptor	ミネラルコルチコイド受容体
MR	mitral regurgitation	僧帽弁閉鎖不全症
MRC	Medical Research Council	医学研究評議会
MRCP	magnetic resonance cholangiopancreatography	磁気共鳴胆道膵管撮影
MRSA	methicillin-resistant staphylococcus aureus	メチシリン耐性黄色ブドウ球菌
MRSE	methicillin-resistant staphylococcus epidermidis	メチシリン耐性表皮ブドウ球菌
MS	mitral stenosis	僧帽弁狭窄症
NIHSS	National Institutes of Health Stroke Scale	
NOAC	novel oral anticoagulants	新規経口抗凝固薬
NOMI	non-occlusive mesenteric ischemia	非閉塞性腸間虚血症
NPPV	non-invasive positive pressure ventilation	非侵襲的陽圧換気
NRS	numeric rating scale	数値評価スケール
NSAIDs	non-steroidal anti-inflammatory drugs	非ステロイド性抗炎症薬
OGTT	oral glucose tolerance test	経口ブドウ糖負荷試験
OPCAB	off-pump coronary artery bypass grafting	心拍動下冠動脈バイパス術
P/F 比	arterial oxygen pressure/fractional concentration of oxygen inspired gas	PaO$_2$/FiO$_2$
PaCO$_2$	arterial carbon dioxide pressure	動脈血二酸化炭素分圧
P$_A$CO$_2$	alveolar carbon dioxide tension	肺胞気二酸化炭素分圧
PaO$_2$	arterial oxygen pressure	動脈血酸素分圧
PAP	pulmonary arterial pressure	肺動脈圧
PBI	prognostic burn index	熱傷予後指数
PCA	posterior cerebral artery	後大脳動脈
PCEA	patient controlled epidural analgesia	自己調節硬膜外鎮痛法
PCI	percutaneous coronary intervention	経皮的冠動脈形成術
PCO$_2$	partial pressure of carbon dioxide	二酸化炭素分圧
PCPS	percutaneous cardiopulmonary support	経皮的心肺補助法
PCT	procalcitonin	プロカルシトニン

PCV	pressure control ventilation	従圧式換気
PCWP	pulmonary capillary wedge pressure	肺毛細血管楔入圧
PE	plasma exchange	血漿交換
PEA	pulseless electrical activity	無脈性電気活動
PEEP	positive end-expiratory pressure	呼気終末陽圧
PES	polyethersulfone	ポリエーテルスルフォン
pH	potential hydrogen	水素イオン指数
PICC	peripherally inserted central venous catheter	末梢挿入型中心静脈カテーテル
PICS	post intensive care syndrome	集中治療後症候群
PLF	postoperative liver failure	術後肝不全
PLR	passive leg raising	受動的下肢挙上
Plt	platelet	血小板数
PMI	perioperative myocardial infarction	周術期心筋梗塞
PMMA	polymethyl methacrylate	ポリメチルメタクリレート
PO₂	oxygen partial pressure	酸素分圧
PPE	personal protective equipment	個人防護具
PPV	pulse pressure variation	脈圧変動
PRIS	propofol infusion syndrome	プロポフォール注入症候群
PS	polysulfone	ポリスルフォン
PS	pressure support	プレッシャーサポート
PSV	pressure support ventilation	プレッシャーサポート換気
PSVT	paroxysmal supraventricular tachycardia	発作性上室頻拍
PT	prothrombin time	プロトロンビン時間
PT-INR	prothrombin time-international normalized raitio	プロトロンビン時間国際標準比
PTE	pulmonary thromboembolism	肺血栓塞栓症
PTGBD	percutaneous transhepatic gallbladder drainage	経皮経肝胆嚢ドレナージ
PTP	post-transfusion purpura	輸血後紫斑病
PVC	premature ventricular contraction	心室期外収縮
QOD	quality of death	死の質
QOL	quality of life	生活の質
qSOFA	quick SOFA	
RA	right atrium	右心房
RA	radial artery	橈骨動脈
RAA	right atrial appendage	右心耳
RAA	renin-angiotensin-aldosterone	レニン・アンジオテンシン・アルドステロン
RAP	right atrial pressure	右房圧
RASS	Richmond agitation sedation scale	
RBC	red blood cell count	赤血球数
RCA	right coronary artery	右冠動脈
RITA	right internal thoracic artery	右内胸動脈
ROM	range of motion	関節可動域
RSBI	rapid-shallow breathing index	浅速呼吸数
RST	respiration support team	呼吸サポートチーム
rt-PA	recombinant tissue-type plasminogen activator	静注血栓溶解
RVIT	right ventricular inflow tract	右室流入路
RVP	right ventricular pressure	右室圧
SAH	subarachnoid hemorrhage	クモ膜下出血
SaO₂	arterial O₂ saturation	動脈血酸素飽和度
SAS	sedation-agitation scale	
SAT	spontaneous awakening trial	自発覚醒トライアル
SBT	spontaneous breathing trial	自発呼吸トライアル

ScvO$_2$	central venous oxygen saturation	中心静脈血酸素飽和度
SGA	subjective global assessment	主観的包括的アセスメント
SGLT2	sodium-glucose cotransporter 2	
SIH	stress-induced hyperglycemia	ストレス誘発性高血糖症
SIMV	synchronized intermittent mandatory ventilation	同期式間欠的強制換気
SIRS	systemic inflammatory response syndrome	全身性炎症反応症候群
SjO$_2$	jugular venous oxygen saturation	内頸静脈酸素飽和度
SLEDD	slow low-efficiency daily dialysis	
SMA	superior mesenteric artery	上腸間膜動脈
SO$_2$	oxygen saturatuion	酸素飽和度
SOFA	sequential organ failure assessment	
SpO$_2$	saturation of percutaneous oxygen	経皮的動脈血酸素飽和度
SQI	signal quality index	入力信号クオリティインデックス
SR	suppression ratio	サプレッション率
SSI	surgical site infection	手術部位感染
SSS	sick sinus syndrome	洞不全症候群
STEMI	ST elevation myocardial infarction	ST 上昇型心筋梗塞
SV	stroke volume	1 回拍出量
SVC	superior vena cava	上大静脈
SVG	saphenous vein graft	大伏在静脈グラフト
SVI	stroke volume index	1 回拍出量係数
SvO$_2$	venous O$_2$ saturation	混合静脈血酸素飽和度
SVR	systemic vascular resistance	体血管抵抗
SVRI	systemic vascular resistance index	体血管抵抗係数
SVV	stroke volume variation	1 回拍出量変化
TACO	transfusion-related circulatory overload	輸血関連循環過負荷
TAVI	transcatheter aortic valve implantation	経カテーテル大動脈弁置換術
TBI	traumatic brain injury	頭部外傷
TBSA	total body surface area	総熱傷面積
TDM	therapeutic drug monitoring	血中薬物濃度測定
TEVAR	thoracic endovascular aneurysm repair	ステントグラフト内挿術
TMP	transmembrane pressure	膜間圧力差
TRALI	transfusion related acute lung injury	輸血関連急性肺傷害
TTP	thrombotic thrombocytopenic purpura	血栓性血小板減少性紫斑病
UA	unstable angina	不安定狭心症
ULP	ulcer-like projection	潰瘍様突像
VA-ECMO	veno-arterial ECMO	静脈脱血一動脈送血 ECMO
VALI	ventilator associated lung injury	人工呼吸器関連傷害
VAP	ventilator associated pneumonia	人工呼吸器関連肺炎
VAS	visual analogue scale	視覚的評価スケール
VAV-ECMO	veno-arterial-venous ECMO	静脈脱血一動脈静脈送血 ECMO
VCV	volume control ventilation	従量式換気
VEGF	vascular endothelial growth factor	血管内皮細胞増殖因子
Vf	ventricular fibrillation	心室細動
VILI	ventilation-induced lung injury	人工呼吸器関連肺傷害
VRE	vancomycin-resistant enterococci	バンコマイシン耐性腸球菌
VSA	vasospastic angina	冠攣縮性狭心症
VT	ventricular tachycardia	心室頻拍
VTE	venous thromboembolism	静脈血栓塞栓症
VV-ECMO	veno-venous ECMO	静脈脱血一静脈送血 ECMO

付録② 関節可動域（ROM）と測定方法

●上肢

部位名	運動方向	参考可動域角度	基本軸	移動軸	測定部位および注意点	参考図
肩甲帯	屈曲	20	両側の肩峰を結ぶ線	頭頂と肩峰を結ぶ線		
	伸展	20				
	挙上	20	両側の肩峰を結ぶ線	肩峰と胸骨上縁を結ぶ線	背面から測定する	
	引き下げ（下制）	10				
肩（肩甲帯の動きを含む）	屈曲（前方挙上）	180	肩峰を通る床への垂直線（立位または坐位）	上腕骨	前腕は中間位とする体幹が動かないように固定する脊柱が前後屈しないように注意する	
	伸展（後方挙上）	50				
	外転（側方挙上）	180	肩峰を通る床への垂直線（立位または坐位）	上腕骨	体幹の側屈が起こらないように，90°以上になったら前腕を回外することを原則とする→下記を参照	
	内転	0				
	内転	75	肩峰を通る床への垂直線	上腕骨	20°または45°肩関節屈曲位で行う立位で行う	
	外旋	60	肘を通る前額面への垂直線	尺骨	上腕を体幹に接して，肘関節を前方90°に屈曲した肢位で行う前腕は中間位とする→下記を参照	
	内旋	80				
	外旋	90	肘を通る前額面への垂直線	尺骨	前腕は中間位とする肩関節は90°外転し，かつ肘関節は90°屈曲した肢位で行う	
	内旋	70				
	水平屈曲	135	肩峰を通る矢状面への垂直線	上腕骨	肩関節を90°外転位とする	
	水平伸展	30				
肘	屈曲	145	上腕骨	橈骨	前腕は回外位とする	
	伸展	5				
前腕	回内	90	床への垂直線	手指を伸展した手掌面	肩の回旋が入らないように肘を90°に屈曲する	
	回外	90				

● 下肢

部位名	運動方向	参考可動域角度	基本軸	移動軸	測定部位および注意点	参考図
股	屈曲	125	体幹と平行な線	大腿骨（大転子と大腿骨外顆の中心を結ぶ線）	骨盤と脊柱を十分に固定する 屈曲は背臥位、膝屈曲位で行う 伸展は腹臥位、膝伸展位で行う	
	伸展	15				
	外転	45	両側の上前腸骨棘を結ぶ線への垂直線	大腿中央線（上前腸骨棘より膝蓋骨中心を結ぶ線）	背臥位で骨盤を固定する 下肢は外旋しないようにする 内転の場合は、反対側の下肢を屈曲挙上してその下を通して内転させる	
	内転	20				
	外旋	45	膝蓋骨より下ろした垂直線	下腿中央線（膝蓋骨中心より足関節内外果中央を結ぶ線）	背臥位で、股関節と膝関節を90°屈曲位にして行う 骨盤の代償を少なくする	
	内旋	45				
膝	屈曲	130	大腿骨	腓骨（腓骨頭と外果を結ぶ線）	股関節を屈曲位で行う	
	伸展	0				
足	屈曲（底屈）	45	腓骨への垂直線	第5中足骨	膝関節を屈曲位で行う	
	伸展（背屈）	20				
足部	外がえし	20	下腿軸への垂直線	足底面	足関節を屈曲位で行う	
	内がえし	30				
	外転	10	第1、第2中足骨のあいだの中央線	同左	足底で足の外縁または内縁で行うこともある	
	内転	20				

● 体幹

部位名	運動方向		参考可動域角度	基本軸	移動軸	測定部位および注意点	参考図
頸部	屈曲（前屈）		60	肩峰を通る床への垂直線	外耳孔と頭頂を結ぶ線	頭部体幹の側面で行う 原則として腰かけ坐位とする	
	伸展（後屈）		50				
	回旋	左回旋	60	両側の肩峰を結ぶ線への垂直線	鼻梁と後頭結節を結ぶ線	腰かけ坐位で行う	
		右回旋	60				
	側屈	左側屈	50	第7頸椎棘突起と第1仙椎の棘突起を結ぶ線	頭頂と第7頸椎棘突起を結ぶ線	体幹の背面で行う 腰かけ坐位とする	
		右側屈	50				
胸腰部	屈曲（前屈）		45	仙骨後面	第1胸椎棘突起と第5腰椎棘突起を結ぶ線	体幹側面より行う 立位、腰かけ坐位、側臥位で行う 股関節の運動が入らないように行う	
	伸展（後屈）		30				
	回旋	左回旋	40	両側の後上腸骨棘を結ぶ線	両側の肩峰を結ぶ線	坐位で骨盤を固定して行う	
		右回旋	40				
	側屈	左側屈	50	ヤコビー線の中点に立てた垂直線	第1胸椎棘突起と第5腰椎棘突起を結ぶ線	体幹の背面で行う 腰かけ坐位または立位で行う	
		右側屈	50				

付録③　解剖

●動脈と静脈の走行

〈全体像〉

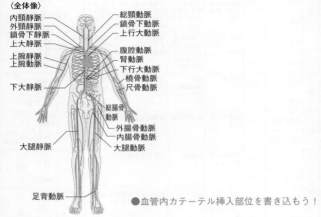

内頸静脈
外頸静脈
鎖骨下静脈
上大静脈
上腕静脈
上腕動脈
下大静脈

総頸動脈
鎖骨下動脈
上行大動脈
腹腔動脈
腎動脈
下行大動脈
橈骨動脈
尺骨動脈

総腸骨動脈
外腸骨動脈
内腸骨動脈
大腿動脈

大腿静脈

足背動脈

●血管内カテーテル挿入部位を書き込もう！

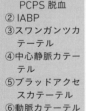

① PCPS 送血
　 PCPS 脱血
② IABP
③スワンガンツカ
　テーテル
④中心静脈カテー
　テル
⑤ブラッドアクセ
　スカテーテル
⑥動脈カテーテル

〈拡大像〉

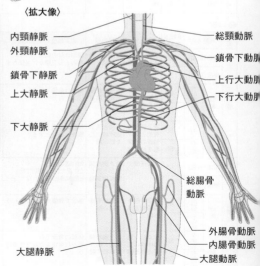

内頸静脈
外頸静脈
鎖骨下静脈
上大静脈
下大静脈

総頸動脈
鎖骨下動脈
上行大動脈
下行大動脈

総腸骨動脈
外腸骨動脈
内腸骨動脈
大腿動脈

大腿静脈

〈外側面〉

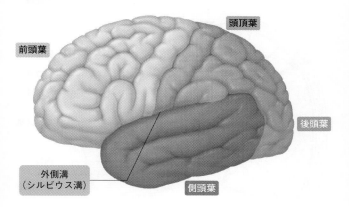

頭頂葉

前頭葉

後頭葉

外側溝
（シルビウス溝）

側頭葉

〈上面〉

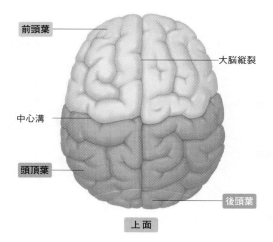

前頭葉

大脳縦裂

中心溝

頭頂葉

後頭葉

上面

〈大脳半球の内部構造 (冠状断)〉

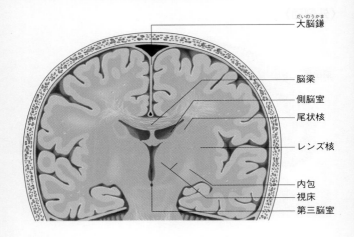

大脳鎌 (だいのうかま)

脳梁

側脳室

尾状核

レンズ核

内包

視床

第三脳室

〈大脳半球の内部構造 (水平断)〉

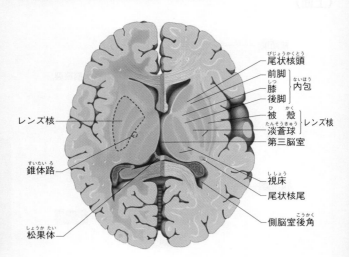

尾状核頭 (びじょうかくとう)

前脚 (ぜん)
膝 (しつ)　内包 (ないほう)
後脚 (こう)

被殻 (ひかく)
淡蒼球 (たんそうきゅう)　レンズ核

第三脳室

視床 (ししょう)

尾状核尾

側脳室後角 (こうかく)

レンズ核

錐体路 (すいたいろ)

松果体 (しょうかたい)

〈脳の断面（矢状断）〉

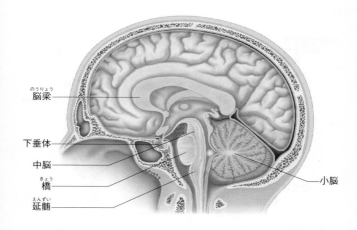

脳梁
のうりょう

下垂体

中脳

橋
きょう

延髄
えんずい

小脳

〈脳血管系〉

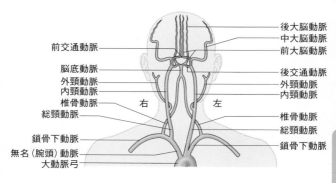

前交通動脈

脳底動脈
外頚動脈
内頚動脈
椎骨動脈
総頚動脈

鎖骨下動脈

無名（腕頭）動脈
大動脈弓

右　左

後大脳動脈
中大脳動脈
前大脳動脈

後交通動脈
外頚動脈
内頚動脈

椎骨動脈

総頚動脈

鎖骨下動脈

〈脳脊髄液系〉

●脳室ドレーンの挿入箇所を書き込もう！

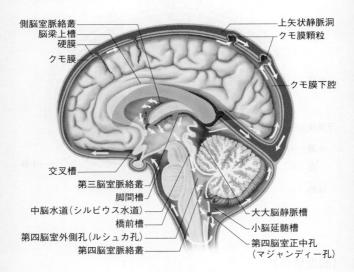

側脳室脈絡叢
脳梁上槽
硬膜
クモ膜

上矢状静脈洞
クモ膜顆粒

クモ膜下腔

交叉槽
第三脳室脈絡叢
脚間槽
中脳水道（シルビウス水道）
橋前槽
第四脳室外側孔（ルシュカ孔）
第四脳室脈絡叢

大大脳静脈槽
小脳延髄槽
第四脳室正中孔
（マジャンディー孔）

● 脊髄神経と機能

頸神経
（8 対）

C₁
C₂
C₃
C₄
C₅
C₆
C₇
C₈

胸神経
（12 対）

T₁
T₂
T₃
T₄
T₅
T₆
T₇
T₈
T₉
T₁₀
T₁₁
T₁₂

腰神経
（5 対）

L₁
L₂
L₃
L₄
L₅

仙骨神経
（5 対）

S₁
S₂
S₃
S₄
S₅

尾骨神経

C₂
C₃
C₄
C₅
C₆
C₇

T₁

T₇

T₁₁
T₁₂
L₁

L₂

L₄

L₅

S₂

S₄

●呼吸器の構造

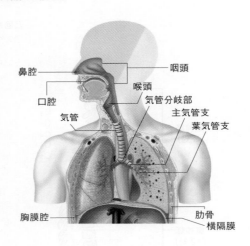

鼻腔
咽頭
口腔
喉頭
気管分岐部
気管
主気管支
葉気管支
胸膜腔
肋骨
横隔膜

●肺区域

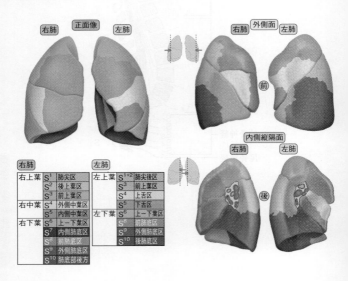

正面像
右肺　左肺

外側面
右肺　左肺
前

内側縦隔面
右肺　左肺
後

右肺		
右上葉	S¹	肺尖区
	S²	後上葉区
	S³	前上葉区
右中葉	S⁴	外側中葉区
	S⁵	内側中葉区
右下葉	S⁶	上−下葉区
	S⁷	内側肺底区
	S⁸	前肺底区
	S⁹	外側肺底区
	S¹⁰	肺底部後方

左肺		
左上葉	S¹⁺²	肺尖後区
	S³	前上葉区
	S⁴	上舌区
	S⁵	下舌区
左下葉	S⁶	上−下葉区
	S⁸	前肺底区
	S⁹	外側肺底区
	S¹⁰	後肺底区

●食道

付録

●心臓の形状

〈正面〉

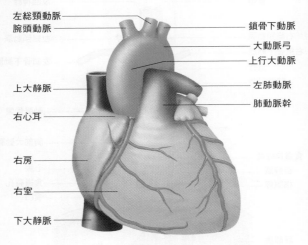

左総頸動脈
腕頭動脈

鎖骨下動脈
大動脈弓
上行大動脈

上大静脈
左肺動脈
肺動脈幹

右心耳

右房

右室

下大静脈

〈後面〉

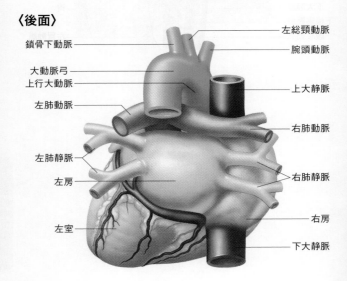

鎖骨下動脈

左総頸動脈
腕頭動脈

大動脈弓
上行大動脈

左肺動脈

上大静脈

右肺動脈

左肺静脈

左房

右肺静脈

左室

右房

下大静脈

●心臓の断面

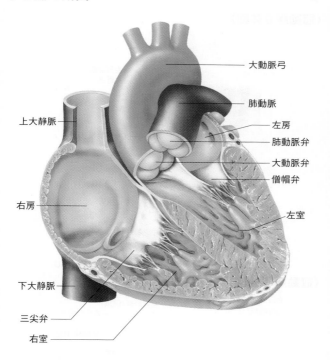

大動脈弓

肺動脈

上大静脈

左房

肺動脈弁

大動脈弁

僧帽弁

右房

左室

下大静脈

三尖弁

右室

付録

●米国心臓協会（AHA）の冠動脈区域分類

〈冠動脈立体図〉

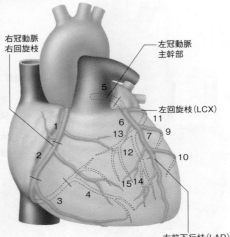

右冠動脈
右回旋枝

左冠動脈
主幹部

左回旋枝（LCX）

左前下行枝（LAD）

〈冠動脈平面図〉

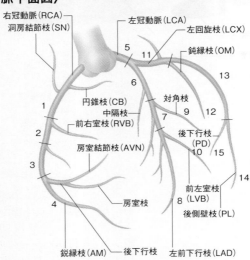

右冠動脈（RCA）
洞房結節枝（SN）

左冠動脈（LCA）

左回旋枝（LCX）

鈍縁枝（OM）

円錐枝（CB）

対角枝

中隔枝

前右室枝（RVB）

房室結節枝（AVN）

後下行枝
（PD）

房室枝

前左室枝
（LVB）

後側壁枝（PL）

鋭縁枝（AM）

後下行枝

左前下行枝（LAD）

Index

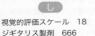

連 絡 先 一 覧

患者急変時の連絡先

その他の連絡先

医療安全管理室

夜間看護責任者

感染管理室

RST
（呼吸サポートチーム）

NST
（栄養サポートチーム）

入退院受付

患者死亡時の連絡先

病棟連絡先		
救急外来		
外来		
放射線受付		
MEセンター		
栄養士（　　　　　　）さん		
薬剤師（　　　　　　）さん		
	病棟	
	病棟	
	病棟	
	病棟	
	病棟	
	病棟	

ICU ナースポケットブック 改訂第2版

2015年12月 5 日	初 版	第1刷発行
2021年10月 1 日	初 版	第9刷発行
2022年 5 月20日	改訂第2版	第1刷発行
2024年 6 月17日	改訂第2版	第3刷発行

編 集 卯野木 健, 森安 恵実
ウ ノ キ タケシ モリヤス メグミ

発 行 人 小袋 朋子

編 集 人 木下 和治

発 行 所 株式会社Gakken
〒 141-8416 東京都品川区西五反田 2-11-8

印刷・製本 TOPPAN株式会社

●この本に関する各種お問い合わせ先
本書の内容については, 下記サイトのお問い合わせフォームよりお願いします.
https://www.corp-gakken.co.jp/contact/
在庫については Tel 03-6431-1234(営業)
不良品(落丁, 乱丁)については Tel 0570-000577
学研業務センター 〒 354-0045 埼玉県入間郡三芳町上富 279-1
上記以外のお問い合わせは Tel 0570-056-710(学研グループ総合案内)

©T. Unoki, M. Moriyasu 2022 Printed in Japan
● ショメイ：アイシーユーナースポケットブックカイテイダイニハン
本書の無断転載, 複製, 複写(コピー), 翻訳を禁じます.
本書に掲載する著作物の複製権・翻訳権・上映権・譲渡権・公衆送信権(送信可能化権を含む)
は株式会社Gakkenが管理します.
本書を代行業者等の第三者に依頼してスキャンやデジタル化することは, たとえ個人や家
庭内の利用であっても, 著作権法上, 認められておりません.

本書に記載されている内容は, 出版時の最新情報に基づくとともに, 臨床例をもとに正確か
つ普遍化すべく, 著者, 編者, 監修者, 編集委員ならびに出版社それぞれが最善の努力をし
ております. しかし, 本書の記載内容によりトラブルや損害, 不測の事故等が生じた場合,
著者, 編者, 監修者, 編集委員ならびに出版社は, その責を負いかねます.
また, 本書に記載されている医薬品や機器等の使用にあたっては, 常に最新の各々の添付文
書(電子添文)や取り扱い説明書を参照のうえ, 適応や使用方法等をご確認ください.

株式会社Gakken

JCOPY 〈出版者著作権管理機構 委託出版物〉
本書の無断複写は著作権法上での例外を除き禁じられています. 複写される場合は, そ
のつど事前に, 出版者著作権管理機構(電話 03-5244-5088, FAX 03-5244-5089, e-mail：
info@jcopy.or.jp)の許諾を得てください.

学研グループの書籍・雑誌についての新刊情報・詳細情報は, 下記をご覧ください.
学研出版サイト https://hon.gakken.jp/